JOVEM
PARA
SEMPRE

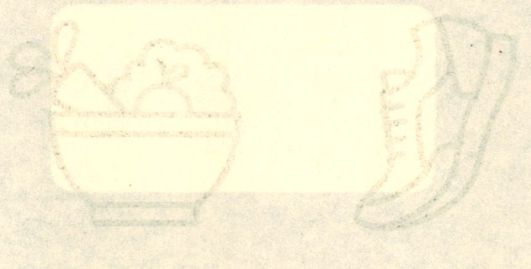

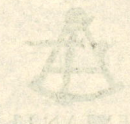

Dr. Mark Hyman

JOVEM PARA SEMPRE

Como prevenir e reverter doenças crônicas, eliminar dores e garantir uma vida longa e saudável

 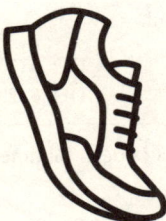 

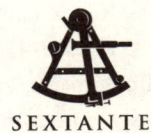

Título original: *Young Forever*
Copyright © 2023 por Hyman Enterprises, LLC
Copyright da tradução © 2024 por GMT Editores Ltda.
Publicado mediante acordo com Little, Brown and Company, Nova York, NY, EUA.
Todos os direitos reservados. Nenhuma parte deste livro pode ser utilizada ou reproduzida sob quaisquer meios existentes sem autorização por escrito dos editores.

tradução: Ana Beatriz Rodrigues
preparo de originais: Sheila Louzada
revisão: Hermínia Totti e Priscila Cerqueira
revisão técnica: Claudio Silveira Tovar
projeto gráfico e diagramação: Ana Paula Daudt Brandão
capa: Filipa Pinto
impressão e acabamento: Bartira Gráfica

CIP-BRASIL. CATALOGAÇÃO NA PUBLICAÇÃO
SINDICATO NACIONAL DOS EDITORES DE LIVROS, RJ

H995j

Hyman, Mark, 1959-
    Jovem para sempre / Mark Hyman ; tradução Ana Beatriz Rodrigues. - 1. ed. -Rio de Janeiro : Sextante, 2024.
    336 p. ; 23 cm.

    Tradução de: Young forever
    ISBN 978-65-5564-809-6

    1. Longevidade - Aspectos nutricionais. 2. Envelhecimento - Prevenção. I. Rodrigues, Ana Beatriz. II. Título.

24-87670   CDD: 612.68
               CDU: 612.68

Gabriela Faray Ferreira Lopes - Bibliotecária - CRB-7/6643

Todos os direitos reservados, no Brasil, por
GMT Editores Ltda.
Rua Voluntários da Pátria, 45 – 14º andar – Botafogo
22270-000 – Rio de Janeiro – RJ
Tel.: (21) 2538-4100
E-mail: atendimento@sextante.com.br
www.sextante.com.br

Aos cientistas, alquimistas, sonhadores, desmistificadores, visionários e entusiastas que ousam forçar os limites da nossa imaginação e reinventar um mundo melhor e mais saudável para todos nós

*Não se deixe levar pela doce noite com candura
Pois no ocaso da idade deve haver fervor e fúria;
Clame, clame contra o esvair-se da luz*
– DYLAN THOMAS

Quando nasceu, você chorou e o mundo inteiro se alegrou. Viva de modo que, quando morrer, você se alegre e o mundo inteiro chore.
– ORAÇÃO DE POVOS ORIGINÁRIOS AMERICANOS

*Não temo a morte, mas não tenho pressa de ir.
Tenho muito que fazer ainda.*
– STEPHEN HAWKING

Este livro é uma obra de referência e não um manual médico. As informações nele contidas têm o objetivo de ajudar o leitor a tomar decisões conscientes sobre sua saúde. O propósito desta publicação não é substituir tratamentos nem orientações de profissionais da área médica. Caso você suspeite que tem um problema de saúde, nós o aconselhamos a consultar um médico. Além disso, busque a orientação desse profissional antes de realizar qualquer tratamento e tomar qualquer medicamento, substância ou suplemento. O autor e a editora não se responsabilizam por quaisquer efeitos colaterais que possam resultar do uso ou da aplicação das informações aqui apresentadas.

Sumário

Introdução ... 11

PARTE I
Como e por que envelhecemos ... 19

   1 Em busca da fonte da juventude: a imortalidade é possível? ... 21

   2 As raízes do envelhecimento ... 40

   3 Idade biológica e idade cronológica ... 53

   4 Os 10 marcadores do envelhecimento ... 62

   5 Nem tanto ao céu, nem tanto à terra: a importância do equilíbrio ... 91

PARTE II
Como otimizar a expectativa de vida e a expectativa de vida saudável ... 107

   6 O alicerce da longevidade: equilibrando nossas sete funções biológicas fundamentais ... 109

   7 Alimentação e longevidade ... 124

   8 Atividade física e longevidade ... 149

   9 Estilo de vida e longevidade: muito além da alimentação e da atividade física ... 153

  10 Hormese: mecanismos de cura e reparo ... 159

  11 Inovações avançadas em longevidade ... 172

PARTE III
O programa Young Forever 185

    12 Programa Young Forever: uma visão geral 187

    13 Programa Young Forever: exames 193

    14 O plano alimentar Young Forever: alimento é remédio 239

    15 Suplementos para longevidade do programa Young Forever 253

    16 Estilo de vida Young Forever: como se exercitar, desestressar, dormir, encontrar seu propósito e ativar a hormese 262

    17 O programa Young Forever para otimização das sete funções biológicas fundamentais 278

    18 Programa Young Forever do Dr. Hyman: resumo geral 298

    Posfácio: os perigos e as promessas do nosso tempo 303

    Agradecimentos 306

    Glossário 308

    Recursos 313

    Notas 318

INTRODUÇÃO

Se lhe oferecessem a possibilidade de viver até os 120 anos, você aceitaria? Para muitos, a ideia de passar dos 80 não é nem um pouco animadora. Fragilidade, dependência, perda de mobilidade, dores e doenças parecem ser a norma. Mas será que tudo isso é mesmo inevitável? Não poderíamos chegar aos 90, 100, até mais, ainda saudáveis, ativos e lúcidos? A resposta que nos chega da área de pesquisas sobre longevidade e envelhecimento é um retumbante sim! Este livro explora essa ciência e vai além, apresentando um roteiro claro e prático para incorporar o melhor das descobertas científicas a um plano de autocuidado que ajudará você a ter uma vida longa e saudável.

No entanto, antes de mergulharmos de cabeça na ciência revolucionária que pode aumentar tanto sua expectativa de vida (quantos anos você pode esperar viver) quanto sua expectativa de vida saudável (quantos anos você pode esperar viver com saúde e vitalidade), é preciso que você responda a uma questão fundamental.

Qual o seu propósito? O que é importante para você? Por que deseja viver até os 100, quem sabe até os 150 ou 200 anos (o que não seria tão absurdo considerando as possibilidades científicas atuais)?

Passamos grande parte da vida construindo, fazendo e criando: casamento, filhos, carreira, amigos, algumas viagens aqui e ali. Mas imagine-se chegando aos 60 com mais força, melhor condicionamento físico, mais saúde, mais sabedoria, mais inteligência e mais energia do que você tinha aos 40. Imagine ainda ter pela frente 60 a 80 anos de uma vida vibrante, ativa e funcional. O que você faria? Como passaria seu tempo? Ao lado de quem? Acabei de completar 63 anos. Graças à ciência do envelhecimento saudável, hoje me sinto mais forte, mais sadio e muito mais sábio do que jamais imaginei ser. Ao olhar para meu futuro, pretendo me dedicar ao que tenho de mais precioso: família, amigos, o ensino e meu papel de levar ao mundo o futuro da medicina e da cura.

Para mim, a resposta sobre o propósito é simples: amar e servir. Dedicar amor a mim mesmo, a meus amigos e familiares e ao meu trabalho e tornar o mundo um pouco melhor antes de partir deste plano. Aproveitar o que deixei de lado quando estava ocupado formando família e construindo carreira. Aproveitar o presente que é a vida, a magia de estar vivo, as maravilhas da criação, a beleza e a ternura de outros seres humanos. Contribuir para a cura e por mais amor no mundo. Dançar à luz das estrelas, andar de bicicleta, escalar montanhas remotas, aprender novos idiomas; rir, brincar e chorar com quem amo. Aprender, crescer e evoluir espiritualmente. É para isso que eu gostaria de viver mais. E você?

Os japoneses, povo mais longevo do mundo, têm um conceito chamado *ikigai*, que significa "a razão de ser". De modo resumido, é o estado para o qual convergem quatro elementos: o que você ama, aquilo em que você é bom, o que lhe pagariam para fazer e aquilo de que o mundo precisa. A ciência não deixa dúvidas ao mostrar que pessoas que têm um propósito vivem mais, qualquer que seja seu estilo de vida.

O mundo atual é repleto de expectativas, demandas e batalhas, de modo que, quando finalmente chegam à "melhor idade", muitos estão esgotados e debilitados. Um em cada seis americanos tem uma doença crônica e, de acordo com o National Council on Aging, organização americana que trabalha pelo bem-estar e os direitos de idosos, cerca de 80% (*oitenta por cento!*) dessa população tem pelo menos uma doença crônica e 68% pelo menos duas.[1] No Brasil, as doenças crônicas não transmissíveis (DCNT) são a maior causa de morte: mais de 700 mil pessoas por ano. Segundo a Pesquisa Nacional de Saúde, realizada pelo Instituto Brasileiro de Geografia e Estatística (IBGE) em parceria com o Ministério da Saúde, cerca de 52% da população acima de 18 anos possuía ao menos uma DCNT diagnosticada em 2019. Não é de admirar que tão poucos queiram passar dos 100 anos. O envelhecimento parece ser sinônimo de incapacidade, doenças e morte. É assustador.

Mas e se você pudesse viver até os 120, sair para um passeio com a pessoa amada, nadar num lago, preparar e saborear uma deliciosa refeição, fazer amor e, em dado momento, se despedir tranquilamente da vida? É assim que eu gostaria que fosse meu último dia na terra. Estou contando com isso. Se lhe parece uma fantasia, é apenas por falta de imaginação. É por não pensar em envelhecimento e adoecimento à luz da ciência atual da biologia humana, uma ciência que está revolucionando todos os nossos conceitos de saúde e doença.

O envelhecimento acelera o risco de todas as condições crônicas: cardiopatias, câncer, diabetes, demência, hipertensão, doenças autoimunes, etc. O que pensamos ser envelhecimento "normal" é, na verdade, *anormal*. Resulta de diversas alterações em nossa biologia que podem ser tratadas. E se, ao contrário do que é padrão hoje, começarmos a encarar o envelhecimento como doença? E mais: uma doença para a qual existe tratamento. Embora a medicina em geral ainda não tenha abraçado essa ideia, a Organização Mundial da Saúde (OMS) chegou a reconhecer oficialmente o envelhecimento como doença,[2] posteriormente trocando o código "velhice" por "declínio da capacidade intrínseca associado ao envelhecimento".

Entretanto, o paradigma médico insiste em se concentrar em sintomas e diagnósticos, não em causas e mecanismos subjacentes. O National Institute on Aging recebe menos de 10% do orçamento dos Institutos Nacionais de Saúde (NIH, na sigla em inglês), o que dá cerca de 2,6 bilhões de dólares. E, desse percentual, apenas 260 milhões são destinados a pesquisas voltadas diretamente para o envelhecimento, sendo todo o restante empregado em investigar doenças dele decorrentes.[3]

Agora pense nos problemas que estamos tentando resolver. Nos Estados Unidos, onde moro, os gastos anuais com saúde são de cerca de 4 trilhões de dólares, em sua maior parte destinados a enfermidades relacionadas ao envelhecimento. Faz sentido que as pesquisas sobre as verdadeiras *causas* dessas doenças, que nos custam trilhões de dólares, recebam apenas 0,0065% do gasto que elas geram? Faz sentido investir a maior parte do dinheiro em descobrir como tratá-las, e não como evitá-las? Isso é enxugar gelo. Em vez de estudar as raízes e os mecanismos subjacentes ao envelhecimento, buscamos medicamentos que bloqueiem processos anormais e eliminem sintomas.

Mesmo que descobríssemos como curar doenças cardiovasculares e o câncer, ganharíamos apenas cinco a sete anos a mais em expectativa de vida – nem de longe o que ocorreu no século passado com medidas como saneamento, antibióticos e vacinas, que duplicaram a expectativa de vida. Se a economia gerada com o aumento de meros 2,2 anos de vida saudável já seria enorme – 7 trilhões de dólares em 50 anos ou até mais, de acordo com alguns pesquisadores[4] –, imagine 20, 40 ou 60 anos. Sim, uma sociedade de idosos doentes e frágeis custa caro, mas e se fossem idosos saudáveis e fortes, capazes de contribuir para sua família, sua comunidade e seu país?

Há uma revolução científica em curso hoje que está nos forçando a mudar toda a nossa forma de pensar sobre saúde e adoecimento. Trata-se de uma mudança de paradigma tão importante quanto as descobertas de que a Terra não é plana e de que o Sol não gira em torno da Terra.

Essa revolução se chama medicina funcional, também conhecida como medicina sistêmica, medicina de redes ou medicina integrativa. Ela enxerga o corpo como um ecossistema, uma teia de funções e sistemas complexos que regulam o funcionamento do nosso organismo; funções que, quando em desequilíbrio, levam a distúrbios e doenças. Essa nova medicina vira de ponta-cabeça a forma de se diagnosticarem e tratarem doenças.

O problema da atual abordagem está em acreditarmos que todas as enfermidades do envelhecimento – de doenças cardiovasculares ao câncer, passando por demência, diabetes e muitas outras – são *diferentes* e que, portanto, precisam de curas *diferentes*. Em grande parte, porém, tudo isso são manifestações das mesmas mudanças biológicas decorrentes do envelhecimento, que são fortemente influenciadas e *modificáveis* pelo nosso estilo de vida e pelo ambiente em que estamos inseridos.

A medicina moderna trata cada doença como se fosse uma entidade distinta, separada de tudo o mais que ocorre no corpo. É uma medicina do cobertor curto. Tapa aqui, descobre ali. Existe até uma palavra que expressa esse pensamento compartimentalizado: *comorbidades*. Se uma pessoa tem hipertensão, colesterol alto, problemas cardíacos, diabetes e câncer, tratamos tudo isso como males distintos, quando na realidade são apenas manifestações ligeiramente diferentes da mesma disfunção subjacente. Em vez de nos perguntarmos por que o envelhecimento é o maior fator de risco para todos esses problemas, até mais que tabagismo, obesidade e outros "vilões", nós os tratamos individualmente. Está tudo ao contrário.

As empolgantes descobertas que vêm surgindo nas pesquisas sobre o envelhecimento apontam para uma abordagem inteiramente nova. A ciência está chegando às causas mais profundas que explicam por que adoecemos e por que o envelhecimento costuma vir acompanhado por declínio funcional e debilidade. Se entendermos o *porquê* (as causas fundamentais e as mudanças que elas desencadeiam em nosso organismo, em nossa rede de moléculas, células e tecidos), poderemos transformar nossa saúde e nosso bem-estar e prolongar a vida – tanto a expectativa de vida pura e simples quanto a expectativa de vida saudável.

Ao focarmos no que chamamos de *marcadores do envelhecimento*, poderemos prevenir, tratar e até reverter a maioria dessas doenças sem tratar a doença em si. Neste livro, vamos nos aprofundar ainda mais e descobrir como tratar não apenas os marcadores do envelhecimento como também suas *causas subjacentes*.

Dediquei minha vida a estudar e aplicar o novo paradigma da medicina, a medicina funcional, a dezenas de milhares de pacientes ao longo de 30 anos. Venho mergulhando nas funções biológicas, investigando-as em busca de pistas sobre as causas fundamentais das doenças, os fatores que as ocasionam. Venho explorando profundamente a genética, o microbioma, a função imunológica, os hormônios, as mitocôndrias (ver Glossário, p. 310), as funções de desintoxicação e estrutural – a rede de funções interconectadas que explica quase todas as doenças. Isso me proporcionou uma compreensão profunda do ecossistema da nossa biologia e tem ajudado milhões de pessoas em todo o mundo.

A beleza dessa abordagem está no fato de que nunca é tarde demais para começar. Sim, é melhor começar no nascimento, até antes, mas as pesquisas deixam claro que fazer modificações a qualquer idade, mesmo aos 70, 80 ou 90 anos, pode ter imenso impacto sobre a saúde e a longevidade.

Pessoalmente, estou treinando para ser o centenário mais saudável que eu puder ser. E o que seria isso? Cada pessoa deve ter uma ideia diferente de uma velhice saudável, mas para mim é poder me levantar pela manhã e fazer o que meu coração e minha alma desejarem – escalar uma montanha, ler um livro, andar de helicóptero, surfar, jogar tênis, fazer amor –, seja qual for minha idade. Quero continuar fazendo pelo resto da vida o que me traz alegria. Não quero que limitações físicas evitáveis me impeçam de ter uma vida plena, com a mente e o corpo em boa forma. Hoje com 63 anos, estou melhor do que aos 40. Minha idade biológica é de uma pessoa de 43. O que aprendi nas últimas décadas é nada menos que revolucionário, pois tem me ajudado a me manter biologicamente mais jovem ao mesmo tempo que envelheço cronologicamente. Desejo o mesmo para você.

Tive muitos problemas de saúde nos últimos 30 anos e aprendi, por meio de enfermidades, dor e sofrimento, a curar a mim e a muitos dos meus pacientes. Quando eu tinha 32 anos, as complicações de uma cirurgia de coluna me deixaram com fraqueza permanente em uma das pernas. Aos 36, desenvolvi síndrome da fadiga crônica. Durante mais de uma década enfrentei exaustão incapacitante, confusão mental, problemas digestivos, dor muscular e imunodeficiências. A recuperação envolveu tratar intoxicação por mercúrio, exposição a mofo, doença de Lyme, doença autoimune e muito mais. Aprendi a curar meu corpo usando este novo paradigma médico que apresento aqui, abordando as causas básicas e otimizando minhas funções biológicas fundamentais.

Posteriormente, já com mais de 50 anos, passei por uma série de outros problemas (uma infecção na raiz de um dente, uma infestação de mofo em casa e uma fratura no braço) que causou o caos em meu organismo. Em decorrência do antibiótico que tomei para a infecção dentária, desenvolvi uma terrível infecção bacteriana no intestino chamada colite pseudomembranosa, causada pela bactéria *C. difficile*, e, no estômago, uma gastrite bastante dolorosa. Também enfrentei a síndrome da tempestade de citocinas (ver Glossário, p. 309) – resposta imune que desencadeia inflamação crônica – e perdi quase 15 quilos. Passei cinco meses de cama, indo parar no hospital toda hora. Segundo os médicos, encarei a morte de perto. Como eu disse, isso me forçou a descobrir novas formas de cura e a repensar a medicina. Me fez aprender a renovar, reconstruir e regenerar meu corpo de dentro para fora.

Durante a pandemia de covid-19, passei por uma segunda cirurgia na coluna, cujas complicações me deixaram mancando permanentemente e convivendo com dor crônica. Graças aos mais recentes avanços na medicina regenerativa, reconstruí minha estrutura física de modo que hoje sou mais forte do que nunca e vivo sem dor. É claro que gostaria de ter sido poupado de todo esse sofrimento, mas foi algo que me ensinou muito sobre o funcionamento do corpo e sobre como recuperar a saúde, além de ter me proporcionado mais energia, mais vigor e mais saúde do que eu tinha aos 20 anos.

Incorporei no programa que apresento neste livro várias das práticas e dos princípios que aprendi. Conheço a ciência e a prática desta nova medicina como paciente e como médico. Testemunhei coisas que poderiam parecer milagres: pacientes revertendo diabetes tipo 2, doenças cardiovasculares, pressão alta (hipertensão arterial), doenças autoimunes, depressão e até demência, tornando-se visivelmente mais jovens graças à ciência da medicina funcional. A extraordinária capacidade que temos de acionar os processos de rejuvenescimento e reversão de enfermidades não é uma fantasia de ficção científica, é um fato.

Os princípios e práticas que você aprenderá aqui trarão benefícios notáveis à sua vida. Você pode não só viver mais tempo, reverter condições crônicas e perder peso como, acima de tudo, se ver repleto de energia para viver, trabalhar, amar e se divertir. Ser a expressão completa de quem sempre desejou ser. O objetivo não é viver mais anos, e sim viver melhor; não é acrescentar mais anos à sua vida, e sim mais vida aos seus anos. Enquanto muitas pessoas da minha idade estão pensando em aposentadoria, eu estou apenas começando a sonhar com a segunda metade da minha história, os próximos 60 anos, pensando em como desejo vivê-los. Fiz uma lista de desejos que inclui mergulhar em grandes aventuras, aprender novos esportes e idiomas e conhecer os lugares mais distantes e inacessíveis. Inclui também compartilhar meu conhecimento com aqueles que precisam, contribuir para fazer deste mundo um lugar melhor do que era quando cheguei, com um pouco mais de amor e com muito mais cura.

Na fé judaica existe o princípio de *tikkun olam*, que significa reparar o mundo, corrigir erros, enfrentar a injustiça e a pobreza. A bênção de chegar aos 63 anos cronológicos sendo biologicamente décadas mais jovem me proporciona energia e saúde para estar a serviço do *tikkun olam*. Estou nesta jornada como cientista, médico e ser humano que deseja explorar as maravilhas de estar vivo com energia, vigor e alegria. Convido você a se juntar a mim nesta jornada, a ingressar em um mundo de saúde e bem-estar jamais imaginado.

Então vamos começar, primeiro entendendo a ciência (prometo que vou apresentá-la da maneira mais simples e compreensível) e, em seguida, os princípios, práticas e programas que vão manter você *jovem para sempre*.

Você vai aprender o seguinte:

Na Parte I, *o quê*: a ciência da longevidade.
- A revolução em curso na ciência

- Como nossa atual compreensão do envelhecimento se baseia no envelhecimento anormal, que não é inevitável
- Como a idade biológica pode ser revertida mesmo à medida que envelhecemos cronologicamente
- Os 10 marcadores do envelhecimento – os problemas biológicos fundamentais causados pelo avançar da idade
- As causas desses 10 marcadores, pela perspectiva da medicina funcional

Na Parte II, o *porquê* do programa Young Forever (Jovem para Sempre).
- Como interromper e reverter o envelhecimento biológico otimizando as sete funções biológicas fundamentais
- A ciência por trás de uma alimentação para a longevidade
- A ciência por trás de como se exercitar para a longevidade
- A ciência das práticas de estilo de vida para a longevidade
- Como a exposição do organismo a doses reduzidas de adversidade e estresse (hormese) ativa as vias de longevidade (ver Glossário, p. 310)
- Os crescentes avanços nos tratamentos para a longevidade

Na Parte III, o *como*: o programa Young Forever.
- Os exames e testes para identificar as causas do envelhecimento
- O uso de alimentos como remédio para ativar as vias de longevidade
- O papel dos suplementos nutricionais no aumento da expectativa de vida e da expectativa de vida saudável
- Como implementar práticas simples de estilo de vida e hormese para a longevidade
- Como personalizar o programa para atender às suas necessidades e aos desequilíbrios específicos do seu organismo
- Minha rotina de longevidade: como aplico a revolução da medicina funcional à minha saúde e à minha busca de uma vida longa e saudável

Vamos lá?

PARTE I
Como e por que envelhecemos

CAPÍTULO 1

Em busca da fonte da juventude: a imortalidade é possível?

*Nunca é tarde demais para uma nova meta
ou um novo sonho.*
– LES BROWN

Seriam a morte e o adoecimento eventos inevitáveis diante dos quais somos vítimas impotentes? Ou será que o segredo da vitalidade e da longevidade estaria em nosso próprio DNA (ver Glossário, p. 309), nas moléculas, células, tecidos e funções biológicas, o ecossistema interconectado que constitui a forma humana?

A longevidade era comum nos tempos bíblicos. Matusalém morreu com 969 anos; Noé chegou aos 950; Adão, aos 930. Na história recente, a pessoa comprovadamente mais longeva foi a francesa Jeanne Calment, que morreu aos 122 anos fumando, comendo chocolate e bebendo vinho do Porto. Emma Morano, uma italiana que comia três ovos e 150 gramas de carne crua por dia, chegou aos 117. Circula na internet o vídeo de um árabe que afirma ter 110 anos e um filho de 7. Na Índia, ouvi relatos pessoais de *rishis* (sábios hindus) que passam facilmente dos 150.

Talvez eles não tivessem certidão de nascimento ou não soubessem contar, mas o fato é que isso levanta a seguinte questão: qual é o limite da vida humana?

Existe um limite, aliás? Se não houver um limite, você gostaria de viver até os 150 anos, ou mais?

AS ZONAS AZUIS: LONGEVIDADE NA PRÁTICA

Em alguns lugares do mundo há pessoas que, sem saber, já desvendaram o segredo da longevidade.

Dan Buettner, escritor e explorador da *National Geographic*, pesquisou os lugares do planeta onde estariam as comunidades mais saudáveis e mais longevas, as chamadas Zonas Azuis (que receberam esse nome porque os lugares onde as pessoas viviam mais eram marcados no mapa com a cor azul). Nessas comunidades, o número de pessoas que chegam a 100 anos ou mais é até 20 vezes maior do que nos Estados Unidos. O que as torna únicas não é sua genética, pois, quando habitantes de uma Zona Azul se mudam para outra parte do mundo moderno, suas taxas de doenças e mortalidade passam a se assemelhar às das outras pessoas. A causa é outra, algo que venho tentando descobrir, o que me levou a visitar as Zonas Azuis. O que testemunhei moldou minha forma de enxergar o envelhecimento, a longevidade e, para ser franco, a *vida*.

VIAGEM À SARDENHA

Em meados de 2021, com a ajuda e a orientação de Dan, me aventurei nas profundezas da região de Ogliastra, no coração da Zona Azul da Sardenha, que abriga as pessoas mais longevas do mundo. Minhas guias foram duas nativas da ilha, Eleonora Catta e Paola Demurtas, e sua empresa de turismo, There. Elas me guiaram até o lar dos habitantes locais, um mundo antigo de centenários que permanece praticamente inalterado há 3 mil anos. Lar dos pastores da Sardenha, essa remota região montanhosa não tem acesso ao mar e até recentemente permaneceu inacessível a conquistadores e influências externas. Eu ouvi as histórias dos sardos, testemunhei seu modo de vida, comi seus alimentos ancestrais e bebi seu vinho rico em antioxidantes, o Cannonau.

O povo da região preservou seus antigos hábitos alimentares. Eles ainda utilizam os métodos tradicionais de produção de queijo, vinho, carnes curadas e azeite e têm um profundo conhecimento das plantas locais. Entenderam que a comida é remédio antes mesmo de Hipócrates! São muito cuidadosos com o que dão de comer a suas cabras, ovelhas e porcos. Sabem que o sabor dos alimentos vem daquilo que os animais ingerem, do solo em que crescem suas plantas, frutas e hortaliças. Um agricultor me disse: "Temperamos a carne antes de abater o animal." O sabor vem de substâncias fitoquímicas presentes nos vegetais consumidos pelos animais (substâncias fitoquímicas ou fitonutrientes são compostos de origem vegetal que trazem benefícios à saúde humana). Eles não sabem que esses compostos lhes são benéficos; a comida simplesmente é mais gostosa. Os sardos comem carne. Também tomam leite de cabra e incluem em seu dia a dia queijos de ovelha e de cabra.

De um lado de um vale íngreme ficava uma antiga aldeia do século XIII, hoje em ruínas, e logo acima há uma outra, bem mais recente. Na década de 1950, a ameaça de um deslizamento de terra forçou os moradores a deixar o local e se instalar em um ponto mais elevado. Perto da aldeia abandonada, um pastor de 84 anos chamado Carmine estava sentado em um velho muro de pedra, o pequeno e simples carro cor de telha estacionado ao seu lado, a porta do motorista aberta. Ele tinha visto nosso veículo atrás e parou para conversar. Imagine se numa metrópole alguém para no acostamento e chama você para bater um papo!

Carmine não sai da montanha desde 1989, quando foi visitar um de seus filhos no continente italiano. Ele cuida de várias galinhas, seis ovelhas, uma cabra e um porco. Em seu pomar há uma oliveira de 300 anos entre outras mais jovens, todas crescendo junto com pés de romã, amêndoa, caqui, figo, castanha e amora. Em uma horta enorme, cultiva tomate, pimentão, berinjela, acelga, morango e alcachofra. Ele nos contou de sua vida simples e sua dieta à base de minestrone, clássica sopa de legumes italiana. A esposa de Carmine havia morrido dois anos antes e ele agora morava com a irmã e as duas sobrinhas, como a maioria dos sardos, que vivem em unidades de familiares e amigos muito unidas. Como sua família, agora menor, não dá conta de consumir tudo que Carmine cultiva, ele usa o excesso para alimentar seus animais ou doa para outras pessoas. Sua rotina, a simplicidade de sua vida, os cuidados com os animais e a horta, as conversas com os amigos, sua mente curiosa e a sensação de ser útil e fazer parte da comunidade o fazem seguir em frente.

Perguntei o que ele fazia quando não estava cuidando da terra e dos animais e ele respondeu que lê muito. Abrindo a porta do carro, puxou de lá um grosso tomo sobre as religiões do mundo que nos levou a uma conversa profunda sobre Deus – de cuja existência ele não tem tanta certeza –, as mudanças climáticas e a destruição irreversível do planeta. Passamos três horas conversando sobre a vida dele, caminhando pela fazenda e desfrutando da companhia um do outro enquanto ele subia e descia sem esforço a encosta da montanha, chamando as ovelhas para comer um pouco de grãos ancestrais (cereais plantados e colhidos da mesma forma há milhares de anos, como quinoa, amaranto, chia, etc.). Tive dificuldade de acompanhá-lo encosta acima em busca das ovelhas.

No dia seguinte fomos visitar Giulia Pisanau, que havia completado 100 anos três meses antes. Conversamos sobre a infância dela por horas. Giulia nasceu em 1921. Sua família era tão pobre durante e após a Primeira Guerra Mundial que cada um dos 11 filhos comia apenas uma batata por dia e um ovo dividido entre todos. Todo dia ela toma leite de cabra e seu minestrone, em geral preparado apenas com algumas abobrinhas e uma batata. Nunca se casou. Trabalhou para uma família em Cagliari, a maior cidade da Sardenha, durante décadas e, quando se aposentou, construiu sua própria casa. Ocupa o tempo com bordados, caminhadas pelo bairro e conversas com amigos. De mente afiada, faz muitas palavras cruzadas. Seus segredos para a longevidade: não tenha ciúme nem raiva, caminhe, não se estresse com a vida e seja grato. Giulia é uma mulher rica, rica em amor, significado e propósito. E não tem problemas de saúde além da tireoide lenta e de uma leve artrite.

Nossa terceira visita foi a Sylvio Bertarelli, um pastor que vive da mesma forma que seus ancestrais viveram durante milênios, na mesma terra empoleirada no topo de uma montanha, cuidando de seu rebanho de 200 cabras e ovelhas, cada uma delas com nome e personalidade próprios. Sylvio e o filho cultivam oliveiras e produzem o próprio azeite. Cultivam também uma forma antiga de trigo chamada *grano cappelli*. Fazem o próprio vinho Cannonau, queijos frescos de cabra e ovelha, carnes curadas e pão ázimo. Sylvio vive com a esposa, a filha e o filho. Não tem internet nem computador e o celular não pega direito. Vive em meio a 12 amigos de infância que se reúnem para a temporada de tosquia de ovelhas e saem para excursões de caça anuais. Perguntei se ele sentia muito estresse. Sylvio fez uma longa pausa e respondeu que seu maior estresse é quando uma cabra desaparece de madrugada.

Tudo o que comem vem da terra. Os comerciantes são pagos em queijo e leite. Antigamente, Sylvio e sua família comiam carne cinco vezes por mês; hoje, sacrificam apenas os animais intratáveis. Comem queijo e bebem leite de cabra e ovelha diariamente. Durante a minha visita, nos deliciamos com azeitonas, pimentão, pão ázimo, queijos fortes, queijo de cabra fresco, carnes curadas, *pistoccu fritto* (pãezinhos não fermentados típicos da região), carnes de porco e ovelha assadas na fogueira, uma massa recheada de batata com molho de tomate fresco (*culurgiones*), minestrone de batata, macarrão e abobrinha, *malloreddus* com linguiça, tomate fresco da horta e, de sobremesa, *seadas* (guloseima típica da Sardenha que consiste em uma espécie de pequeno pastel de queijo coberto de mel) – tudo isso regado a vinho Cannonau fresco servido em jarro de barro. A família cuida da fazenda e de um restaurante que funciona na própria casa. Foi uma tarde tranquila, com muito riso, comida, comunhão e amor.

ICÁRIA: TERRA DE ALIMENTOS SILVESTRES

Na Zona Azul de Icária, na Grécia, encontrei o mesmo espírito de autossuficiência, profundo senso de comunidade, práticas alimentares ancestrais e um ambiente que naturalmente propicia uma dieta de cura, amor e conexão, além do frequente exercício físico de subir e descer montanhas íngremes.

Um dos povos mais longevos do planeta, os icarianos bebem diariamente um chá feito de ervas silvestres, entre elas a sálvia. Ocorre que essas ervas estão repletas dos mesmos fitonutrientes encontrados em abundância no chá verde, as *epigalocatequinas*, poderosos antioxidantes desintoxicantes e anti-inflamatórios que atuam sobre os nossos "interruptores da longevidade". Seriam essas substâncias parte do segredo da longevidade deles? A dieta dos icarianos consiste basicamente em alimentos silvestres – folhas agridoces, cogumelos, chás de ervas. São fontes riquíssimas em fitonutrientes medicinais. O chá de sálvia que eles bebem todo dia contém os mesmos poderosos fitonutrientes do chá verde, só que sem a cafeína. Comem muito pouco açúcar – apenas compotas de frutas como limão e laranja. Os alimentos silvestres contêm não apenas as maiores concentrações de fitonutrientes como também os tipos mais ricos, que sem dúvida contribuem para a longevidade dos icarianos. Todos os alimentos são tecnicamente orgânicos, embora não haja nenhuma certificação (não há sequer rótulos!). Simplesmente é assim que eles cultivam seus alimentos há séculos.

Visitei Panagiotis, de 97 anos, e sua esposa, Alkea, de 87. Um casal alegre, afetuoso e feliz. Ela preparou para nós uma torta de legumes, salada de folhas recém-colhidas na horta e ovos locais com folhas e cogumelos servidos com vinho icariano não engarrafado. Do alto de seus 87 anos, Alkea é uma mulher ágil, de olhos brilhantes, que aparenta ter menos de 70. Dá conta sozinha da enorme plantação familiar, preserva os alimentos a serem consumidos ao longo do ano inteiro, sobe e desce com facilidade os terraços escalonados do pomar e da horta. O movimento faz parte da vida dos icarianos. Eles não se aposentam. Ocupam-se o dia inteiro, jamais ficam ociosos e vivem rodeados por uma rica comunidade de amigos e entes queridos que os acompanha por toda a vida. Esses são os princípios simples da felicidade e da longevidade.

Os mais jovens preservam os velhos hábitos. Phillip, outro habitante local que visitei, faz vinho à moda antiga, tal qual descrita por Homero. Esmaga as uvas Fokiano com os pés, coloca o suco em potes de barro de 200 litros enterrados no chão e deixa fermentar naturalmente, sem aditivos nem leveduras. É um vinho frágil, orgânico simplesmente porque as uvas são orgânicas, uvas fortalecidas pelo solo áspero e pelas condições desafiadoras e, portanto, ricas em fitonutrientes protetores. Phillip também preservou um pernil de porco inteiro da maneira tradicional: colocou-o em um leito de folhas de parreira, cobriu com sal marinho e regou com vinho, para depois pendurá-lo sobre o fogo e defumá-lo com ervas. Um pernil de porco ou de cordeiro pode alimentar uma família por um inverno inteiro. Ele nos serviu folhas e caules de uva cozidos no vapor, temperados com sal e azeite caseiro, cogumelos silvestres, queijos de cabra e de ovelha frescos e pão de farinha de farro, um grão ancestral que Alexandre, o Grande, consumia para manter sua força. O farro também é conhecido como trigo Emmer, que é rico em fibras, tem duas vezes o teor de proteína do trigo comum e muito mais magnésio e vitaminas A, B, C e E, enquanto tem níveis muito baixos de glúten. Saí de lá me sentindo feliz, nutrido e amado!

Foi um privilégio ter um vislumbre do modo de vida dos sardos e icarianos, ver o cuidado com que cultivam alimentos e cuidam dos seus animais, sua profunda compreensão de que o sabor não vem do animal ou da planta em si, mas depende de onde e como a hortaliça é cultivada, da alimentação dos animais, das plantas silvestres ricas em fitonutrientes medicinais, bem como do amor e da conexão que nutrem pela família, a comunidade e os amigos.

A ciência hoje associa claramente a densidade de nutrientes e o sabor de um alimento à sua riqueza fitoquímica, seja um morango, um queijo de cabra ou um presunto. É isso que torna o alimento um remédio; é esse tipo de alimento que queremos despejar sobre o nosso DNA, regulando o nosso *epigenoma*, o sistema que controla toda a nossa expressão gênica e todas as nossas funções biológicas (ver Glossário, p. 309).

Os habitantes dessas comunidades não precisam frequentar a academia, comprar alimentos orgânicos ou interagir nas redes sociais, pois aprendem desde cedo a ingerir alimentos medicinais, subir e descer montanhas, manter profundas e duradouras relações sociais e o lento saborear da vida em comunidade.

Para adotar essas práticas, precisamos fazer adaptações em nossa vida moderna – como buscar comida de qualidade em mercados de produtores ou lojas de produtos orgânicos e ir à academia –, mas temos muito que aprender com as Zonas Azuis. Isso inclui desde as práticas simples das quais nos afastamos (tanto em nossa família nuclear quanto em nossas atividades individuais) até a reaproximação com a natureza, com os ciclos naturais e com a fonte de nossos alimentos. Não podemos voltar ao mundo em que vivíamos há mil anos, mas podemos aprender as lições das Zonas Azuis e construir nossas próprias zonas de longevidade em nossa casa, nossa família, nosso círculo de amigos e nossa comunidade.

As lições são claras. Viva perto da natureza. Ame profundamente. Coma alimentos simples, cultivados de forma sustentável (o ideal seria cultivar os próprios alimentos). Movimente-se naturalmente. Dê boas risadas e descanse. *Viva*. (E, com tudo isso, viva mais.)

EXPECTATIVA DE VIDA VS. EXPECTATIVA DE VIDA SAUDÁVEL (*LIFESPAN* VS. *HEALTHSPAN*)

Mas como é realmente *viver* mais? Depende da pessoa a quem se pergunta. Muitos de nós vimos nossos pais e avós envelhecendo e adoecendo, às vezes sofrendo um fim de vida arrastado, lento e doloroso, pontuado por inúmeras visitas a consultórios médicos e hospitais, dependendo de um sem-número de remédios para um sem-número de enfermidades. Se você é como a maioria das pessoas e vem testemunhando o predomínio das doenças crônicas e o lento declínio físico e mental resultantes do envelhecimento, a perspectiva de viver mais não deve ser nada animadora. Mas, se você perguntar às comunidades das Zonas Azuis, elas provavelmente lhe dirão que a velhice seria mais ou menos como qualquer outra fase da vida, só que com um pouco mais de experiência. De fato, no importante estudo "Aging, Natural Death, and the Compression of Morbidity", publicado no *New England Journal of Medicine* em 1980,[1] James Fries deixa claro que, se as pessoas mantivessem o peso ideal, não fumassem e se exercitassem regularmente, teriam uma vida longa, saudável e ativa. E, quando chegasse a hora da morte, elas iriam embora sem dor, sem grandes custos. Aquelas que estivessem acima do peso, fumassem e não se exercitassem teriam um fim de vida arrastado, doloroso e oneroso. No grupo saudável acompanhado pelo estudo ocorreu um aumento pronunciado dos anos de vida sem doença grave, isto é, na expectativa de vida saudável (por quanto tempo mantiveram a saúde) e na expectativa de vida (quantos anos viveram), enquanto muitos do grupo não saudável passaram décadas convivendo com doenças e disfunções em diversos estágios, o que resultou em grande prejuízo à qualidade de vida e os tornou um fardo para si mesmos, para a família e o sistema de saúde.

Infelizmente, por causa de nossa alimentação tóxica e nosso estilo de vida inadequado, a expectativa de vida nos Estados Unidos vem caindo desde 2015, e a covid-19 a reduziu em mais três anos para as pessoas mais afetadas por doenças crônicas – populações de negros, latinos e nativos americanos. A OMS calcula que as pessoas passam os últimos 20% da vida lidando com problemas de saúde, o que dá em torno de 16 anos, em média. Se você viver até os 76, isso significa que a partir dos 60 estará em queda livre!

Esses dados são mais uma comprovação de que, se você escolher bem seus hábitos, poderá ter uma vida longa e saudável e deixar este mundo tranquilamente quando chegar sua hora.[2] Em outras palavras, seu tempo de vida saudável pode equivaler ao seu tempo de vida. E isso adotando apenas três hábitos simples: não fumar, manter-se na faixa de peso ideal e praticar atividade física. Se você for além e incorporar as outras recomendações que veremos aqui, tudo isso ajudará você a alcançar um nível muito superior de saúde e vitalidade.

Ninguém quer sofrer. E ninguém quer viver doente ou incapaz até os 100 anos ou mais. Felizmente, você não passará por isso se começar a adotar os princípios deste livro hoje mesmo – não importa se você tem 10 ou 100 anos, eles funcionam! Nunca é tarde demais. Um estudo do *Journal of the American Medical Association* com participantes na casa dos 70 anos revelou que bastou adotarem uma dieta mediterrânea e passarem a praticar caminhadas para que o risco de morte prematura reduzisse em 65% entre o grupo![3]

A visão predominante atualmente é de que, se viverem mais, as pessoas serão um fardo para a coletividade. No entanto, se elas forem saudáveis, ocorrerá justo o contrário: terão sabedoria, conhecimento e habilidades e serão capazes de melhorar o bem-estar social e econômico do mundo à sua volta. E não vão gerar custos maiores. Na verdade, o prolongamento da vida saudável poderia gerar uma economia de trilhões e trilhões de dólares. David Sinclair, professor de genética de Harvard e principal pesquisador da área de envelhecimento, publicou na *Nature Aging* uma análise sobre esse tema intitulada "The Economic Value of Targeting Aging". Por meio de uma rigorosa análise de dados, ele calculou que, se melhorássemos a expectativa de vida saudável do americano médio (reduzindo ou eliminando os anos de doença nos seus últimos 20% de vida) e aumentássemos sua expectativa de vida em um ano, seria possível economizar 38 trilhões de dólares por ano. Se aumentarmos em 10 anos a expectativa de vida de toda a população, poderemos economizar 367 trilhões de dólares – desde que tenham saúde.[4] Isso corresponde a quase 10 vezes o gasto anual total com saúde apenas nos Estados Unidos.

Dos mais de 4 trilhões de dólares gastos com saúde nos Estados Unidos hoje, 90% são destinados ao tratamento de doenças crônicas que poderiam ser evitadas com intervenções no estilo de vida: problemas cardiovasculares, câncer, diabetes, demência, doença renal, hipertensão e assim por diante.[5] Mais assustadora ainda é a força destrutiva das enfermidades, além da sobrecarga gerada no sistema de saúde à medida que a população em processo de envelhecimento vai de mal a pior. Um estudo de 2018 revelou que 88% dos americanos apresentam graves condições metabólicas – o que significa que estão na iminência de desenvolver doenças cardiovasculares, diabetes, demência e câncer.[6] Outro estudo de grande porte, publicado apenas quatro anos depois, apontou que menos de 7% dos americanos são metabolicamente saudáveis, isto é, têm pressão arterial, glicose, colesterol e peso dentro da normalidade e não sofreram nenhum ataque cardíaco nem acidente vascular cerebral (AVC)![7] Durante a pandemia de covid-19, uma alimentação saudável teria evitado 63% das hospitalizações.[8] Os mais afetados por essa doença são os obesos, os doentes crônicos e os idosos (que geralmente têm alguma condição crônica).

Moral da história: buscar permanecer saudável gera grandes dividendos tanto na qualidade quanto na duração de nossa vida, e nunca é tarde demais para começar.

Expectativa de vida saudável vs. expectativa de vida

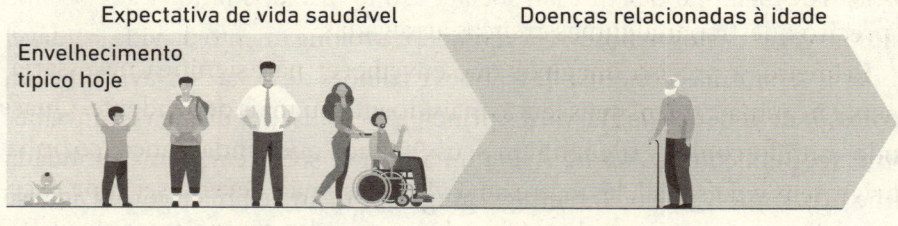

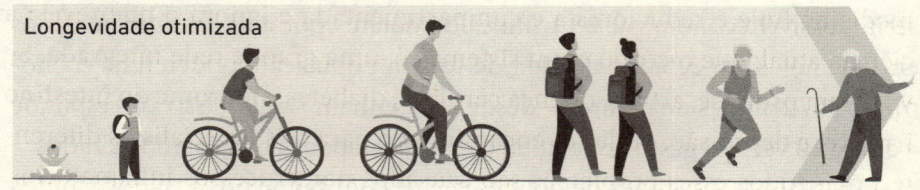

Para a maioria das pessoas que conheci nas Zonas Azuis, a expectativa de vida saudável se iguala à expectativa de vida. Muitos chegam aos 100

anos ativos, saudáveis, imbuídos de um senso de propósito e de pertencimento a uma comunidade coesa. Obviamente, o objetivo não é se tornar pastor de ovelhas ou viver em uma aldeia nas montanhas. O segredo está em integrar os hábitos e comportamentos que comprovadamente previnem doenças e melhoram a vitalidade e a qualidade de vida. Desse modo, todos nós poderíamos ter a mesma longevidade, cheia de saúde, alegria e conquistas. Mas como fazer isso? Não precisa abandonar o celular, o trabalho ou sua casa, nem mudar seus genes. Seguindo os princípios e o plano que vou apresentar neste livro, você pode esperar ter saúde ao longo de todos os seus anos de vida.

A CIÊNCIA DA LONGEVIDADE: REPENSANDO O ENVELHECIMENTO

Antes de descartar a ideia de que o envelhecimento biológico é inevitável, imagine se considerássemos o envelhecimento uma doença. Como toda doença, ele teria causas, sintomas e uma evolução natural. Se não o tratássemos, morreríamos, assim como morremos de outras enfermidades. Imagine se reformularmos nossa abordagem do envelhecimento. Para isso, é preciso questionar algumas crenças arraigadas.

Primeiro: é preciso imaginar que envelhecer não significa necessariamente ficar mais fraco, mais lento, mais doente ou mais dependente. Quase todo mundo conhece alguém em seus 90 anos que ainda dança, cozinha, dirige, tem vida social, lê, joga e ama viver. Isso não deveria ser uma exceção, e sim a norma. Caminhar, saltar de paraquedas, viver e amar até os 100 anos ou mais deveria ser o que podemos esperar da velhice.

Segundo: é preciso romper com o atual paradigma médico. A prática da medicina hoje é reducionista e compartimentada e ignora o que revela a ciência atual: que o corpo é um sistema só, uma grande rede integrada. Se você tem psoríase, artrite, doença cardíaca, diabetes, síndrome do intestino irritável e depressão, pode ser encaminhado para seis especialistas diferentes, mas todos esses problemas são causados por processos inflamatórios. Os diferentes especialistas podem oferecer os melhores medicamentos para tratar os sintomas de cada doença com base nas pesquisas mais recentes, mas é provável que nenhum deles trate a raiz do problema. Sensibilidades alimentares, por exemplo, bem como desequilíbrios intestinais e do microbioma, podem causar tudo isso. Não são problemas distintos. Tratando a causa ou as causas, os sintomas e as doenças desaparecem.

O corpo não é um conjunto de órgãos independentes. É um ecossistema que se assemelha a uma teia. Sintomas e distúrbios variados podem ter a mesma origem fundamental. Trate as causas e forneça condições para a saúde, e o efeito colateral será o desaparecimento das doenças.

MEDICINA FUNCIONAL: UMA NOVA ABORDAGEM DOS CUIDADOS MÉDICOS

Em um livro inovador chamado *Network Medicine: Complex Systems in Human Disease and Therapeutics* [Medicina de redes: Sistemas complexos em doenças e práticas terapêuticas], os autores, pesquisadores de Harvard, apresentam uma visão radicalmente nova da medicina, que questiona o modelo atual – focado em um único órgão, uma única doença e um único medicamento separadamente. A explicação é a seguinte: "A medicina de redes abraça a complexidade das influências multifatoriais sobre as enfermidades. Enquanto oferece uma abordagem fundamentalmente diferente para a compreensão da etiologia (causa) das doenças, ela acaba também levando a diferenças-chave no tratamento – com múltiplos alvos moleculares que podem exigir manipulação de forma coordenada e dinâmica."

Enquanto os autores se referem a essa abordagem como "medicina de redes", eu e muitos outros a chamamos de "medicina funcional". A ideia central é de que todas as doenças têm uma causa básica e que é preciso descobrir e tratar todas as causas ou todos os fatores que contribuem para que ela se desenvolva. Se há uma goteira no telhado da sua casa, você precisa encontrar o buraco e consertá-lo, e se houver vários buracos, é preciso consertar todos. Felizmente, quase todas as causas podem ser tratadas com intervenções relacionadas à alimentação e ao estilo de vida. Essa abordagem mudará a forma de tratarmos as doenças. Em vez de eliminar os sintomas com medicação, podemos mapear as causas e tratá-las com intervenções simultâneas que restaurem e aprimorem a função. *A medicina funcional é a ciência da criação de saúde.* Quando se cria saúde, as doenças desaparecem.

O corpo é composto por sete funções biológicas dinamicamente interconectadas que estão por trás de todas as doenças (55 mil):

1. Absorção de nutrientes, digestão e microbioma
2. Defesa e reparo (imunidade e inflamação)
3. Geração de energia (mitocôndrias)
4. Desintoxicação
5. Comunicação intercelular e equilíbrio hormonal
6. Transporte (circulação e sistema linfático)
7. Estrutura (desde a composição celular até o sistema musculoesquelético)

Saúde e longevidade são consequências naturais do equilíbrio dinâmico entre essas funções. Se qualquer uma delas for abalada, surgem doenças e envelhecimento. A medicina funcional fornece um roteiro para avaliar todos os fatores ambientais, de estilo de vida e predisponentes (genes, estresse, toxinas, traumas, micróbios, alimentação, alérgenos, etc.) que desequilibram essas funções. Identificamos *o que* (sintomas) e o *porquê* (excesso ou insuficiência de algo que é necessário para a saúde) para podermos determinar *como* (eliminando os obstáculos à saúde e acrescentando ingredientes benéficos). Isso nos permite focar em estratégias personalizadas de intervenções no estilo de vida e no gerenciamento do ambiente para que possamos obter os melhores resultados, prevenir doenças crônicas e prolongar a expectativa de vida saudável.

A medicina funcional faz perguntas diferentes daquelas que a medicina tradicional faz. Como criar saúde? Como otimizar as funções corporais? Como reverter as disfunções causadas pelo mundo moderno, onde a maioria vive em um terreno alimentar e nutricional árido? Um mundo onde passamos a maior parte do dia sentados; onde vivemos imersos em um oceano de produtos químicos industriais tóxicos; onde nosso livre-arbítrio é usurpado pelo estresse da vida e das ameaças globais, como mudança climática e totalitarismo, e pela economia da persuasão digital que direciona nossos pensamentos, emoções e ações.

Nosso corpo contém um sistema de cura inato poderosíssimo. Precisamos simplesmente ativá-lo, removendo e evitando os elementos que impactam negativamente nossas sete funções biológicas e fornecendo os recursos de que essas funções necessitam para funcionar da melhor maneira possível. Em resumo: tire o que é ruim, coloque o que é bom. O programa Young Forever foi elaborado para fazer exatamente isso, ativando o nosso sistema de cura inato para prevenir e reverter doenças e ajudar você a viver mais e melhor.

O FUTURO DA MEDICINA CHEGOU

Este livro se propõe a ser um roteiro de como aumentar sua expectativa de vida e sua expectativa de vida saudável usando a ciência e as ferramentas disponíveis atualmente. Novos avanços na tecnologia e nos estudos da longevidade estão ampliando os limites de nossa imaginação, mas mesmo sem a concretização das promessas desses avanços já podemos tirar proveito das descobertas revolucionárias que vêm sendo feitas nesse campo. Hoje sabemos como controlar os interruptores da longevidade por meio de alimentação, práticas de estilo de vida, suplementos e até mesmo medicação de modo a chegar aos 100 anos em boa saúde. Podemos reverter doenças, aprimorar os sistemas de reparação e regeneração do organismo e fazer nosso relógio biológico voltar no tempo. Em breve será possível chegar a 120, 150 ou 200 anos (sentindo-se ainda jovem e vibrante) graças a terapias e inovações que não tardarão a se concretizar. Se você conseguir manter sua saúde por mais 10 ou 15 anos, estará vivo quando atingirmos a *velocidade de escape da longevidade* – momento em que os avanços científicos adiarão a morte indefinidamente.

Em laboratórios e centros de pesquisa do mundo inteiro, os estudos sobre o envelhecimento vêm se acelerando exponencialmente. Investimentos privados maciços estão impulsionando essas inovações. Bilionários do mundo estão dobrando o financiamento dessas pesquisas: a empresa de biotecnologia da Google, Calico; os investimentos de Jeff Bezos e Yuri Milner na Altos Labs; XPRIZE e outros estão despejando bilhões em pesquisas sobre o envelhecimento, superando o orçamento de pesquisa dos Institutos Nacionais de Saúde dos Estados Unidos. Também estamos em uma fase exponencial de progresso científico e descobertas possibilitados por inovações em biologia de sistemas, inteligência artificial, nanotecnologia, computação quântica e muito mais. Os principais pesquisadores da área sugerem que alcançaremos a velocidade de escape da longevidade em 15 anos.[9] Já George Church, professor de genética em Harvard e no Instituto de Tecnologia de Massachusetts (MIT), acredita que esse dia talvez já tenha chegado. Em seu laboratório, a reversão de biomarcadores (de forma simplificada, substâncias mensuráveis cujas alterações indicam uma mudança no estado do corpo) e patologias relacionados à idade já foi obtida em células humanas e modelos experimentais animais. É difícil imaginar, mas o aumento da expectativa de vida saudável pode ser uma realidade em breve.[10] A mente humana raciocina em termos lineares, não exponenciais. Com 30 passos lineares percorremos cerca de 30 metros, mas com 30 passos exponenciais damos 26 voltas ao redor da Terra. Se eu lhe desse 1 dólar por dia durante 30 dias, você teria 30 dólares, mas se eu lhe desse 1 centavo e dobrasse esse valor a cada dia, em 30 dias você teria mais de 100 mil dólares. Nossa mente tem dificuldade para compreender o poder da mudança exponencial.

Vejamos a surpreendente descoberta recente dos *fatores de Yamanaka* (conhecidos formalmente como Oct3/4, Sox2, Klf4, c-Myc). Shinya Yamanaka ganhou o Prêmio Nobel por ter descoberto que esses compostos de proteínas controlam quais genes são ativados ou desativados, garantindo que as células embrionárias se diferenciem e se tornem as células que devem se tornar. Um neurônio sabe ser um neurônio. Uma célula da pele se torna uma célula da pele. Yamanaka provou que, usando esses fatores, poderíamos criar *células-tronco pluripotentes induzidas*, as iPSCs (do inglês *induced pluripotent stem cells*), que podem se tornar qualquer célula do corpo.[11] Isso significa que você poderia reprogramar seus genes para criar uma versão mais jovem sua. Esses fatores poderiam fazer qualquer célula voltar ao seu estado original, ainda não diferenciado. Já é possível fazer isso em animais. Imagine raspar algumas células da pele e, tal qual Benjamin Button, usar de engenharia reversa para fazer com que se tornem, em essência, células embrionárias capazes de se tornar um novo pâncreas, coração ou cérebro. Em breve seremos capazes de tornar as células-tronco humanas (ver Glossário, p. 308) mais do que jovens: embrionárias. E assim poderemos transformá-las em qualquer célula do corpo que esteja precisando ser restaurada. Próteses de quadril ou joelho e transplantes de coração ou rim ficarão apenas nos livros de história, tratamentos tão arcaicos quanto hoje é a sangria para nós.

Ainda serão necessárias muitas pesquisas para aplicar essa técnica em seres humanos com segurança, mas em modelos animais os fatores de Yamanaka já estão revertendo o envelhecimento e restaurando órgãos. Essa é apenas uma de centenas de descobertas que estão revelando as causas do envelhecimento e a ciência de como reverter esse processo, como reprogramar, regenerar, rejuvenescer e reparar o corpo. Não é apenas uma coisa que precisamos fazer, são muitas. Não é uma única causa, são muitas as causas que impulsionam a disfunção que hoje vemos como envelhecimento e doença. E estamos mais perto do que nunca de entender como tudo isso funciona.

Muitas espécies desafiam os limites da nossa concepção de expectativa de vida normal. Os tubarões-da-groenlândia chegam a viver 400 anos, as baleias-polares podem passar dos 200 e as tartarugas-gigantes de Galápagos vivem mais de 150; alguns cientistas acreditam que as tartarugas podem viver até 400 ou 500 anos. Os cientistas que atuam nas fronteiras do envelhecimento conseguem prolongar a vida de animais em 30% ou mais, o que seria equivalente a seres humanos chegarem aos 120 anos. Em algumas leveduras utilizadas como modelos de pesquisa, já é possível aumentar a vida útil até o equivalente a mil anos humanos.

Os alquimistas de outrora procuravam a fonte da juventude em ouro e poções especiais. Eram os cientistas da longevidade de sua época. Hoje, no entanto, estamos muito próximos de uma reconceituação radical de saúde e doença que é inédita na medicina. Imagine viver em 1500, antes da descoberta do microscópio, antes de Antoni van Leeuwenhoek descobrir as bactérias (1676), antes de Louis Pasteur propor a teoria dos germes, que aponta as bactérias como causadoras de doenças em seres vivos – época em que uma infecção poderia ser explicada como a visita de espíritos malignos, um desequilíbrio nos humores ou um feitiço de bruxa. Essas descobertas anunciaram uma nova era na medicina. Hoje, estamos na iminência de uma mudança de paradigma ainda maior.

Avanços gigantescos em tecnologia, computação e medicina estão prestes a virar de cabeça para baixo todo o nosso modelo de diagnóstico e tratamento. Diagnosticar doenças hoje é como ouvir os ruídos de um automóvel e tentar descobrir o que está errado, em vez de abrir o capô para dar uma olhada. Somos ótimos em identificar todos os ruídos (as doenças) pelos sintomas que produzem, mas não compreendemos bem o *porquê*. A nova medicina nos permitirá olhar sob o capô e conectar o computador do carro a um supercomputador para em seguida mapear todos os problemas, entender o que precisa de conserto e de fato consertar.

Tudo isso pode parecer ficção científica, mas está mais próximo da realidade do que imaginamos. A boa notícia é que os princípios fundamentais do envelhecimento saudável não precisam de mais provas. Os passos necessários para prevenir, reverter e até mesmo curar muitas condições crônicas que provocam envelhecimento acelerado e morte já estão comprovados e disponíveis – o que comemos, como nos movimentamos, descansamos e dormimos, nosso nível de conexão social e muito mais.

Neste livro, vamos explorar nossa compreensão atual da biologia subjacente ao envelhecimento – não apenas doenças, mas os *marcadores* do envelhecimento, isto é, as coisas que parecem dar errado para todos nós à medida que envelhecemos e que estão na origem de todas as enfermidades associadas ao avançar da idade. Se tratarmos os marcadores e suas causas, é possível que não precisemos tratar doenças cardiovasculares, câncer, diabetes ou demência.

Os avanços científicos em torno dos marcadores do envelhecimento estão sendo solidificados pelo reconhecimento de que nossa biologia é um sistema de informação, uma rede que equilibra dinamicamente todas as nossas funções biológicas, gerenciando e coordenando literalmente trilhões e trilhões de eventos moleculares a cada segundo. A medicina funcional vai um passo além e se volta para as *causas básicas dos marcadores do envelhecimento*. Por exemplo, um dos marcadores é a inflamação. Só que, em vez de tratar a inflamação com medicamentos novos ou melhores (anti-inflamatórios), a medicina funcional trata as causas da inflamação: toxinas, alérgenos, desequilíbrios do microbioma, infecções, estresse e má alimentação, bem como a falta dos ingredientes necessários para se criar saúde, entre eles comida de verdade, nutrientes, o equilíbrio certo de hormônios, água e ar limpos, Sol, atividade física, descanso, sono, amor, pertencimento a uma comunidade, significado e propósito. Resolva as causas e a inflamação desaparece.

Podemos melhorar nossa expectativa de vida *e* nossa expectativa de vida saudável combinando os avanços da tecnologia com o roteiro da medicina funcional. Alguns desses avanços estão mudando tudo o que sabemos sobre a prática médica. Entre eles estão:

- A medicina funcional.
- A revolução ômica – mapeamento do genoma humano, transcriptoma, proteoma, metaboloma, microbioma, genômica social e assim por diante (ver Glossário, pp. 310-12).
- Dispositivos de automonitoramento, entre eles o Apple Watch, o anel inteligente Oura Ring (que avalia sono, batimentos cardíacos, etc.), a pulseira Whoop (que monitora o esforço e a recuperação físicos e outros parâmetros), os adesivos com sistema de monitoramento contínuo da glicose e outros ainda não disponíveis no Brasil, como o sistema de exames de laboratório da Function Health e o colchão inteligente Eight Sleep, que tem controle de temperatura. Além disso, em breve teremos biossensores implantáveis avançados medindo nossa bioquímica em tempo real.
- Avanços em inteligência artificial e aprendizado de máquina que analisarão bilhões de dados pessoais e identificarão padrões e desequilíbrios, ajudando a criar um mapa personalizado para melhorar todos os aspectos da nossa biologia.
- Computação quântica, capaz de processar enormes volumes de informações biológicas.

Mesmo antes que essas tendências se tornem realidade na prática médica cotidiana (que costuma estar décadas atrás dos avanços da ciência), nossa saúde já pode, hoje, ser transformada radicalmente por meio de mudanças simples e comprovadas nos hábitos alimentares, no estilo de vida, no comportamento e no ambiente.

A história de Janice, paciente do nosso Centro de Medicina Funcional na Cleveland Clinic, vai fazer você parar e pensar sobre o que é possível. Janice tinha 66 anos quando nos procurou. Severamente obesa, tinha artérias obstruídas que precisavam de stent, insuficiência cardíaca, hipertensão arterial, gordura no fígado (esteatose hepática), insuficiência renal e diabetes insulinodependente. Os resultados dos exames de sangue de Janice foram assustadores e ela estava prestes a precisar de transplantes de coração e rim. Tomava uma pilha de medicamentos a um custo anual de 20 mil dólares. Três dias após aderir ao nosso programa em grupo, deixando para trás uma vida inteira de junk food e passando a usar os alimentos como remédio; aderindo a uma alimentação com baixo índice glicêmico e rica em fibras, gorduras boas, fitonutrientes e hortaliças; e seguindo uma suplementação simples (multivitamínico, óleo de peixe e vitamina D), Janice deixou de depender da insulina. Em três meses não usava mais medicamentos e seus exames se normalizaram (a insuficiência cardíaca desapareceu, os rins e o fígado funcionavam bem e a pressão arterial e a glicose estavam normais). Em um ano ela perdeu mais de 50 quilos e pôde retomar a vida vibrante e ativa que levava como líder de sua comunidade.

Sem dieta restritiva, sem transplante.

Sem sequer tirar proveito das radicais descobertas da ciência da longevidade, apenas aplicando os princípios simples da medicina funcional, o organismo de Janice conseguiu se recuperar, se renovar e se regenerar após seis décadas de negligência. O corpo tem, dentro de si, instruções para reparo.

Cabe a nós simplesmente oferecer as condições certas para ativar os sistemas de cura inatos do corpo.

E com as novas descobertas no campo do envelhecimento e da ciência do rejuvenescimento seremos capazes de ir além de reverter doenças; poderemos restaurar moléculas, células e tecidos a um estado mais jovem. Este livro apresenta os princípios fundamentais que você pode aplicar de imediato e incorpora as principais descobertas atuais que podem vir a prolongar a vida com segurança. E em breve teremos recursos com o potencial de melhorar incrivelmente a qualidade e a duração da vida. Falaremos sobre eles também!

CAPÍTULO 2

As raízes do envelhecimento

Quero saber como Deus criou este mundo. Não me interessa esse ou aquele fenômeno, o espectro desse ou daquele elemento. Quero conhecer os pensamentos de Deus. O resto é detalhe.
– ALBERT EINSTEIN

Se tivesse que dizer qual é a maior causa de morte hoje, você talvez respondesse doenças cardiovasculares ou câncer. No entanto, se ambas as patologias fossem erradicadas do planeta, a expectativa de vida humana aumentaria apenas cinco a sete anos, o que está muito longe do objetivo de chegar aos 100 ou 120 (com saúde, claro). Você poderia dizer que o tabagismo e a obesidade são as principais causas de doenças crônicas e morte – e estaria parcialmente certo. No entanto, entre um fumante de 30 anos e um não fumante de 70, quem tem um risco maior de desenvolver câncer, ter um ataque cardíaco ou morrer? O tabagismo pode aumentar o risco de câncer em cinco vezes. O envelhecimento aumenta em 50 vezes.

Mais do que qualquer outro fator, o envelhecimento acelera o risco de desenvolvermos doenças crônicas. Por quê?

Porque o envelhecimento é uma doença.

O que nós, ocidentais, vemos como envelhecimento? Em geral, perda de funções e habilidades, uma fase da vida repleta de enfermidades, remédios e consultas médicas. Esses problemas talvez sejam a sua maior preocupação, uma preocupação angustiante com sua expectativa de vida saudável. Mesmo que tenha uma alimentação adequada e se exercite com regularidade, você provavelmente já sentiu alguns efeitos do passar dos anos: menos energia, queda no nível de condicionamento físico, prejuízos ao sono, dores, diminuição da libido, perda de massa muscular, declínio da visão e da audição, problemas digestivos, perda de memória, etc. São os primeiros sinais de alerta do envelhecimento como doença. *Não* são consequências inevitáveis do envelhecimento *cronológico*, e sim do envelhecimento *biológico*.

Todas as nossas funções biológicas são afetadas pelo *envelhecimento biológico*: microbioma, sistema imune, hormônios, metabolismo e produção de energia, estrutura, desintoxicação, e circulação e sistema linfático. Observamos mudanças neuropsicológicas progressivas, entre elas declínio global na produção de neurotransmissores, declínio da capacidade de resposta ao estresse, processamento cognitivo mais lento, perda de memória, limiar de dor reduzido, dores crônicas e diminuição da acuidade sensorial na visão, na audição e no equilíbrio. Observamos também mudanças no sistema musculoesquelético, entre as quais redução da flexibilidade, perda de massa muscular, piora do condicionamento cardiovascular e doença articular degenerativa (conhecida como artrite).

Perdemos um grande volume de massa muscular, o que resulta em *sarcopenia* (literalmente, "menos músculos"), fraqueza e fragilidade. Temos menos energia. As glândulas suprarrenais têm dificuldade de acompanhar o estresse da vida. Por fim, nossas fábricas de energia, as mitocôndrias, ficam debilitadas e mais lentas. Qual é a diferença entre uma criança de 3 anos com energia ilimitada e um vagaroso senhor de 90 anos? A quantidade e o desempenho funcional de suas mitocôndrias. Desenvolvemos resistência à insulina e pré-diabetes e temos maior dificuldade de controlar o nível de açúcar no sangue; nossos vasos sanguíneos enrijecem, causando pressão alta; o peso normalmente sobe, pois a massa gorda aumenta e a massa magra diminui; e ganhamos peso com mais facilidade, pois células musculares queimam sete vezes mais calorias do que as de gordura.

Nossa deficiência nutricional se acentua. Temos menos apetite e menor capacidade de absorção de nutrientes. O sistema imune enfraquece, e ficamos mais suscetíveis a gripes, pneumonia e outras infecções. É por isso que a covid-19 mata um número desproporcionalmente maior de idosos. Na verdade, nosso sistema imune faz de tudo para combater infecções, câncer e curar feridas, mas a inflamação crônica de baixo grau aumenta, acelerando todas as doenças do envelhecimento. E, embora o organismo tenha mais dificuldade de combater os invasores, torna-se mais suscetível a doenças autoimunes, nas quais o sistema imune se volta contra si mesmo. Nosso microbioma se deteriora, levando a aumento da permeabilidade intestinal e, assim, a ainda mais inflamação. (Quando a permeabilidade do intestino delgado ultrapassa o nível de normalidade, toxinas, microrganismos e substâncias indesejadas acabam entrando na corrente sanguínea, o que aumenta o risco de infecções e prejudica a absorção de nutrientes.) Em suma, um quadro nada animador. Tudo isso contribui para um resultado supostamente inevitável: as doenças do envelhecimento.

Estas são as condições que afetam a maioria das pessoas à medida que envelhecem, causando incapacidade precoce, declínio funcional e morte prematura:

- Pré-diabetes e diabetes tipo 2
- Doenças cardiovasculares (infarto, AVC, insuficiência cardíaca e pressão alta)
- Câncer
- Declínio cognitivo e demência
- Falência renal
- Desequilíbrios hormonais (tireoide, glândulas suprarrenais, hormônios sexuais, hormônio do crescimento)
- Sarcopenia (perda muscular)
- Osteoporose (perda óssea)
- Doenças autoimunes
- Degeneração macular e catarata
- Doenças pulmonares (em geral decorrentes de tabagismo)

De acordo com os Centros de Controle e Prevenção de Doenças dos Estados Unidos (CDC), 6 em cada 10 americanos têm uma dessas enfermidades listadas e 4 em cada 10 têm duas ou mais. Mais de 80% dos americanos acima de 65 anos têm um ou mais desses problemas.[1] No Brasil, cerca de 7 em cada 10 adultos de 50 anos ou mais têm pelo menos uma dessas enfermidades listadas.[2] E isso é uma tendência mundial. Não é de admirar que essas doenças pareçam "normais" para quem já alcançou certa idade. Mas não são. São sinais de envelhecimento anormal, danos acelerados e disfunção, que, somados, levam aos *marcadores do envelhecimento*. Veremos como é possível contornar todas essas doenças (e suas consequências) tratando as causas básicas do envelhecimento, e não as doenças em si. E para aqueles que se encontram em estágios mais avançados das enfermidades relacionadas ao envelhecimento, as inovações científicas que estão surgindo ajudarão a criar novos órgãos, reprogramar e regenerar células, curar e reparar células e tecidos danificados. Algumas dessas inovações já despontam no horizonte, outras estão mais distantes. De qualquer modo, o que sabemos hoje pode ter impacto gigantesco sobre nossa saúde e reverter nossa idade biológica.

O QUE GERA AS DOENÇAS DO ENVELHECIMENTO?

As enfermidades que acabei de enumerar causam sofrimento prolongado, incapacidade e morte. Uma pessoa de 80 anos tem em média cinco doenças e toma cinco remédios. Investimos fortunas em pesquisas sobre tratamentos, mas estamos investindo errado. O *envelhecimento* é responsável por 85% dos custos de assistência médica, mas representa apenas 6% das verbas governamentais destinadas às pesquisas sobre o tópico (e a maior parte se destina às doenças dele decorrentes, não à biologia do envelhecimento em si).

Se não nos cuidarmos, se não acionarmos nossos programas de cura e nossos interruptores da longevidade, se continuarmos fazendo tudo como sempre fizemos, as doenças do envelhecimento se apoderarão do nosso corpo e o degradarão ao longo do tempo. Declínio, desintegração e desorganização são fatos da vida; as leis da física submetem todos os sistemas à entropia (colapso). Mas, se fornecermos ao corpo as informações, a energia e os insumos certos, poderemos deter e reverter a entropia do envelhecimento. Na verdade, o corpo foi projetado tanto para eliminar e reparar células e proteínas antigas quanto para construir novas moléculas, células e tecidos. Ambas as funções são necessárias à vida. O problema do envelhecimento é o desequilíbrio: declínio de mais, reconstrução de menos. Assim como um carro antigo ou uma casa velha, precisamos de mais cuidados para nos mantermos de pé. Só que, infelizmente, a alimentação e o estilo de vida modernos promovem o lento declínio da nossa biologia. Não aproveitamos as estratégias inovadoras disponíveis hoje, entre elas os hábitos de alimentação e estilo de vida, para ativar o processo de cura, reparação e regeneração que faz parte do nosso DNA.

Sim, hoje conseguimos "gerenciar" essas doenças melhor do que fazíamos há 100 anos, mas minha intenção é que você não precise gerenciá-las. Quero que você possa evitá-las por completo ou revertê-las. Pode parecer coisa do outro mundo, mas, como veremos, os avanços científicos na compreensão da biologia do envelhecimento e do adoecimento estão nos forçando a reconsiderar radicalmente a abordagem médica de tratar cada condição isoladamente e a reimaginar as doenças como sinais de disfunção cujas causas podem ser modificadas e tratadas para gerar saúde.

Cientistas mapearam o que acontece com o corpo à medida que envelhecemos cronologicamente e identificaram 10 marcadores do envelhecimento – alterações biológicas que antecedem as doenças resultantes:

1. Desequilíbrio da sinalização hormonal e de nutrientes – o papel da alimentação
2. Danos e mutações no DNA – instabilidade no nosso modelo genético
3. Encurtamento dos telômeros – desgaste progressivo
4. Proteínas danificadas – moléculas malformadas, deformadas e disfuncionais
5. Dano epigenético – um pianista disfuncional
6. Senescência celular – o ataque dos zumbis
7. Energia esgotada – declínio das mitocôndrias
8. Sobre micróbios e homens – a ligação entre saúde intestinal e longevidade
9. Exaustão das células-tronco – o declínio do sistema de rejuvenescimento
10. Envelhecimento inflamatório – a chama que provoca doenças crônicas e encurta a vida

Veremos esses marcadores em detalhes no Capítulo 4. A boa notícia é que sabemos como resolver esses problemas por meio de mudanças comportamentais orientadas pela medicina funcional. É simples: sai o que faz mal, entra o que faz bem. Eliminamos e evitamos tudo que prejudica a saúde (o que faz mal) – como má alimentação, estresse, sedentarismo, toxinas, alérgenos e micróbios – e acrescentamos os ingredientes que promovem a saúde (o que faz bem) – como alimentos naturais, nutrientes, o equilíbrio certo de hormônios, água e ar limpos, luz, sono, movimento, descanso, comunidade, amor e propósito.

Parece simples, e é mesmo. Ao evitarmos e eliminarmos o que prejudica nossa biologia, o que causa doenças, e acrescentarmos fatores de cura, nutrientes e tudo que permite o funcionamento ideal do organismo, podemos curar e reverter o envelhecimento anormal. Antes, porém, vamos examinar melhor o que causa o fracasso da atual abordagem às doenças do envelhecimento.

AS DOENÇAS DO ENVELHECIMENTO: SERIAM TODAS UMA SÓ?

A medicina atual baseia os diagnósticos na avaliação de sintomas e sinais físicos e, às vezes, em exames laboratoriais e de imagem. Somos ótimos em identificar doenças pelos sintomas, mas não em compreender suas causas. Nosso modelo atual funciona bem especialmente nos casos agudos, como fraturas ósseas ou ataques cardíacos. Temos que dar graças a Deus pelos serviços de emergência e cirurgias. No entanto, para condições crônicas relacionadas ao envelhecimento e ao estilo de vida, a abordagem atual não funciona tão bem assim.

O atual modelo de assistência médica se concentra em identificar doenças e suprimir sintomas. Cirurgias ou medicamentos curam alguns casos, mas são exceções. É por isso que 80% dos males que afligem a população global são condições "crônicas" – que demandam tratamentos contínuos ou de longa duração, mas raramente têm cura. Da enxaqueca à esclerose múltipla, do diabetes à demência e da asma ao autismo, passando pelo câncer e pela colite. Se a ciência e a tecnologia avançam tão depressa no campo da medicina, por que a incidência de doenças crônicas continua aumentando, destruindo famílias, sociedades, economias e nações? Fazer mais do mesmo não resolverá o problema das doenças crônicas, tampouco indicará um caminho para gerar saúde e longevidade. Se você sente dores na cabeça, é provável que receba o diagnóstico de "cefaleia", mas essa dor pode ser sintoma de inúmeros problemas. Um analgésico pode aliviar a dor, mas não resolve suas causas. Pode ser que você tenha enxaqueca, um tumor cerebral, um aneurisma, intolerância ao glúten, ou talvez seja apenas estresse ou desidratação. Sem entender onde essa dor se origina, você acabará preso em um ciclo eterno de sofrimento, medicação, frustração, despesas com médicos e uma dor de cabeça figurativa e literal. A maioria das doenças como câncer, demência, diabetes e muito mais são tratadas apenas pela remissão dos sintomas, mas não estamos avançando, pois a incidência dessas doenças só aumenta. Fazer mais do mesmo não resolverá o problema.

Um exemplo: foram investidos mais de 2 bilhões de dólares em mais de 400 estudos com o objetivo de tratar e curar o Alzheimer, mas não se descobriu nenhum medicamento realmente útil (na melhor das hipóteses, alguns conseguiram adiar em alguns meses a progressão da doença). E quanto ao *porquê*? *Por que* a doença de Alzheimer existe? Qual é a *causa*? Prevenir seu surgimento, até mesmo revertê-la, por meio da identificação e compreensão de suas causas é muito mais importante do que simplesmente retardar um pouco o surgimento dos sintomas.

Nos últimos 30 anos, a medicina funcional incorporou os avanços da biologia sistêmica e da medicina de redes em um modelo clínico prático para reverter doenças e criar a saúde ideal. O processo vem ocorrendo, em grande parte, à margem da medicina, porém em 2014 fui convidado pelo então CEO da Cleveland Clinic, o lendário Toby Cosgrove, para montar o Centro de Medicina Funcional da Cleveland Clinic e levar esse paradigma para a vanguarda da assistência médica. A medicina funcional é uma maneira de ligar os pontos, uma abordagem que transformou a ciência dos sistemas e funções do corpo em um modelo clínico prático e escalável para avaliar distúrbios que originam doenças e otimizar essas funções em prol da saúde e longevidade.

A medicina funcional nos obriga a reimaginar o conceito de doença e de tratamento. Em geral, as enfermidades do envelhecimento são provocadas pelos mesmos *desequilíbrios*, que podem ser corrigidos.

Por exemplo, o que o Alzheimer, as doenças cardiovasculares, o câncer, o diabetes, a obesidade e até mesmo alguns casos de infertilidade e depressão têm em comum? Todos podem ser causados por um desequilíbrio nos níveis de açúcar no sangue e por resistência à insulina. Como veremos, o problema está na origem de grande parte do processo de envelhecimento. Ele afeta atualmente mais de 9 em cada 10 americanos e é resultado de sedentarismo e do consumo excessivo de alimentos ultraprocessados, com alto teor de açúcar e amido (principalmente farinha). Na maioria dos casos, os médicos ignoram esses fatores. *Mas o problema é em grande parte reversível.*

O que causa a resistência à insulina? Basicamente, excesso de amido e açúcar! Simplificando: quando ingerimos algo que se transforma em açúcar (pão, macarrão, biscoitos, doces, bebidas com açúcar adicionado e amidos como arroz e batata), o pâncreas libera insulina, hormônio responsável por eliminar o açúcar (glicose) da corrente sanguínea e levá-lo até as células para gerar energia. Quanto mais amido e açúcar ingerimos, mais insulina produzimos para eliminá-los da corrente sanguínea. A insulina é o *hormônio do armazenamento de gordura*. Com o tempo, as células se tornam resistentes aos efeitos da insulina, exigindo quantidades cada vez maiores para manter níveis normais de açúcar no sangue. A elevação da insulina provoca uma cascata de efeitos nocivos – acúmulo de gordura abdominal, perda muscular, aumento da fome e da vontade de comer açúcar, inflamação, pressão alta, perfil lipídico alterado (nível baixo de colesterol HDL e níveis altos de triglicerídeos e colesterol LDL), esteatose hepática, alteração dos hormônios sexuais e disfunção sexual, depressão, perda de memória, aumento da coagulação do sangue e, em última instância, diabetes tipo 2, infarto, AVC, demência e câncer. Quando se reverte a resistência à insulina, ou seja, quando tratamos a raiz do problema, torna-se desnecessário tratar todos esses males separadamente com medicações específicas. Acontece que não são problemas isolados. São mais como galhos de uma árvore, com as mesmas raízes e o mesmo tronco. A medicina funcional trata o solo e as raízes, não os ramos e as folhas (sintomas e doenças). Eu hoje raramente trato doenças. Crio saúde em meus pacientes e as doenças praticamente desaparecem.

A MEDICINA FUNCIONAL E A TEORIA DO ENVELHECIMENTO PELA PERDA DE INFORMAÇÃO

A ciência de viver *mais e melhor* já chegou... se nos concentrarmos no *porquê* das doenças do envelhecimento, ou seja, nas suas verdadeiras causas. Na medicina funcional, não tratamos doenças; tratamos o sistema, não os sintomas. O futuro da medicina e dos tratamentos de longevidade deve se concentrar em tratar o organismo de forma integrada. Para isso, precisamos entender a biologia sistêmica e a *teoria do envelhecimento pela perda de informação*, proposta por David Sinclair.

Há uma famosa frase de Max Planck que diz: "Uma nova verdade científica não triunfa porque convence seus opositores e os faz ver a luz, mas porque seus opositores acabam morrendo, dando lugar a uma nova geração que está familiarizada com a nova verdade." Em outras palavras, a medicina avança a passos de velório. Eu gostaria que pudéssemos avançar mais rápido que isso, mas é extraordinariamente difícil romper o paradigma da ciência "normal", seja derrubar a crença de que a Terra é plana ou de que o Sol gira em torno da Terra, seja comprovar que as espécies evoluem pela seleção natural (algo ainda questionado mais de 160 anos depois). A medicina funcional – a ciência de abordar nossa biologia como um todo e entender que nossas sete funções biológicas fundamentais (discutidas no Capítulo 6) estão intimamente interconectadas – é uma profunda mudança de paradigma para a compreensão da saúde e do adoecimento. Ela vira a medicina de cabeça para baixo. Todo o sistema de formação e prática médicas, bem como os planos de saúde, se baseiam em conceitos ultrapassados de doença. Os sistemas atuais são baseados em diagnosticar doenças em função dos sintomas, não em diagnosticar e tratar as causas (como alimentação, estilo de vida e fatores ambientais). Embora difícil de ser concretizada, é uma mudança imperativa se quisermos deter o rolo compressor das doenças crônicas, que continua avançando apesar dos melhores esforços de nosso bem-intencionado (mas desatualizado) sistema de saúde. Ignorar e retardar a adoção dessa revolução científica trará sofrimento e morte desnecessários a milhões de pessoas. A aplicação da mentalidade sistêmica à doença do envelhecimento tem o potencial de mudar radicalmente a assistência médica, tornando o futuro da medicina disponível hoje.

A medicina funcional pode manter o corpo funcionando em condições ideais, sem doenças e com alto desempenho por décadas a fio. A teoria do envelhecimento pela perda de informação sugere que doenças decorrem de dados corrompidos em nossas funções biológicas, tal como um código de software danificado resulta em sinais alterados, impedindo que nossos sistemas inatos de cura e reparação façam seu trabalho. A medicina funcional investiga as causas e corrige o software corrompido.

Pesquisadores têm estudado formas de ativar mecanismos de cura e reparação internos – acionando os genes certos e as moléculas certas de modo a oferecer ao corpo os inputs necessários para reconstrução e renovação. Pense na reforma de uma casa. Primeiro é preciso se livrar de estruturas antigas (a fase de demolição e reciclagem); em seguida vem a reconstrução. O mesmo vale para o corpo humano. Temos um sistema inato de demolição, limpeza e reciclagem, bem como um sistema de renovação e construção. O estilo de vida moderno, nossos hábitos e o meio em que vivemos impedem a ação dos sistemas biológicos de demolição e de reconstrução. A medicina funcional traz um modelo para otimizar tanto a demolição de estruturas antigas quanto a renovação das funções biológicas, permitindo que continuemos saudáveis e funcionais mesmo centenários.

A especialização médica se tornará obsoleta, pois agora entendemos que as raízes de todas as doenças do envelhecimento são as mesmas e que, ao cuidar dessas raízes, podemos prevenir, tratar e provavelmente reverter seu curso. Não é metafórico afirmar que todas são uma única doença (desequilíbrio), apenas se localizam em lugares ligeiramente diferentes do corpo e se manifestam de maneiras ligeiramente diferentes, dependendo das predisposições genéticas e do ambiente da pessoa. Se nos concentrarmos nos marcadores do envelhecimento, não precisaremos tratar cada doença separadamente.

Este século vem testemunhando as mudanças mais radicais na compreensão da biologia dos últimos 150 anos. Desde a descoberta da evolução, das células e das bactérias não houve maior reformulação em biologia. É algo comparável à mudança da física newtoniana para a física quântica.

A função da ciência é, essencialmente, decompor as coisas nos menores fragmentos de conhecimento, mas ela deve caminhar lado a lado com a síntese, tentando ampliar o olhar para descobrir como as peças se encaixam e atuam juntas. Seu corpo não se formou em medicina, não recebeu instruções para se organizar em especialidades médicas. É um ecossistema único. A cada segundo acontecem trilhões e trilhões de reações químicas à velocidade da luz dentro de nós. É como uma orquestra com milhões de instrumentos que precisam soar de forma muito bem coordenada para produzir uma sinfonia. O programa Young Forever vai ajudar você a se tornar regente dessa bela composição.

ESTUDO DE CASO EM MEDICINA FUNCIONAL: TRATANDO O SISTEMA, NÃO OS SINTOMAS

O mapeamento dos marcadores do envelhecimento é um passo gigantesco rumo a entendermos o que está errado, quais sistemas se deterioram ou colapsam à medida que envelhecemos. A ciência agora tenta descobrir como tratar e reverter esses marcadores, na esperança de prolongar a vida e deter o avanço de doenças crônicas. A ideia não é tratar ou curar diferentes doenças relacionadas à idade, e sim descobrir os mecanismos subjacentes a todas elas.

É esse tipo de medicina que pratico há 30 anos, com resultados impressionantes para os pacientes. Testemunho muitos milagres. Só que não são milagres, e sim o resultado esperado da aplicação dessa teoria a pessoas de carne e osso.

Vejamos um exemplo. Uma consultora de negócios de 49 anos me procurou com uma lista de problemas (é por isso que me considero um médico holístico, porque trato pessoas com uma "lista inteira" de problemas). Ela sofria de uma grave doença autoimune chamada artrite psoriásica, que foi tratada com um fortíssimo imunossupressor ao custo de 50 mil dólares por ano. Também estava deprimida, com sobrepeso, pré-diabética e sofria de enxaqueca, síndrome do intestino irritável e refluxo. Depois de se consultar com os melhores especialistas para cada doença, iniciara tratamentos com o que havia de mais recente em cada área. O psiquiatra receitou antidepressivo, o endocrinologista prescreveu metformina para controlar a glicose e o gastroenterologista lhe passou antiácidos e um antiespasmódico para o intestino. Por fim, o neurologista lhe deu o melhor remédio para enxaqueca. E, embora alguns de seus sintomas tenham sido "administrados" – em outras palavras, minimizados –, não desapareceram, tampouco as doenças. Ela estava infeliz e desesperada.

Fiz-lhe perguntas bem diferentes. Qual era o elemento em comum entre essas doenças? Inflamação. Sim, até a depressão é uma inflamação do cérebro. Mas, em vez de receitar medicamentos para desativar a inflamação, fiz uma pergunta simples: Por que seu sistema imune estava tão irritado? Quais eram os focos desses desequilíbrios?

Não demorei a descobrir que a origem da maioria das doenças dela estava no intestino. Setenta por cento do sistema imune está no intestino, e ficou claro que seu microbioma estava em desequilíbrio.[3] Ela vinha tomando muitos corticoides e antibióticos, que promovem o crescimento de bactérias nocivas e matam as benéficas. Quando comia, a barriga inchava, sugerindo crescimento excessivo de bactérias nocivas e leveduras. Era sinal de síndrome do intestino permeável; a barreira que mantinha as fezes e partículas de alimentos não digeridos dentro do trato intestinal fora danificada, despejando uma enxurrada de moléculas estranhas na corrente sanguínea e ativando o sistema imune. Provavelmente ela também tinha carência de bactérias intestinais saudáveis e carência de vitamina D.

Tudo que fiz foi "reiniciar" e reequilibrar seu intestino. Orientei que ela cortasse alimentos processados inflamatórios, laticínios e glúten (que costumam ser os maiores gatilhos de inflamação). Receitei um antibiótico que não é absorvido pela corrente sanguínea para matar as bactérias nocivas que causam inchaço após as refeições e um antifúngico para eliminar o excesso de leveduras gerado pelo uso de antibióticos e corticoides. Em outras palavras, eliminamos o que fazia mal.

Em seguida, acrescentei coisas boas, usando alimentos como remédio: alimentos ricos em nutrientes, anti-inflamatórios e com baixo índice glicêmico, juntamente com probióticos, óleo de peixe, vitamina D e um multivitamínico.

Não tratei as doenças dela, simplesmente restaurei seu ecossistema intestinal, que era a origem de todas as suas doenças e todos os seus sintomas. Seis semanas depois, ela voltou ao consultório relatando que não só a psoríase e a artrite haviam desaparecido como também não tinha mais enxaqueca, depressão, refluxo nem intestino irritável e que havia perdido quase 10 quilos e revertido o pré-diabetes. E, apesar das minhas instruções para manter a medicação, suspendera todos os remédios e estava melhor do que nunca.

Esse caso não é algo incomum. É um resultado rotineiro da aplicação da medicina funcional.

Como médico funcional, meu trabalho é ser um médico-detetive, erradicar os obstáculos para a saúde e a longevidade e acrescentar os ingredientes necessários. Buscar resolver as causas centrais do envelhecimento acelerado e das doenças deve ser o primeiro passo. Enquanto a ciência do envelhecimento se desenvolve, devemos recorrer a práticas simples que podem prolongar a vida em pelo menos 10 ou 20 anos. À medida que novos avanços surgirem, poderemos usar todas as ferramentas e tecnologias para reparar os danos já existentes e ativar interruptores e vias de longevidade que vão além da mera boa saúde, nos levando a uma época de revolução na medicina capaz de nos ajudar a chegar aos 120 anos saudáveis e, quem sabe, até mesmo alcançar a velocidade de escape da longevidade.

CAPÍTULO 3

Idade biológica e idade cronológica

Não paramos de brincar porque envelhecemos.
Envelhecemos porque paramos de brincar.
– GEORGE BERNARD SHAW

Tenho 63 anos no momento em que escrevo este livro. Nasci em 1959. Não há como mudar isso a menos que passe um bom tempo no espaço e volte muito mais jovem do que as pessoas aqui na Terra (graças à lei da relatividade de Einstein). A data do nosso nascimento determina nossa idade cronológica, mas o que determina nossa idade biológica? Embora as duas estejam relacionadas e acompanhem a passagem do tempo, a idade biológica pode avançar ou retroceder a qualquer momento, dependendo dos inputs que o organismo recebe. Avanços recentes na ciência permitem medir a idade biológica.

Na extremidade de cada cromossomo (ver Glossário, p. 309) do corpo humano existe um telômero, uma espécie de tampinha protetora, como a ponta de plástico no final do cadarço que o impede de se desfazer. Os telômeros encurtam à medida que envelhecemos, até o momento em que não conseguem impedir que o cadarço, a dupla hélice do DNA (ver Glossário, p. 309), se desfaça. É então que morremos. Elizabeth Blackburn ganhou um Prêmio Nobel pela descoberta da *telomerase,* enzima (ver Glossário, p. 309) que ajuda a prolongar os telômeros. Ela também descobriu que uma alimentação e um estilo de vida saudáveis melhoram a atividade da telomerase, prolongando os telômeros e, por consequência, a vida. Os telômeros fornecem uma imagem de como estamos envelhecendo biologicamente. É possível testar telômeros com um simples exame laboratorial de saliva ou de sangue. Testei os meus aos 58 anos e o resultado foi 39, quase 20 anos a menos que minha idade cronológica.

O geneticista e bioestatístico Steve Horvath desenvolveu recentemente um método melhor para calcular a idade biológica.[1] Ter esse parâmetro é fundamental para medirmos os efeitos de intervenções farmacêuticas e de estilo de vida em nossa verdadeira taxa de envelhecimento, o que nos permite tirar conclusões significativas sobre o que funciona ou não para reverter o envelhecimento biológico. Horvath desenvolveu uma maneira de verificar o *relógio epigenético* (conhecido também como relógio de Horvath), que reflete como a expressão gênica de uma pessoa muda e interage com o ambiente ao longo dos anos. Essa verificação é feita medindo-se a chamada *metilação do DNA*, isto é, as etiquetas ou marcadores químicos presentes nos genes que determinam quais deles são lidos (ativados) e quais são silenciados (desativados). Estudos mostraram que apenas dois meses de adesão a algumas simples intervenções alimentares e de estilo de vida podem reverter em três anos a idade biológica (medida pela metilação do DNA).[2] O teste de metilação do DNA já está disponível em diversos locais. Caso seja possível para você, aconselho que o faça e use o resultado para avaliar os efeitos do programa Young Forever (que veremos na Parte III) ao longo do tempo.

EPIGENÉTICA: A REGULADORA DA SAÚDE E DA LONGEVIDADE

Para entendermos o conceito de idade biológica, precisamos de uma breve explicação sobre genética: DNA, *epigenética* (ver Glossário, p. 309) e um importantíssimo processo bioquímico chamado *metilação*, que ocorre bilhões de vezes por segundo no nosso corpo. Vamos entender um pouco desse processo fundamental que determina quase tudo referente a nossa saúde e longevidade.

Comecemos pelo início.

O DNA, também conhecido como genoma. Cada um de nós possui um código genético único, herdado dos pais, que é como o hardware que controla nossas funções biológicas. Os computadores usam um código binário baseado em 1 e 0; tudo que fazemos nele, desde digitar simples textos até criar uma realidade virtual completa ao estilo *Matrix*, resulta de uma combinação desses dois dígitos.

O DNA é exponencialmente mais complexo e poderoso do que a programação de computador. O livro da sua vida é escrito com base em quatro compostos chamados *nucleotídeos*, representados pelas letras A (adenina), G (guanina), C (citosina) e T (timina). O ser humano tem em média 6 bilhões desses nucleotídeos formando combinações que são exclusivamente de cada indivíduo. O DNA presente em cada célula contém cerca de 20 mil genes, sendo cada gene composto por uma longa sequência de nucleotídeos, ligados entre si em uma ordem específica, como ACTGTA, etc. Essa quantidade é mais ou menos a mesma que a de uma minhoca. O que nos diferencia das minhocas são pequenas variações no código, mudanças ortográficas (como um T no lugar de um C), o que altera a função das proteínas produzidas a partir desse gene. Os seres humanos têm entre 2 e 5 milhões de variações nas letras (nos nucleotídeos) dos genes, e é isso que nos torna mais complexos do que uma minhoca.

Tudo que o DNA faz é codificar proteínas – que não só produzem as células, os tecidos e os órgãos do nosso corpo como também são os mensageiros químicos que regulam quase tudo no organismo. Cada gene é traduzido em uma proteína específica. Isso acontece porque cada três nucleotídeos, em sequências variáveis como ACT ou GTA, representa um aminoácido (ver Glossário, p. 308). Assim, cada gene é traduzido em uma combinação específica de aminoácidos, que forma a proteína.

Ainda mais impressionante é que cada célula nossa carrega dentro de si as instruções completas para criar cada parte do nosso corpo e da nossa biologia. As células do seu olho contêm todas as informações necessárias para se tornarem ossos, músculos ou fígado. Então como é que o seu olho sabe ser apenas olho?

O epigenoma. Essa é a chave para desvendarmos os segredos do envelhecimento saudável e da longevidade. Se o DNA humano é o hardware e não pode ser alterado (exceto por manipulação genética), o software que executa nossa vida é o epigenoma (ver Glossário, p. 309), que diz ao hardware o que fazer.

Afinal, o que é o epigenoma? Imagine que são as teclas do teclado do computador ou de um piano. Quer digitar a palavra "amor"? Você vai ter que apertar as letras A, M, O, R. Seu teclado pode ser usado tanto para escrever bobagens quanto para criar um romance premiado ou o mais belo poema de amor da história. Um mesmo piano pode criar milhões de canções de diversos gêneros musicais – de sonatas a reggae, do rock ao jazz. Tudo depende de como e quais teclas são pressionadas. Mesmas teclas, resultados diferentes. Com o DNA é a mesma coisa. O olho, por exemplo, desativa todos os genes que formam qualquer outro órgão e expressa apenas a parte do DNA (ou códigos para formação de proteínas) necessária para se tornar uma célula de olho funcional. Isso é ótimo, porque significa que podemos modificar nossa expressão gênica – quais genes são ativados ou desativados, que história escreveremos em nosso livro da vida. Pode ser uma história de deficiências e doenças ou uma história de vitalidade, saúde e longevidade.

O Projeto Genoma Humano foi uma das maiores conquistas da ciência, mas todos esperavam que ele desvendasse os segredos e as curas para doenças. Isso foi alcançado? Não exatamente. É bem verdade que aprendemos muito, mas a maioria das condições crônicas, como doenças cardiovasculares, câncer, diabetes e demência, não são provocadas por um único gene ou mesmo uma dúzia deles. As doenças podem ser consequências de mudanças no epigenoma. Acontece que as doenças e o envelhecimento biológico são problemas de codificação, instâncias em que existe um código "corrompido" em nosso sistema operacional. Mesmo que não possamos mudar nossos genes (exceto, como já disse, por meio de manipulação genética), a notícia fantástica é que podemos mudar nosso epigenoma, isto é, corrigir o problema de codificação. Como? A resposta está na *metilação do DNA* – sobre a qual temos mais controle do que você imagina.

Metilação do DNA. É o mais importante processo de regulação do epigenoma. O DNA é revestido por compostos químicos chamados *grupos metil*, formados por uma molécula de carbono e três de hidrogênio (CH_3). Esses diminutos e onipresentes grupos químicos literalmente controlam o funcionamento do DNA, pois são eles que dizem ao corpo quais genes ativar ou desativar. O processo de metilação do DNA sofre enorme influência dos nossos hábitos e do meio em que vivemos, podendo mudar para melhor ou para pior ao longo da vida dependendo dos fatores a que nosso organismo for exposto. São essas mudanças que ajudam a determinar a idade biológica. Quando grupos metil são adicionados ao DNA, os genes são silenciados (desativados). Da mesma forma, quando grupos metil são removidos, os genes são ativados.

A metilação também regula a produção e a restauração de proteínas do DNA, a expressão de variações genéticas, os hormônios, o metabolismo, os neurotransmissores, a desintoxicação e a produção de energia. São muitas as enzimas que regulam a metilação e elas variam muito de pessoa para pessoa. Essas enzimas dependem de substâncias auxiliares, coenzimas conhecidas como fatores de metilação. Felizmente, a maioria vem dos alimentos que consumimos – folato, vitaminas B_6 e B_{12}, colina, trimetilglicina e muito mais. No entanto, muitas pessoas têm variações nos genes que exigem uma quantidade maior ou formas especiais desses nutrientes "metilantes".

Praticamente tudo que faz parte da vida tem grande influência na metilação do DNA: alimentação, exercício físico, estresse, relacionamentos, pensamentos, estado nutricional, toxinas, padrões de sono, infecções, etc. Pense no processo de metilação do DNA – o acréscimo ou a eliminação de grupos metil (CH_3) – como teclas de um piano sendo acionadas e modificando a música que está sendo tocada, ou a maneira como o epigenoma traduz seus efeitos no DNA.

Uma única refeição ou uma simples corrida pode alterar as marcas epigenéticas, já que afetam a localização dos grupos metil no DNA, ou quais teclas do seu piano são tocadas. Até mesmo um abraço prolongado e afetuoso influencia a metilação do DNA![3] Sabe-se que bebês que não recebem amor e afeto suficientes têm atrasos no desenvolvimento e QI mais baixo, tudo isso por conta de mudanças em seu epigenoma.[4]

Nossa epigenética pode ser influenciada positiva ou negativamente em todas as fases da vida. O segredo é aprender o que otimiza a metilação do DNA para a saúde e a longevidade e desativa doenças. Por exemplo, seria importante que os genes da inflamação fossem desativados e os genes que suprimem tumores fossem ativados. É exatamente isso que você vai aprender – a viver e ser de modo a reescrever o livro da sua vida, uma história de energia abundante, rica em saúde e uma existência longa, ativa e livre de doenças.

Metilação: um breve guia

Não precisamos ir muito longe para ilustrar o profundo impacto das mudanças epigenéticas, basta analisarmos um experimento histórico do epigeneticista Randy Jirtle. Sua equipe realizou um experimento com dois grupos de camundongos agouti geneticamente idênticos, criados para serem amarelos, gordos e diabéticos. A um dos grupos foi administrado um composto de fatores de metilação que incluíam vitamina B_6, folato, B_{12}, colina e genisteína (substância fitoquímica derivada da soja), enquanto o outro grupo recebeu ração comum. Os filhotes de um grupo foram totalmente diferentes dos do outro. O grupo que recebeu ração com fatores de metilação gerou filhotes marrons, magros e saudáveis![5]

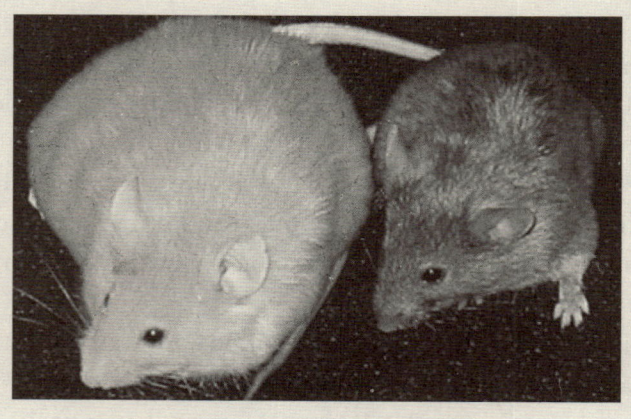

Foto gentilmente cedida por Dana Dolinoy
(Universidade de Michigan) e Randy Jirtle (Universidade Duke).

Uma imagem vale mais que mil palavras. Lembre-se: esses ratos são geneticamente idênticos. A única mudança foi a administração de algumas vitaminas e fitonutrientes da soja, que alteraram as instruções para os grupos metil do DNA, determinando quais variações genéticas deveriam ser ativadas ou desativadas.[6]

Imagine se modificássemos nossos hábitos de modo a ativar todos os genes certos e diminuir a expressão dos genes nocivos. Resultado: maior expectativa de vida e maior expectativa de vida saudável. Estou conduzindo você, leitor ou leitora, por esta explicação técnica para ajudar você a entender o envelhecimento biológico e como revertê-lo.

O conceito básico é simples. Nossos genes são imutáveis. Mas os genes que são *expressos* em nosso livro da vida, isto é, quais são ativados ou desativados (genes de saúde e vitalidade ou genes de doença e morte precoce), isso pode ser modificado. Mais de 90% das doenças crônicas são determinadas não pelo nosso genoma, mas pelo nosso *"expossoma"*: todos os fatores internos e externos a que somos expostos e que afetam nosso genoma ao longo de toda a vida.[7] Por outro lado, isso significa que 90% da nossa saúde e do nosso potencial de longevidade resultam não de nosso código genético herdado, mas das exposições que influenciam nossos genes.

EXPOSSOMA: O SEGREDO DA SAÚDE E LONGEVIDADE

O que é expossoma?

É tudo que acontece conosco ao longo da vida, inclusive quando ainda estávamos no útero da nossa mãe, bem como tudo que aconteceu com nossos ancestrais e ficou gravado em nosso epigenoma. Os traumas de nossos ancestrais foram gravados no epigenoma deles e transmitidos a você. Descendentes de sobreviventes de campos de concentração têm o trauma de seus pais ou avós marcados em seus genes. Resultado: eles podem literalmente herdar TEPT (transtorno de estresse pós-traumático), ansiedade e depressão. Diversos estudos comprovam isso.[8] E não é só o trauma emocional que é herdado. Estudos realizados com animais mostram que a exposição dos avós ao glifosato, um herbicida tóxico usado em 70% das culturas agrícolas, pode causar doenças em seus netos que nunca foram expostos à substância.[9]

Todos esses fatores influenciam o epigenoma – cada colherada de comida que colocamos na boca, a prática de exercícios ou o sedentarismo, estresse, solidão, toxinas, alérgenos, micróbios, o microbioma, pensamentos, sentimentos e relacionamentos. Cada tristeza, cada alegria. Os sentidos, o metabolismo, os trilhões de microrganismos que vivem em nosso intestino, cada exposição a substâncias químicas, cada pôr do sol e cada discussão: tudo isso é registrado em tempo real dentro da nossa biologia e regula todos os interruptores que controlam nossa saúde, nosso epigenoma. *O expossoma regula o epigenoma.* Nossas condições de saúde ou doença e nossa idade biológica são o resultado da vida atingindo nossos genes. E a boa notícia é que temos uma enorme capacidade de mudar esses fatores.

Podemos comer comida de verdade, nos movimentar mais, reduzir a exposição a substâncias tóxicas, curar nossos traumas, mudar nossa maneira de pensar, incorporar em nossa vida mais amor e pertencimento. E essas são apenas intervenções de primeira ordem. A crescente ciência do envelhecimento saudável oferece diversos novos "hacks" que nos permitem aperfeiçoar o epigenoma, entre eles suplementos, medicamentos e novos tratamentos, como a *hormese* (o estresse que não mata, pelo contrário, fortalece, como jejum e crioterapia). Apesar de fazer menos de uma década que começamos a medir nosso relógio biológico epigenético, alguns estudos de pequeno porte porém importantes mostraram que com intervenções simples podemos literalmente reverter nossa idade biológica.

Steve Horvath e sua equipe administraram a um grupo de adultos três compostos que, acredita-se, contribuem para a longevidade: hormônio do crescimento humano, DHEA (um hormônio cuja produção diminui com a idade) e metformina (medicamento para diabetes que pode ter benefícios para a longevidade). Embora eu prefira a utilização de compostos naturais sempre que possível, certos medicamentos têm seu lugar no tratamento do envelhecimento anormal. As descobertas feitas nesse estudo foram surpreendentes. Os pesquisadores esperavam talvez retardar um pouco o relógio biológico, mas constataram que a idade biológica dos participantes foi reduzida em cerca de dois anos e meio. Isso se deu após um ano de tratamento e a mudança persistiu até seis meses depois.[10]

Outro estudo, realizado com uma população com deficiência de vitamina D, mostrou que a ingestão de 4.000 UI de vitamina D_3 foi capaz de reduzir a idade biológica dos participantes em 1,85 ano em apenas 16 semanas.[11] E em um terceiro estudo a dieta mediterrânea reduziu em 1,47 ano a idade biológica de mulheres polonesas ao fim do período de um ano.[12] Ou seja, enquanto as participantes envelheceram um ano cronologicamente, sua idade biológica se reverteu.

Resultados ainda mais impressionantes foram obtidos em um estudo conduzido por Kara Fitzgerald e equipe com 43 homens saudáveis com idades que variavam entre 50 e 72 anos. Foi feita uma ampla intervenção integrativa no estilo de vida dos participantes. Eles seguiram um programa de oito semanas que incluiu uma alimentação rica em substâncias fitoquímicas e anti-inflamatórias que melhora a metilação (uma versão atualizada da dieta mediterrânea), exercícios físicos, otimização do sono, redução do estresse (com técnicas de respiração), ingestão de probióticos e de um alimento em pó feito de fitonutrientes extraídos de frutas e hortaliças comprovadamente capazes de melhorar a metilação. O relógio biológico do grupo em tratamento (medido pela metilação do DNA) foi revertido em incríveis 3,23 anos em apenas oito semanas, em comparação com o grupo de controle.[13] Apesar de ser um estudo de pequeno porte, os resultados foram estatisticamente significativos e, para ser sincero, bastante animadores.

Imagine aplicar essas mudanças e outras intervenções já conhecidas ao longo de vários anos. Quantos anos poderíamos rejuvenescer? Embora as pesquisas sobre o uso do relógio biológico da metilação do DNA ainda estejam engatinhando, já foram abertas as portas para uma ferramenta capaz de medir com precisão como intervenções variadas impactam nossa longevidade e nossa saúde. Quanto mais jovem a nossa biologia, mais saudáveis somos, mais jovens nos sentimos e mais tempo vivemos.

CAPÍTULO 4

Os 10 marcadores do envelhecimento

*É um sentimento maravilhoso reconhecer a unidade de um
complexo de fenômenos que parecem ser completamente distintos
da verdade diretamente visível.*
– ALBERT EINSTEIN

Muitas pesquisas sobre longevidade se concentram nos mecanismos comuns às doenças do envelhecimento, mas não necessariamente nas causas. O objetivo é descobrir recursos, terapias e tecnologias capazes de prevenir, restaurar ou renovar a nossa biologia para reverter os marcadores do envelhecimento. Só que esses marcadores não são fenômenos isolados. Eles interagem em uma complexa rede integrada, em que uns influenciam os outros. Diversos desequilíbrios podem afetá-los – o excesso ou a falta de determinados inputs podem exercer impacto negativo sobre a expressão e a progressão do marcador.

Entender essas interações e conexões é fundamental para solucionar o quebra-cabeça do envelhecimento. O que promove o surgimento desses marcadores – dessas disfunções bioquímicas e genéticas que se manifestam como doenças e envelhecimento acelerado? E, acima de tudo, o que podemos fazer para promover equilíbrio e retardar o avanço desses marcadores ou mesmo revertê-los?

Primeiro vamos analisar os 10 marcadores do envelhecimento para entendermos o que pode dar errado quando o organismo experimenta desequilíbrio. Em seguida, na Parte II, veremos exatamente o que você pode fazer para gerar equilíbrio, ter mais energia e vitalidade e ampliar tanto sua expectativa de vida quanto sua expectativa de vida saudável.

MARCADOR 1: DESEQUILÍBRIO DA SINALIZAÇÃO HORMONAL E DE NUTRIENTES – O PAPEL DA ALIMENTAÇÃO

A biologia humana se revela admirável quando observamos como são complexos, interdependentes e coordenados os sistemas bioquímicos que sustentam a vida. As coisas dão errado quando deixamos de viver em harmonia com a natureza ou em equilíbrio conosco e com o ambiente. Doenças e envelhecimento acelerado não são erros. São o melhor que nosso corpo pode fazer na tentativa de lidar com uma soma de circunstâncias inadequadas. Saúde e longevidade são nossos estados naturais, mas apenas se entendermos como o nosso corpo foi projetado para funcionar. O ser humano desenvolveu mecanismos extraordinários de detecção de nutrientes que são essenciais para entendermos como devemos nos alimentar para evitar doenças, ter boa saúde e viver por muito tempo. Quando esses caminhos se desregulam, o envelhecimento se acelera.

Anos atrás, participei de uma conferência sobre longevidade no norte do estado de Nova York que reuniu os principais pesquisadores do campo, ganhadores do Prêmio Nobel, médicos tibetanos e o Dalai Lama. Lá conheci Lenny Guarente, o pesquisador do MIT que, juntamente com David Sinclair, demonstrou uma grande extensão da vida de leveduras e camundongos mesmo na ausência de restrição calórica, até então a única maneira comprovada de prolongar a vida em modelos animais (pelo menos em laboratório). Eles usaram *resveratrol*, a substância fitoquímica do vinho tinto, para ativar a *via das sirtuínas*. Sirtuínas são proteínas que regulam vários processos essenciais de reparo biológico. Mas, antes de sair por aí fazendo um estoque de vinho, saiba que a quantidade administrada aos camundongos equivalia a 1.500 garrafas de vinho.

A caminho de uma palestra, perguntei a ele quais seriam as causas do envelhecimento, como as sirtuínas são reguladas e o que atrapalha seu funcionamento. A resposta foi simples: "Açúcar!"

O corpo humano dispõe de primorosos mecanismos de análise para detectar os níveis de nutrientes – aminoácidos, açúcares e ácidos graxos – no organismo. A todo momento eles modificam a velocidade de inúmeras reações químicas que desencadeiam ou a *autofagia* (processo de reciclagem e limpeza celular; ver Glossário, p. 308) ou a *síntese de proteínas*. Decomposição ou construção. Como o corpo sabe o que fazer?

Temos quatro sistemas principais de detecção de nutrientes que trabalham em conjunto de modo a nos proteger de doenças e do envelhecimento anormal: *insulina e sinalização da insulina, mTOR, AMPK* e *sirtuínas* (ver Glossário, pp. 308-11). A maior parte das estratégias alimentares e de estilo de vida que previnem doenças, promovem a saúde e prolongam a vida atua por meio desses sistemas de detecção de nutrientes. Entender o *porquê* do envelhecimento vai ajudar você a entender melhor *o quê*: as estratégias e ferramentas do programa Young Forever que incorporam toda essa ciência em práticas diárias que visam à saúde e à longevidade.

A alimentação e o estilo de vida modernos interferem nesses sistemas. Eles evoluíram em uma época muito diferente – em que havia escassez de alimentos em vez de abundância, em que os alimentos disponíveis tinham grande densidade nutricional, em que nos movimentávamos e nos exercitávamos naturalmente, em que vivíamos em harmonia com o dia e a noite e os ciclos da natureza. Uma época de poucas toxinas e nenhum dos estresses da vida moderna.

Por exemplo, evoluímos em uma relação simbiótica com nossa alimentação, que compreendia 800 espécies de plantas silvestres hoje praticamente ausentes da nossa mesa. Nossa alimentação atual é composta essencialmente de quatro culturas (milho, trigo, soja e arroz), alimentos que nossos ancestrais caçadores-coletores não consumiam. A alimentação deles era rica em fitonutrientes, continha 10 vezes mais fibras que a nossa e níveis radicalmente mais altos de vitaminas, minerais, ômega-3 e substâncias fitoquímicas.[1] Nossas células e nossas vias bioquímicas dependem dessas matérias-primas coevolucionárias. A falta delas nos envelhece e nos mata depressa.

Então como podemos ativar esses sistemas de detecção de nutrientes da maneira certa e nos momentos certos para promover saúde? Vamos passar por algumas explicações mais técnicas, mas me acompanhe, por favor.

As vias de sinalização da insulina

Durante grande parte dos 200 mil anos em que o *Homo sapiens* vagou pela Terra, o açúcar era escasso e os grãos refinados, inexistentes. Fora um punhado de frutas silvestres ou uma colmeia no final do verão, os seres humanos não eram expostos a muito açúcar – talvez o equivalente a 22 colheres de chá de algo doce por ano. Hoje, os americanos comem essas 22 colheres por dia (cerca de duas latinhas de refrigerante), e as crianças, mais de 34 (três latinhas e meia por dia). O consumo de açúcar aumentou de 4,5 quilos por pessoa ao ano em 1800 para 69 quilos por pessoa ao ano. No Brasil, o consumo *per capita* é de cerca de 30 quilos de açúcar por ano, ou cerca de 18 colheres de chá por dia.[2] Os nepaleses escalavam árvores de mais de 30 metros de altura para colher mel. Imagine se toda vez que quisesse comer um biscoito você tivesse que subir em uma árvore.

A invenção do moinho de farinha, no século XIX, levou a uma enxurrada de amidos refinados em nossa alimentação. O advento da agricultura industrial pós-Segunda Guerra, concentrada na produção de uma abundância de calorias ricas em amido para alimentar um mundo em crescimento, funcionou. Nesse contexto, o desenvolvimento do trigo anão, contendo o superamido amilopectina, cujo índice glicêmico é mais alto que o do açúcar de mesa, piorou uma situação que já era ruim. Hoje, em diversos países o consumo médio de farinha está em torno de 60 quilos por ano. Abaixo do pescoço, o corpo não sabe a diferença entre um refrigerante e um pãozinho.

Quais são as consequências dessa inundação de amido e açúcar sobre os mecanismos de sobrevivência que nosso corpo desenvolveu ao longo desses 200 mil anos de evolução? Já mencionei danos ao DNA. Temos centenas de genes que nos ajudam a nos adaptar à escassez e à fome e pouquíssimos que nos ajudam a lidar com a abundância – isto é, as megadoses avassaladoras de açúcar e amido que inundam nosso organismo dia após dia. O corpo humano foi brilhantemente projetado não apenas para conviver com o estresse de não haver comida suficiente, mas também para formar novas células, tecidos e estruturas quando há comida em excesso. Essa dança entre escassez e abundância é fundamental para a saúde e a longevidade.

Acontece que os interruptores da longevidade são regulados pela qualidade e pela quantidade dos nutrientes que consumimos e pelos momentos desse consumo – principalmente os aminoácidos das proteínas, os carboidratos e os açúcares. Grande parte das pesquisas sobre envelhecimento saudável se concentra em como regular esses interruptores da longevidade. A comida controla tudo, sendo o condutor dessas vias de longevidade

– não apenas proteínas, carboidratos e gorduras, mas também as 25 mil substâncias *fitoquímicas*, muitas das quais atuam de forma benéfica nesses interruptores da longevidade. Embora a ciência atual possa não considerar esses nutrientes essenciais, eles são, sim, *essenciais*. A falta deles pode não causar uma doença imediata (como o escorbuto, por falta de vitamina C), mas essa deficiência pode ficar latente por um tempo e causar doenças cardiovasculares, câncer, diabetes, demência e envelhecimento acelerado.

Se eu tivesse que prescrever uma única intervenção para prolongar a vida e prevenir ou reverter doenças crônicas, meu conselho seria reduzir drasticamente ou eliminar o açúcar e o amido refinado da alimentação. A inundação de açúcar e amido leva o pâncreas a produzir cada vez mais insulina para manter o açúcar no sangue sob controle. Isso leva à resistência à insulina, isto é, nossas células se tornam incapazes de "ouvir" os sinais de alerta enviados pela insulina. O que o corpo faz, então? Produz cada vez mais insulina. Infelizmente, o excesso desse hormônio leva mais açúcar e gordura para dentro das células – principalmente as células de gordura em torno dos órgãos localizados na região abdominal (gordura visceral) –, bloqueia a gordura dentro dessas células, retarda o metabolismo e aumenta a fome e o desejo de comer carboidratos. Tudo isso piora o controle do açúcar no sangue e a resistência à insulina, levando às doenças do envelhecimento.

Jorge Plutzky, chefe de cardiologia preventiva de Harvard, disse certa vez que, se fosse possível encontrar um grupo de centenários com artérias perfeitamente limpas, eles teriam uma coisa em comum: seriam sensíveis à insulina.

Além de prejudicar o trabalho de sinalização da insulina, altos níveis de açúcar e amido afetam adversamente todos os interruptores da longevidade, inclusive as vias da mTOR, da AMPK e da sirtuína (veremos estas daqui a pouquinho). Moral da história: a coisa mais importante que você pode fazer para um envelhecimento saudável é equilibrar o nível de açúcar no sangue, manter o nível de insulina baixo e preservar a sensibilidade à insulina. Para isso, é preciso ter uma alimentação com baixo teor de açúcar e de amido, com muitas proteínas e gorduras de boa qualidade e muitas frutas e hortaliças ricas em fitonutrientes e fibras.

O segredo da autofagia: regulando a mTOR e o autocanibalismo

A mTOR é importante para regular o crescimento celular, a síntese de proteínas, o funcionamento das mitocôndrias, a senescência celular (morte celular programada) e muito mais. Baixos níveis de glicose e aminoácidos no sangue sinalizam perigo ou escassez e inibem esse interruptor fundamental da longevidade chamado proteína-alvo da rapamicina em mamíferos (mTOR, na sigla em inglês). O ideal é que a mTOR seja ativada em dados momentos e desativada em outros. Por exemplo, é bom que a mTOR seja ativada quando estamos nos exercitando, construindo músculo e produzindo novas proteínas, mas que seja desativada para estimular a limpeza e o reparo celulares e a autofagia.

A *autofagia* (literalmente, "comer a si mesmo") é um sistema de biorreciclagem fundamental. Trata-se de um mecanismo de sobrevivência inato que elimina proteínas velhas, células danificadas e outros resíduos que não queremos acumular no nosso corpo. Os resíduos são levados a um *lisossomo* – espécie de Pac-Man com habilidades de aspirador de pó que anda por aí detectando sobretudo proteínas velhas e danificadas. O lisossomo então as suga, digere e decompõe em aminoácidos, que são então reutilizados na produção de novas proteínas.

Sem a autofagia, acumulamos detritos, o equivalente a jogar o lixo de casa na lata de lixo mas não levar para fora. Há muitas maneiras de fazer com que esse processo de decomposição e reconstrução seja ligado ou desligado nos momentos certos para que possamos produzir novas proteínas e construir músculo, bem como reciclar células velhas e limpar a sujeira.

Sem períodos regulares de autofagia, as seguintes doenças podem se instalar:

- Alzheimer
- Aterosclerose (formação de placas na parede das artérias que leva a ataque cardíaco e AVC)
- Esteatose hepática (gordura no fígado)
- Obesidade
- Câncer

- Parkinson
- Doença renal policística
- Síndrome do ovário policístico
- Diabetes tipo 2

Há quem acredite que devemos limitar a ingestão de proteínas (especialmente proteína animal) e aminoácidos para silenciar a mTOR e ativar a autofagia. Os dados, para ser justo, são confusos. Um influxo constante de nutrientes mantém a mTOR ativada. No entanto, se a mTOR fica muito tempo silenciada, não conseguimos produzir novas proteínas nem construir músculo.

A perda de massa muscular (sarcopenia) é um dos principais aceleradores do envelhecimento rápido e do adoecimento. Se não ingerirmos uma quantidade adequada de proteínas de alta qualidade, com os aminoácidos certos, encontrados principalmente em proteína animal, à medida que envelhecermos cronologicamente vamos perder massa magra e substituir os músculos jovens, fortes e com baixo teor de gordura por músculos fracos e com alto teor de gordura. Isso prejudica o metabolismo da glicose e provoca resistência à insulina, elevação dos hormônios do estresse (cortisol, por exemplo), quantidade reduzida de testosterona e do hormônio do crescimento (necessário para cura e reparo) e aumento da inflamação, o que pode resultar em aumento da fraqueza, maior frequência de hospitalização, prejuízos à função motora e dependência.

Alternar períodos de jejum ou restrição calórica (que silenciam a mTOR) com períodos de ingestão de proteínas adequadas e de alta qualidade (que ativam a mTOR) para preservar massa magra e construir músculos novos é uma estratégia valiosa para o envelhecimento saudável. Mas os aminoácidos não são os únicos a ativar a mTOR. Glicose e açúcares também a ativam, mas em excesso, o que pode causar câncer.[3]

A solução é oferecer ao corpo pausas regulares no influxo de calorias. E ativar a síntese de proteínas por meio da ingestão de bons nutrientes, ou seja, de uma alimentação com baixo teor de açúcar e amido, rica em gorduras boas, em fitonutrientes obtidos de hortaliças e frutas e em proteínas de qualidade. A prática regular de atividade física, em especial o treino HIIT (treino intervalado de alta intensidade, na sigla em inglês), também ativa a autofagia. Existem alguns fitonutrientes que simulam uma condição de estresse benéfico chamada *hormese* (que veremos no Capítulo 7), também capaz de ativar a autofagia. Entre eles estão os polifenóis do café, a oleuropeína do azeite extravirgem, o resveratrol presente na casca das uvas escuras, as catequinas do chá verde, a curcumina, a berberina e um metabólito do microbioma intestinal (ver Glossário, p. 310) chamado urolitina A, encontrado em substâncias fitoquímicas presentes na romã.

Rapamicina: silenciando a mTOR com medicação

Existe uma maneira de ativar a autofagia simulando jejum sem precisar fazer jejum? A resposta pode estar na rapamicina. Trata-se de uma molécula encontrada na Ilha de Páscoa na década de 1960 por um grupo de cientistas em busca de compostos medicinais. A ilha, também conhecida como Rapa Nui, abriga gigantescas estátuas que desafiam a explicação terrena. Na parte de trás de uma das estátuas os cientistas rasparam algo que pode vir a ser a fonte da juventude. No início, pensou-se que o composto seria um bom antifúngico, mas as pesquisas ficaram anos engavetadas, até serem descobertas as propriedades imunomoduladoras da molécula, isto é, que tornam o sistema imune mais eficiente, o que levou ao seu uso na prevenção da rejeição de transplantes de órgãos. Em seguida, descobriu-se que ela poderia silenciar a via mTOR, simulando o jejum e otimizando esse interruptor de longevidade e a autofagia.

Muitos adeptos dos "hacks de longevidade" começaram a ingerir rapamicina em baixas doses, com base em estudos preliminares. Não se deve tomá-la diariamente, nem em altas doses sem consultar um médico antes. Há pesquisas investigando os *rapalogos* – compostos análogos à rapamicina sem efeitos colaterais. Em breve teremos medicação para nos ajudar a induzir a autofagia, um dos caminhos essenciais para prevenir e reverter doenças e prolongar a expectativa de vida saudável.

Os sofisticados sistemas de detecção de nutrientes do nosso corpo estão em alerta para os sinais de escassez ou abundância e se adaptam às necessidades de cada momento lançando toda uma cascata de reações bioquímicas. O segredo para a saúde e a longevidade está no equilíbrio: ativar esses caminhos o suficiente para reconstruir, curar e crescer, mas não ativá-los demais a ponto de causar danos.

AMPK: a doçura de uma vida longa

A AMPK, proteína quinase ativada por AMP (ver Glossário, p. 308), é uma enzima fundamental encontrada em todas as células de mamíferos. É ativada durante períodos de estresse "benéfico", a hormese, que ocorre, por exemplo, quando nos exercitamos, jejuamos ou fazemos restrição calórica. Essa enzima detecta baixos níveis de energia no corpo.

A ATP (adenosina trifosfato; ver Glossário, p. 308) é como a gasolina das nossas células, nossa principal fonte de energia. As moléculas de ATP cedem uma ou duas de suas três moléculas de fosfato para abastecer as células, o que a transforma em ADP ou AMP (adenosina difosfato ou monofosfato). A enzima AMPK é ativada quando detecta essa queda no estoque de energia.

O que acontece quando ela é ativada? Tudo que você precisa para reverter doenças e aumentar a expectativa de vida saudável.[4] Ela aumenta a capacidade de produção de energia das células, reverte a resistência à insulina, melhora o controle do açúcar no sangue, reforça a resistência ao estresse e melhora as funções de limpeza das células.

À medida que envelhecemos, a AMPK se torna menos sensível a baixos níveis de energia e nutrientes, o que significa que é menos ativada. Isso leva a um metabolismo mais lento, aumenta o estresse oxidativo e impede a autofagia.

Essas mudanças ativam nosso sistema imune, gerando mais inflamação, o que, por sua vez, impede ainda mais a atividade da AMPK. Um círculo vicioso, mas que pode ser corrigido com a adoção da alimentação correta, de mudanças no estilo de vida e a ingestão de suplementos, até mesmo de medicamentos.

Metformina: uma possível fonte da juventude

Esse medicamento, usado para diabetes tipo 2, foi descoberto em 1957 e hoje é muito popular, amplamente prescrito e barato. Ele atua em parte ativando a AMPK. Recentemente, a metformina chamou a atenção de pesquisadores da longevidade como uma possível terapia medicamentosa para as vias envolvidas no adoecimento e no envelhecimento.[5] Embora ainda não se tenha chegado a uma conclusão sobre seu impacto geral no envelhecimento e seus efeitos colaterais no longo prazo, a metformina tem potencial de modular as vias de detecção de nutrientes, especialmente a AMPK, de maneiras que retardem ou até revertam o envelhecimento. Em modelos animais, previne o câncer e doenças cardiovasculares. Em estudos populacionais (que não provam a relação de causa e efeito), reduz doenças relacionadas à idade, inclusive câncer, doenças cardiovasculares e demência, e reduz a mortalidade de diabéticos (em comparação com não diabéticos que não a tomam). Mas será que é isso mesmo?

Um experimento de grande porte conhecido como Programa de Prevenção do Diabetes (DPP, Diabetes Prevention Program), envolvendo mais de 1.079 participantes pré-diabéticos, estudou os efeitos do estilo de vida em comparação com um grupo que tomou metformina e com um terceiro, o grupo de controle, no qual nenhuma intervenção foi adotada.[6] Enquanto a metformina reduziu a progressão para diabetes tipo 2 em 31%, a intervenção no estilo de vida reduziu em 58%. O estudo foi realizado no início dos anos 2000, quando as dietas com baixo teor de gordura ainda eram consideradas o segredo para o emagrecimento, e a principal intervenção alimentar foi a restrição de gordura. As outras intervenções de estilo de vida, entre elas exercícios físicos, educação alimentar e grupos de apoio, podem ter gerado grande parte do benefício observado. Embora saibamos que as dietas com baixo teor de gordura na realidade não são tão úteis, inclusive porque algumas gorduras boas ajudam no controle do diabetes tipo 2, o estudo revelou ainda que o estilo de vida foi muito mais eficaz do que a metformina na redução da progressão do pré-diabetes para o diabetes tipo 2.

Sabemos atualmente que dietas ricas em carboidratos, mesmo sob a forma de grãos e leguminosas, podem ser problemáticas para diabéticos (e para qualquer pessoa com sobrepeso), porque estimulam as vias de sinalização da insulina. O modelo de carboidrato-insulina para ganho de peso e diabetes foi bem estabelecido por David Ludwig e equipe.[7] Qualquer dieta rica em amido ou açúcar que estimule a produção de insulina promoverá ganho de peso e diabetes.

Já o trabalho de Sarah Hallberg e equipe mostrou claramente que as dietas cetogênicas ricas em gordura podem não apenas prevenir como reverter completamente o diabetes tipo 2 avançado em 60% dos casos, e também eliminar a necessidade da maioria dos medicamentos para diabetes e injeções de insulina, propiciando perda significativa de peso em comparação com dietas ricas em carboidratos.[8] E todos os impactos sobre o colesterol e os fatores de risco para doenças cardiovasculares foram positivos.[9] Assim, se uma dieta pobre em gordura, associada a mudanças básicas no estilo de vida, pode reduzir em 58% a progressão para o diabetes, o que uma dieta de baixa produção de insulina (mais gordura, poucos carboidratos, moderada em proteínas) poderia fazer para prevenir o diabetes? Muita coisa! E talvez muito mais do que a metformina.

Não se trata de determinar qual é o melhor medicamento para reduzir o risco de doenças do envelhecimento decorrentes da nossa alimentação com excesso de carboidratos, açúcar e calorias, e sim qual é o tipo de alimentação e a intervenção de estilo de vida capazes de gerar o mesmo resultado ou ainda melhor. Embora a metformina possa vir a ser uma ferramenta útil para a longevidade, eu, particularmente, não começaria por ela. Existem muitas maneiras de ativar a AMPK e as vias de longevidade, entre elas restrição de horários para as refeições, jejum, exercícios físicos, terapia de calor e ingestão de fitonutrientes. Descobriram-se muitos compostos vegetais para ativar a AMPK que podem gerar benefícios para a longevidade semelhantes aos proporcionados pela metformina, entre eles noz-de-areca, açafrão (não confundir com açafrão-da-terra), berberina do hidraste (*Hydrastis canadensis*), babosa (*Aloe vera*), resveratrol, ginseng, reishi, pimentas, artemísia, semente de cominho-preto,

> melão-de-são-caetano, tangerina, o ácido clorogênico encontrado no café e a capsaicina das pimentas.[10]
>
> Por enquanto, prefiro me concentrar nos marcadores do envelhecimento, abordando suas causas básicas e usando o estilo de vida e outras abordagens não farmacológicas do programa Young Forever. Caso você queira experimentar a metformina, consulte seu médico, principalmente se tiver resistência à insulina.

Sirtuínas: fungos, vinho e longevidade

Ao contrário do que muita gente pensa, organismos simples como fungos e ratos podem nos dizer muito sobre a biologia humana. Os organismos biológicos surgiram da mesma sopa primordial bilhões de anos atrás e têm muitos genes e vias metabólicas em comum conosco. Descobertas de Leonard Guarente[11] e de David Sinclair na década de 1990 nos ajudaram a entender uma via-chave que regula o envelhecimento e a doença: as *sirtuínas*.[12]

As sirtuínas são uma família de proteínas sinalizadoras que regulam a transcrição gênica (a produção de novas proteínas), reduzem a inflamação e o estresse oxidativo e melhoram o metabolismo e a produção de energia celular.[13] São fundamentais para a saúde das nossas mitocôndrias. Basicamente, nossa produção de energia depende delas. As sirtuínas também são essenciais para corrigir danos ao DNA por todo o corpo e proteger os telômeros.

Outra função essencial das sirtuínas é nos tornar mais sensíveis à insulina. Elas detectam estados de baixo teor de nutrientes (por exemplo, quando estamos em jejum) e acionam todos esses benefícios mencionados. Quando nos entupimos de açúcar e farinha, nós a impedimos de fazer seu trabalho. E continuamos comendo essas coisas porque são biologicamente viciantes, o que cria um círculo vicioso de doenças e envelhecimento acelerado.[14]

Com o passar dos anos, a ação da sirtuína diminui, reduzindo também, logicamente, todos os seus efeitos benéficos. Assim, aumentar sua atuação é o segredo para uma vida longa e saudável.

Mas como? A natureza é sensacional: ela forneceu inúmeras maneiras de fazer isso. O notável mundo dos fitonutrientes contém verdadeiros elixires da saúde e da juventude. A Fundação Rockefeller está investindo 200 milhões de dólares para analisar os 25 mil compostos medicinais encontrados no reino vegetal.[15] Comida é remédio. E o remédio certo, na dose certa e no momento certo, pode nos ajudar a ter uma vida longa, saudável e vibrante.

Como vimos, estudos preliminares descobriram que o resveratrol presente na casca das uvas escuras ativa a via da sirtuína.[16] Lembremos, porém, que a dose equivalia a 1.500 garrafas de vinho tinto. Saboreie uma taça de vinho tinto de vez em quando, mas não espere que isso prolongue sua vida! Outros compostos de benefícios similares aos das sirtuínas são as proantocianidinas, encontradas nas frutas vermelhas; a quercetina, encontrada na cebola; a curcumina, do açafrão-da-terra; as catequinas, do chá verde; caqui; o canferol, encontrado em vegetais crucíferos (brócolis, couve, repolho, etc.); o oligonol, na lichia; a buteína, na árvore de laca chinesa e muitas plantas com flores; e muitos outros usados na medicina tradicional chinesa, como o paeonol. Mesmo certos produtos farmacêuticos, como a metformina e a melatonina sintética, podem funcionar em parte por seus efeitos sobre as sirtuínas.

Além dos compostos vegetais, a alimentação e o estilo de vida desempenham um papel importantíssimo na ativação eficaz da via da sirtuína. Uma dieta com baixo teor de açúcar e de amido mas rica em hortaliças e fitonutrientes, como a que descrevo em meu livro *The Pegan Diet*, é a base da ativação das sirtuínas. Um refrigerante ou um bagel é a melhor maneira de perder seus benefícios. Períodos de restrição alimentar (um jejum diário de 14 a 16 horas) e jejuns mais longos também são eficazes.

Como o corpo ativa naturalmente as sirtuínas? Com a produção de um composto chamado *nicotinamida adenina dinucleotídeo (NAD+)*. A NAD+ é o fator-chave na produção celular de energia. Ela também é capaz de ativar o reparo do DNA, inibir a inflamação, melhorar a capacidade celular de resistência ao estresse, estimular novas conexões cerebrais (neuroplasticidade) e otimizar a função mitocondrial – todos pré-requisitos para uma vida longa e saudável. Infelizmente, a produção de NAD+ declina à medida que envelhecemos. No Capítulo 15 vamos nos aprofundar em como aumentar os níveis desse composto. Trata-se de uma das terapias mais promissoras para a longevidade. A prática regular de exercícios aeróbicos (cardiorrespiratórios) também ativa as sirtuínas. De fato, muitos dos benefícios conhecidos da atividade física para a saúde e a longevidade se devem a sua ação na via da sirtuína. Os exercícios também estimulam uma enzima-chave chamada NAMPT, que é necessária para produzir mais NAD+.

NAD+, NMN, NR: a sopa de letrinhas da juventude

David Sinclair, autor de *Tempo de vida: Por que envelhecemos – e por que não precisamos*, e outros pesquisadores de Harvard foram pioneiros das pesquisas sobre a NAD+ e a sirtuína. A NAD+ é um derivado da niacina, a vitamina B_3. Ela é parte fundamental do sistema de produção de energia do corpo nas mitocôndrias, mas tem efeitos de maior alcance, entre eles todos os benefícios decorrentes da ativação da via da sirtuína para a saúde celular, o reparo do DNA e a longevidade. É produzida no organismo a partir do NR (ribosídeo de nicotinamida) e do NMN (mononucleotídeo de nicotinamida), que estão sendo pesquisados como suplementos capazes de aumentar os níveis de NAD+ no corpo. Esses compostos demonstraram ter um poderoso efeito contra doenças e envelhecimento. Em uma conversa fascinante que tive com Sinclair, ele me fez um relato anedótico de quando camundongos receberam um reforço de NAD+ em laboratório. Os animais, já idosos, ficaram com tanta energia que literalmente quebraram a esteira de exercícios, que não foi projetada para corridas de 3 quilômetros. Camundongos jovens mal conseguem correr 1 quilômetro. O NAD+ chegou a reverter a "ratopausa", restaurando a fertilidade de fêmeas mais velhas.[17]

A NAD+ desempenha um papel crucial na regulação do nosso metabolismo e nosso ritmo circadiano, através das sirtuínas. Ela diminui com a idade, o que leva a uma redução na atividade da sirtuína. A suplementação de NAD+ e dos compostos NR e NMN, necessários à sua produção (precursores) no organismo, vem se mostrando capaz de restaurar os níveis juvenis, revertendo a patologia relacionada à idade e prolongando a vida. Eu tomo todos os dias, assim como muitos outros notáveis pesquisadores da área. A NAD+ (e seus precursores NR e NMN) pode ser uma das descobertas mais poderosas para a extensão da vida saudável – pode ser o mais próximo possível da fonte da juventude.[18]

A desregulação das vias de detecção de nutrientes (sinalização de insulina, mTOR, AMPK e sirtuínas) é a marca mais crítica do envelhecimento. E a comida é a principal alavanca para otimizar ou, no caso da alimentação moderna, prejudicar essas vias. Em resumo: corte o açúcar e o amido e os alimentos processados. Consuma muitos fitonutrientes a partir de frutas e hortaliças coloridas, gorduras boas e proteínas de alta qualidade. Submeta-se a um estresse benéfico que ative essas vias, incluindo exercícios físicos e jejuns potencialmente mais longos. E faça pausas longas entre os momentos de comer, deixando pelo menos 12 a 14 horas entre o jantar e o café da manhã. (No Capítulo 14 falaremos mais sobre jejuns e similares.)

MARCADOR 2: DANOS E MUTAÇÕES NO DNA – INSTABILIDADE NO NOSSO MODELO GENÉTICO

Os danos ao DNA são um dos marcadores do envelhecimento. E como esses danos acontecem? Todos os dias nosso DNA recebe até 100 mil pequenos golpes: radiação UV, toxinas ambientais, dieta baseada em alimentos processados com poucos nutrientes e excesso de açúcar, além de outros estressores. O acúmulo desses golpes acelera o envelhecimento. Felizmente, dispomos de sistemas de reparo internos que detectam DNAs danificados e os consertam. Esse é um trabalho fundamental das sirtuínas. Mas, mesmo que seja possível reverter 99% dos danos, o 1% restante se acumula ao longo da vida. Nossas células também se dividem, o que exige recriar o modelo de DNA em cada célula. Ao longo da vida, o DNA produz 10 quatrilhões de cópias de si mesmo por meio da divisão celular. Às vezes a máquina de cópia dá defeito, e o projeto de DNA é reproduzido com essas falhas. Pense nisso como erros de digitação no seu livro da vida.

O que podemos fazer, então? Podemos evitar os danos ao DNA (eliminando alimentos processados e minimizando a exposição a toxinas, radiação e estressores) e ativar nossos sistemas de reparo com o programa Young Forever. No futuro, poderemos também modificar nossos genes com recursos como a tecnologia CRISPR (ver Glossário, p. 309).

MARCADOR 3: ENCURTAMENTO DOS TELÔMEROS – DESGASTE PROGRESSIVO

Nossos telômeros, as "tampinhas" nas extremidades dos cromossomos, encurtam à medida que envelhecemos, até que chega um ponto em que não conseguem proteger a dupla hélice do DNA e evitar que ela se desfaça. Cada vez que as células se replicam, essas tampas são retiradas para permitir que o DNA seja lido, mas, com o progressivo encurtamento dos telômeros, chega o momento em que não ocorre mais divisão ou se inicia o processo de morte celular programada (conhecida como *apoptose*). Trata-se de uma consequência normal da divisão celular. Quanto mais longos nossos telômeros, mais anos de replicação saudável do DNA temos pela frente. Quanto mais curtos eles são, mais curta é a nossa vida. Às vezes, em vez de morrer, as células passam a expelir compostos inflamatórios que aceleram o envelhecimento – são as chamadas células-zumbis (ver Marcador 6).

No entanto, temos uma enorme influência sobre nossos telômeros. Nosso estilo de vida atual os encurta: nossa alimentação tóxica, carregada de alimentos ultraprocessados e açúcar; toxinas ambientais; sedentarismo; estresse. Telômeros mais curtos estão associados a todos os problemas do envelhecimento e aumentam o risco de doenças cardiovasculares, câncer, disfunção imune e muito mais, sem contar os cabelos grisalhos. Uma alimentação rica em fitonutrientes de alimentos frescos, exercícios físicos, meditação, sono restaurador, amor e até mesmo um multivitamínico prolongam os telômeros.

MARCADOR 4: PROTEÍNAS DANIFICADAS – MOLÉCULAS MALFORMADAS, DEFORMADAS E DISFUNCIONAIS

Lembre-se de que tudo o que o DNA faz é codificar proteínas. E essas proteínas regulam tudo em nosso corpo. Elas formam órgãos, tecidos e células, bem como as moléculas que atuam como mensageiros celulares – hormônios, peptídeos, moléculas imunes, neurotransmissores e outras. Assim, as proteínas formam sua supervia de informações, transmitindo trilhões de sinais químicos e facilitando outros trilhões de reações a cada segundo. Muitas proteínas mensageiras que contêm as instruções para a vida duram pouco. E podem ser danificadas pelas mesmas coisas que afetam o DNA. A função das proteínas é determinada não apenas por sua sequência de aminoácidos, mas também por sua forma tridimensional e seus complexos padrões de dobramento. Se estiverem danificadas e deformadas, elas não funcionam.

Felizmente, dispomos de um sistema de reciclagem chamado *autofagia*, mencionado no Marcador 1. Lembra do pequeno lisossomo Pac-Man que anda por aí engolindo sujeira para limpar as células? Só que o estilo de vida de muitas pessoas impede o bom funcionamento desse sistema brilhante. Estamos constantemente consumindo calorias, um fluxo interminável de amido, açúcar e proteína que ativa o mTOR, desativando a autofagia. Nunca proporcionamos ao corpo a pausa tão necessária para o trabalho de limpeza e reparo. Períodos de jejum (que seja durante a noite e por apenas 12 horas) proporcionam ao corpo a chance de limpar a bagunça e as proteínas danificadas que criamos com nosso estilo de vida.

Açúcar e amido

Além das adversidades da vida, que causam danos naturais às proteínas e ao DNA, vivemos hoje uma terrível crise de sobrecarga de açúcar e amido, a maior culpada. O excesso de um ou de outro invade a corrente sanguínea e os tecidos e se liga às proteínas, causando um dano irreversível chamado *glicação*. Pense naquela casquinha caramelizada do *crème brûlée* ou na pele crocante do frango ou na crosta de uma baguete. Conhecida como reação de Maillard ou de escurecimento, essa reação química entre um aminoácido ou proteína e um carboidrato é o que faz com que os alimentos tenham sabor bom. Porém no corpo essa reação produz AGEs (do inglês *advanced glycation end products*, ou produtos finais da glicação avançada) que se ligam aos RAGEs (*receptors for advanced glycation end products*, ou receptores dos produtos finais da glicação avançada). E eles fazem com que o corpo envelheça e se volte contra os danos do excesso de açúcar e amido. Uma vez que se ligam às proteínas, os açúcares se tornam disfuncionais e causam doenças.

O exame de hemoglobina glicada, que avalia como o corpo está controlando o açúcar no sangue, mede os níveis de *hemoglobina A1c*, resultado da combinação de açúcares com a hemoglobina nos glóbulos vermelhos. Mas isso não acontece apenas no sangue. O colágeno danificado leva ao envelhecimento da pele e dos ossos; a glicação nos olhos provoca catarata; o consequente enrijecimento dos vasos sanguíneos provoca hipertensão, insuficiência cardíaca, doença renal e demência (também chamada por alguns de diabetes tipo 3).

Essa carga de açúcar e amido é o mais poderoso acelerador do envelhecimento. Ela desliga os interruptores da longevidade e acelera quase todos os marcadores do envelhecimento, encurtando os telômeros e danificando o DNA, as proteínas, o epigenoma, as mitocôndrias e o microbioma. O açúcar e o amido também favorecem a inflamação acelerada, criam caos hormonal e envelhecem nossas células-tronco. Se quiser uma vida longa e saudável, elimine o açúcar e o amido da sua alimentação ou os consuma com muito comedimento.

MARCADOR 5: DANO EPIGENÉTICO – UM PIANISTA DISFUNCIONAL

Lembra quando mencionamos a epigenética? O pianista aperta as teclas do nosso DNA, produzindo ou uma melodia (saúde) ou um conjunto de sons cacofônicos (doença). Pense no epigenoma como um microfone muito sensível que capta sinais de cura ou de dano do meio em que vivemos. De modo semelhante, também o DNA, por meio do epigenoma, está ouvindo atentamente todas as mensagens transmitidas ao longo da nossa vida. A cacofonia danifica o epigenoma e acelera o envelhecimento, enquanto os sons melodiosos se traduzem em instruções para o código genético. A maravilha dessa descoberta é que, embora nosso DNA seja fixo, o epigenoma – como a música de nossa vida é tocada – não é. O DNA é altamente influenciado por coisas que estão sob o nosso controle, como nosso expossoma (e até mesmo algumas coisas que não estão sob o nosso controle, como toxinas ambientais e radiação).

As ferramentas e estratégias de longevidade aqui apresentadas funcionam, em parte, exercendo uma influência positiva sobre o epigenoma.

MARCADOR 6: SENESCÊNCIA CELULAR – O ATAQUE DOS ZUMBIS

O apocalipse zumbi é real, mas não aquele que você está imaginando. Como vimos, a morte celular programada, ou *apoptose*, elimina células velhas ou danificadas e recicla partes delas na produção de novas células. Mas às vezes as células não morrem. Em vez disso, tornam-se *células-zumbis* ou células *senescentes*. Elas são causadas por danos ao DNA, telômeros extremamente curtos e estresse químico ou tóxico, incluindo nossa alimentação inflamatória e nosso estilo de vida. Elas aceleram todas as doenças relacionadas à idade: câncer, doenças cardiovasculares, doenças hepáticas, demência, Parkinson, catarata, artrite e perda de massa muscular (sarcopenia).

Ao vagarem pelo corpo, as células-zumbis secretam perigosas moléculas chamadas *citocinas* e outras moléculas que promovem a inflamação e fazem com que as células vizinhas também se tornem senescentes (dando, assim, continuidade à cascata). Para piorar, o sistema imune perde força à medida que envelhecemos. As mensagens inflamatórias secretadas por essas células inundam o organismo, causando danos ou inflamação generalizada, ou "*inflammaging*" (ver Marcador 10). A inflamação promove a formação de um número ainda maior de células-zumbis, em um perigoso ciclo letal que se autoperpetua.

Muitas das pesquisas sobre envelhecimento se concentram em como eliminar essas células-zumbis. Felizmente, existem compostos naturais e farmacêuticos capazes de matá-las, deter a progressão da inflamação e permitir o reparo tecidual, o rejuvenescimento e a remodelação. É aqui que entram os *senolíticos*, uma nova categoria de compostos naturais e farmacêuticos.

Entre os senolíticos estão a *fisetina*, encontrada no morango, no caqui, na maçã, no pepino e na cebola; a *luteolina*, encontrada na cenoura, nos brócolis, na alcachofra, na cebola, nas flores de crisântemo, no repolho e na casca da maçã; a *quercetina*, encontrada na maçã, na uva, nas frutas vermelhas, nos brócolis, nas frutas cítricas e na cereja; a *curcumina*, encontrada na cúrcuma; e a *piperlongumina*, alcaloide encontrado na pimenta-longa.

Um estudo associou a *quercetina*, composto natural encontrado na maçã e na cebola, a um medicamento usado no tratamento da leucemia chamado *dasatinibe* para matar células-zumbis. Nesse estudo, a expectativa de vida de camundongos aumentou 36%.[19] Foram descobertos também outros compostos naturais que matam células-zumbis. O reino vegetal comestível contém 25 mil substâncias *fitoquímicas*. E veja que incrível: a maioria delas regula diretamente muitos mecanismos e funções biológicas humanas. Acredito que coevoluímos com as plantas para pegar emprestados seus compostos medicinais e assim nos manter saudáveis. É o que chamo de *fitoadaptação simbiótica*.

Em breve talvez seja possível tomar um suplemento com a combinação certa de senolíticos naturais e até mesmo novos compostos farmacêuticos capazes de deter e reverter o apocalipse zumbi. Além disso, estão surgindo terapias de longevidade, como a oxigenoterapia hiperbárica (ver Capítulo 10), também capazes de matar células-zumbis.

MARCADOR 7: ENERGIA ESGOTADA – DECLÍNIO DAS MITOCÔNDRIAS

Já ficou admirado com a energia inesgotável de uma criança de 3 anos, que não para de pular e correr de um lado para outro? Agora imagine um idoso de 90 anos se comportando da mesma maneira. Improvável. Por quê? Energia. Qual é a explicação para tamanha diferença? As mitocôndrias.

Essas minúsculas organelas ancestrais combinam comida e oxigênio para produzir a energia que comanda tudo em nosso corpo. Elas absorvem matérias-primas – ácidos graxos, açúcares, aminoácidos e oxigênio – e as encaminham a uma linha de montagem que produz ATP (adenosina trifosfato), o combustível do nosso corpo. Assim como no sistema de escapamento de um automóvel, são gerados resíduos na forma de água (eliminada na urina), dióxido de carbono (eliminado na expiração) e radicais livres, que precisam ser neutralizados por antioxidantes. É um belo sistema, mas vulnerável a danos por excesso de calorias, açúcar, toxinas ambientais, estresse, microbioma desequilibrado, infecção ou qualquer coisa que cause inflamação.

A diferença entre a vitalidade de uma criança de 3 anos e a do idoso de 90 é a quantidade e o estado de suas mitocôndrias. À medida que envelhecemos, as mutações do DNA mitocondrial se acumulam, os radicais livres aumentam, as mitocôndrias diminuem em número e seu funcionamento se deteriora, especialmente à medida que perdemos massa muscular. Daí o declínio da energia. Quem não cuida de suas mitocôndrias ou quem as possui em menor quantidade está mais propenso a fragilidade e tem 50% mais probabilidade de morrer. De fato, a disfunção mitocondrial é encontrada em quase todas as doenças relacionadas à idade, incluindo diabetes, doenças cardiovasculares, câncer, demência e Parkinson. Atualmente já se compreende inclusive que o problema está na origem de transtornos mentais e distúrbios neurológicos, como esquizofrenia e autismo.

Nosso estilo de vida e nossa alimentação desencadeiam uma cascata de exaustão celular, radicais livres e *estresse oxidativo* (dano causado pelo oxigênio que vemos no dia a dia em objetos enferrujados, na maçã que escurece depois de cortada ou em problemas na pele). Mas a oxidação não é de todo ruim. Em certa medida, ela ajuda a sinalizar perigo e a ativar nossos sistemas ancestrais de proteção e defesa. O que faz mal é a oxidação descontrolada. Os radicais livres, por sua vez, também são moléculas de sinalização usadas pelo sistema imune para combater infecções e câncer. Combater a superprodução de radicais livres e fortalecer os sistemas antioxidantes do corpo é parte fundamental da manutenção do equilíbrio à medida que envelhecemos.

O desafio está em vivermos em um mundo que é ruim para as mitocôndrias e produz estresse oxidativo descontrolado: alimentos processados, estresse, bactérias tóxicas em nosso microbioma, uma infinidade de produtos químicos ambientais tóxicos, radiação e um estilo de vida em que apenas 23% dos americanos praticam a quantidade recomendada de exercício. (No Brasil, segundo dados do Ministério da Saúde, esse número está em torno de 36%.)[20] O metabolismo ocorre nas mitocôndrias; portanto, considerando-se que nos Estados Unidos 93% das pessoas não são metabolicamente saudáveis, mais de 9 em cada 10 americanos têm mitocôndrias que funcionam mal ou uma quantidade insuficiente delas.[21] Mas isso não é inevitável.

Agora sabemos como reparar e eliminar as mitocôndrias danificadas. E podemos produzir mais mitocôndrias e atualizar nosso motor para funcionar muito melhor e aumentar nossa energia. É como transformar um Dodge Dart da década de 1970 que anda por aí despejando gases tóxicos pelo escapamento em um Tesla não poluente novinho em folha. A melhor maneira de restaurar e rejuvenescer mitocôndrias é adotar uma alimentação rica em polifenóis (micronutrientes de origem vegetal que têm ação antioxidante, entre outros benefícios), baseada em alimentos naturais com baixo teor de amido e de açúcar e níveis adequados de gorduras boas, uma alimentação que preserve e otimize o microbioma; praticar jejum ou restrição calórica; incorporar rotinas de hormese (estresse bom), como banho gelado, exercícios aeróbicos, treino de força; e consumir alguns suplementos importantes.

O programa Young Forever vai mostrar passo a passo, alimento por alimento, atividade por atividade, como ativar o reparo e a renovação mitocondrial, corrigir problemas do epigenoma, matar células-zumbis, reparar o DNA e alongar os telômeros.

MARCADOR 8: SOBRE MICRÓBIOS E HOMENS – A LIGAÇÃO ENTRE SAÚDE INTESTINAL E LONGEVIDADE

Denis Burkitt, médico irlandês e missionário na África em meados do século XX, foi quem notou pela primeira vez a ligação entre as fezes e a saúde humana.[22] Observando as diferenças entre as populações tribais de caçadores-coletores e seus primos genéticos que foram para cidades, ele fez uma constatação simples mas significativa: o peso médio das fezes diárias dos caçadores-coletores era de 900 gramas; o dos moradores da cidade, apenas 110 gramas. Os caçadores-coletores não tinham nenhuma das nossas doenças crônicas modernas, enquanto seus primos tinham todas. A diferença? Fibras. As fibras são alimento para as bactérias intestinais benéficas. Os caçadores-coletores ingeriam, em média, entre 100 e 150 gramas de fibras por dia, enquanto a alimentação ocidental moderna contém apenas 8 a 15 gramas – e muita gente não consome a quantidade diária recomendada (cerca de 30 gramas).[23] O conceito de microbioma ainda nem estava consolidado, mas a ligação entre alimentação, fezes e doenças crônicas era evidente havia muito tempo.

Nas palavras de Burkitt: "Quando estava na África, tratando pessoas que se alimentam em grande parte das hortaliças que cultivam, foram raros os casos que vi de enfermidades que são comuns nos Estados Unidos e na Inglaterra, entre elas doença arterial coronariana, diabetes tipo 2, varizes, obesidade, diverticulite, apendicite, cálculo biliar, cáries dentárias, hemorroida, hérnia de hiato e constipação. A alimentação ocidental tem tão poucas fibras e tantas calorias que o intestino simplesmente não elimina volume suficiente de fezes para permanecer saudável."[24]

Élie Metchnikoff, que ganhou o Prêmio Nobel em 1908 por seu trabalho em imunologia, notou pela primeira vez a ligação entre microrganismos intestinais, saúde e longevidade ao estudar centenários dos Bálcãs que tomavam iogurte regularmente.[25] Ele sugeriu a associação entre as bactérias que vazam pelo revestimento intestinal, inflamação e condições crônicas, em especial doenças cardiovasculares. Suas teorias inicialmente foram aceitas, mas acabaram sendo descartadas pela medicina convencional. Hoje, o microbioma é objeto de intensas pesquisas nos setores público e privado, inclusive no Projeto Microbioma Humano dos Institutos Nacionais de Saúde dos Estados Unidos. Os probióticos são atualmente uma indústria multibilionária. O trabalho presciente de Metchnikoff foi a base da revolução do microbioma e até mesmo do transplante de microbiota fecal.

O ecossistema intestinal, há muito ignorado pela medicina, é hoje associado a quase todas as doenças crônicas, entre elas câncer, doenças cardiovasculares, obesidade, diabetes tipo 2, Parkinson e demência, bem como a doenças autoimunes, alergias, transtornos do humor e até autismo.

Mas, afinal, o que há de tão especial nas fezes? O intestino contém tantas células bacterianas quanto o corpo tem células humanas, mas existem mais de mil espécies de bactérias compostas por 100 vezes mais genes que a pessoa. Em outras palavras, é como se fôssemos apenas 1% humanos! Calcula-se que, em uma amostra média de sangue humano, entre um terço e metade dos metabólitos são gerados por bactérias intestinais. Bactérias benéficas geram saúde; bactérias nocivas geram doença.[26] É impossível alcançar a saúde e a longevidade desejadas com uma flora intestinal desequilibrada.

As condições das nossas fezes nos dias atuais são assustadoramente perigosas. Se pudéssemos examinar as fezes dos caçadores-coletores, encontraríamos microrganismos muito diferentes dos que existem nas nossas. Por que o cocô moderno se tornou uma fossa, e não um recipiente de compostagem? Vivemos em um mundo que só faz prejudicar o intestino. A alimentação ocidental tem poucas fibras, excesso de alimentos processados, açúcar, aditivos, pesticidas e herbicidas (em especial o glifosato, destruidor de microbiomas, usado em 70% das culturas globais). Somam-se a isso medicamentos prejudiciais à saúde do intestino, como antiácidos, anti-inflamatórios (por exemplo, ibuprofeno e aspirina) e antibióticos. Esses dois fatores mudaram radicalmente a composição do nosso microbioma, promovendo *disbiose* – desequilíbrio de bactérias intestinais; ver Glossário, p. 309 –, em vez de simbiose. O resultado é um microbioma tóxico, que causa doenças e acelera o envelhecimento.

Uma curiosidade: 25% das calorias do leite materno, na forma de açúcares especiais chamados oligossacarídeos, não são digeridas pelo bebê.[27] Então por que esses açúcares especiais existem? Para alimentar o microbioma da criança, especialmente a *Bifidobacterium infantis*, bactéria responsável pelo desenvolvimento de um sistema imune saudável. Sua ausência está associada a cólicas, alergias, asma, eczema e autoimunidade, além de inflamação generalizada. Um antibiótico comum administrado à mãe dias antes do trabalho de parto e do parto em si elimina essa espécie fundamental, de modo que nem mesmo o parto natural pode proteger o bebê dessa deficiência.[28] Felizmente, uma empresa criou um suplemento probiótico chamado Evivo, chancelado por inúmeras pesquisas, que contém uma cepa de *B. infantis* e pode ser dada a recém-nascidos. Informe-se com seu obstetra a respeito de opções equivalentes disponíveis no seu país ou cidade.

Como um intestino não saudável leva a doenças crônicas e envelhecimento acelerado e o que podemos fazer para impedir isso?[29] Embora as pesquisas estejam se ampliando exponencialmente e ainda haja muito a aprender, já sabemos bastante. As bactérias ruins crescem como ervas daninhas porque as fertilizamos constantemente com açúcar, farinha e alimentos processados, ao mesmo tempo que deixamos de fertilizar adequadamente as bactérias benéficas com fibras e polifenóis. As bactérias nocivas podem causar um aumento na permeabilidade intestinal, que conhecemos como *síndrome do intestino permeável*.

O sistema digestório é um tubo comprido que vai da boca ao ânus. É basicamente um sistema fechado cheio de elementos que vêm de fora: comida e microrganismos. Os alimentos são decompostos por um intestino saudável em seus componentes: aminoácidos, ácidos graxos, açúcares, etc. Essas partes são absorvidas pelas células intestinais, que formam uma cama de células unidas por conectores chamados *junções de oclusão*. Logo abaixo dessa fina camada que o separa da matéria fecal se encontra cerca de 70% do sistema imune. Por que justo ali? Porque é no intestino que estão os antígenos mais estranhos ao corpo, contra os quais você precisa se defender.

Quando essa barreira é danificada, proteínas alimentares não digeridas, toxinas bacterianas e proteínas "vazam", passando entre as células, e a resposta do sistema imune é fazer exatamente o que deve fazer: ele aumenta a inflamação em todo o corpo, acelerando a maioria das doenças e o envelhecimento.

Bilhões de dólares estão sendo investidos em pesquisa sobre o microbioma. Muitas empresas hoje oferecem testes de microbioma e fezes. Outras estão colocando no mercado novos probióticos e prebióticos e até mesmo pílulas de transplante fecal (ainda não aprovadas nem regulamentadas no Brasil). Ainda há muito a ser feito, mas os princípios fundamentais da restauração do microbioma há muito são usados na medicina funcional para restaurar a saúde do intestino, e eles constituem parte fundamental do programa Young Forever, descrito na Parte III.

MARCADOR 9: EXAUSTÃO DAS CÉLULAS-TRONCO – O DECLÍNIO DO SISTEMA DE REJUVENESCIMENTO

Mesmo sem perceber, todos nós estamos familiarizados com o funcionamento das células-tronco. Quando você se corta, como sua pele se cicatriza? As células-tronco são recrutadas e secretam fatores de cura e crescimento que levam o organismo a entrar no modo de reparo e renovação. É milagroso. Estrelas-do-mar e salamandras são capazes de regenerar membros perdidos. Até o fígado humano pode crescer de volta depois de ter 90% de seu volume removido.

A célula da qual nos originamos se chama *célula-tronco embrionária*. Ela contém todo o nosso genoma. Em todos os nossos tecidos temos e produzimos células-tronco adultas chamadas *mesenquimais* (CTM). As células-tronco adultas da medula óssea, que produzem os glóbulos vermelhos e brancos e as plaquetas, são chamadas de *células-tronco hematopoiéticas* (CTH). Porém, à medida que envelhecemos, nossas células-tronco também envelhecem e se tornam menos capazes de reparar e renovar nossas células, tecidos e órgãos.

Tal como acontece com todos os outros marcadores do envelhecimento, o declínio no funcionamento das células-tronco é causado em grande parte pelo expossoma: alimentação, atividade física, qualidade do sono, nível de estresse, toxinas ambientais, alérgenos e micróbios. E temos controle sobre tudo isso. Inovações empolgantes na medicina regenerativa (entre elas terapia com células-tronco e rejuvenescimento por troca de plasma, que abordo no Capítulo 11) podem nos ajudar a lidar com o envelhecimento das células-tronco. No entanto, com as modificações certas no expossoma, disponíveis para todos nós, talvez elas nem cheguem a ser necessárias.

MARCADOR 10: ENVELHECIMENTO INFLAMATÓRIO – A CHAMA QUE PROVOCA DOENÇAS CRÔNICAS E ENCURTA A VIDA

Todos os outros marcadores contribuem para este marcador final do envelhecimento: uma disfunção no funcionamento do sistema imune chamada *inflammaging*, ou *envelhecimento inflamatório*.[30] O termo original combina *inflammation* (inflamação) e *aging* (envelhecimento).

Dois processos aparentemente contraditórios acontecem à medida que envelhecemos.

Primeiro, o próprio sistema imune envelhece, de modo que nossa capacidade de combater infecções e câncer diminui. Esse processo é conhecido como *imunossenescência*. É por isso que o risco de morte por infecções e câncer aumenta drasticamente à medida que envelhecemos.

Ao mesmo tempo que nosso sistema imune perde pouco a pouco a capacidade de procurar e eliminar infecções e remover células cancerosas, outras partes do sistema imune são ativadas, levando à *inflamação estéril*, isto é, cuja causa não são infecções. Ela é provocada por danos nos tecidos, toxinas, antígenos, etc. A covid-19 nos conscientizou da chamada *tempestade de citocinas*, tipo de inflamação que provoca um fluxo esmagador de mensageiros inflamatórios capaz de levar à morte. Considere o envelhecimento anormal uma tempestade de citocinas estéril e de progressão lenta.

Vimos que as citocinas são moléculas produzidas pelo sistema imune para combater infecções e câncer. Quando desreguladas, elas provocam superaquecimento no sistema, gerando alergias e doenças autoimunes.

Por que perdemos nossa capacidade de combater infecções e câncer e, ao mesmo tempo, somos inundados por citocinas? Toda doença crônica relacionada à idade é tanto consequência quanto causa de inflamação, em um ciclo que se perpetua.

Por que isso acontece? Em nosso passado evolutivo, a sobrevivência dependia da capacidade do sistema imune de combater infecções e matar células cancerosas quando éramos jovens. Isso era menos importante fora do nosso período reprodutivo. Para a espécie, evitar infecções e câncer não importa tanto se não pudermos mais ter filhos. O timo, que é a sede do sistema imune, encolhe e quase desaparece com o passar dos anos. As repetidas microagressões da vida – má alimentação, estresse, sedentarismo, sono ruim, toxinas ambientais, mudanças no microbioma, isolamento social – levam a inflamação, mas não aquela que é direcionada a células cancerosas e infecções. Esse fenômeno paradoxal de um sistema imune forte na juventude e fraco na velhice se chama *pleiotropia antagonista*, que significa simplesmente que o que funcionou bem quando éramos jovens se torna problemático com a idade.

Como médico funcional, costumo me ver como um *inflamologista*. O importante não é desativar a inflamação ou a resposta inflamatória, e sim equilibrá-la (*certa dose* de inflamação faz bem!).

A principal causa para esse desequilíbrio é a alimentação moderna: pró-inflamatória, repleta de açúcar e amidos, encharcada de óleos refinados, pobre em fibras e nutrientes e mais pobre ainda em fitonutrientes. A receita perfeita para adoecimento, inflamação e envelhecimento. Essa alimentação também prejudica nosso microbioma, causando crescimento excessivo de bactérias inflamatórias e a depleção de bactérias anti-inflamatórias, levando à permeabilidade do intestino. Como o sistema imune se concentra principalmente no intestino, esse é um fator fundamental que contribui para a inflamação. Some-se a isso a carga de 84 mil produtos químicos (dos quais menos de 1% foram testados e considerados seguros para uso)[31] presentes em alimentos, na água, no ar, em produtos de limpeza doméstica e de cuidados pessoais; a exposição ao mercúrio presente em peixes e em obturações dentárias; e a exposição ao chumbo no meio ambiente, proveniente da gasolina com chumbo (ainda em nosso solo, apesar de ter sido proibida recentemente) e tintas contendo chumbo, metais pesados e particulados de usinas de queima de carvão, e arsênico em alimentos e na água… e temos uma tempestade perfeita para a inflamação. Para completar, o estresse psicológico e a falta de sono, frutos de uma cultura que nos sobrecarrega de trabalho e nos priva de amor, promovem a inflamação.

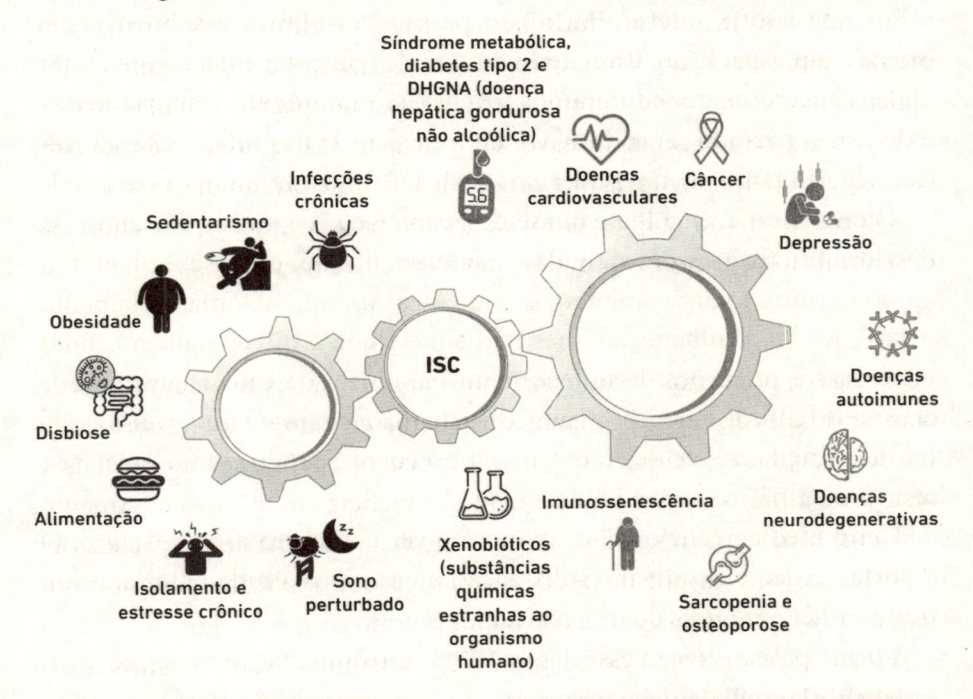

Fonte: Furman, D.; Campisi, J.; Verdin, E. et al. "Chronic Inflammation in the Etiology of Disease across the Life Span" (Inflamação crônica na etiologia de doenças ao longo da vida). *Nat Med.* 2019; 25(12): 1822-32. Obs.: ISC é a sigla para inflamação sistêmica crônica. A ilustração é cortesia do Dr. David Furman.

Todos os marcadores do envelhecimento provocam ainda mais inflamação: uma piora nos danos ao DNA, nas lesões às mitocôndrias, no acúmulo de radicais livres, na sinalização alterada de nutrientes e na autofagia, além de limpeza celular insuficiente, muitas células-zumbis, proteínas danificadas e alterações epigenéticas. Juntas, essas mudanças levam a uma enxurrada de citocinas que danificam e envelhecem prematuramente o corpo.

Felizmente, não é difícil limitar a inflamação e ativar nossas vias anti-inflamatórias. O programa Young Forever mapeia como aumentar a capacidade de combater infecções e câncer, reduzindo o processo de *in-*

flammaging. Como fazer isso? Seguindo uma alimentação anti-inflamatória, ativando os interruptores da longevidade por meio do jejum e da ingestão de fitonutrientes, fazendo uso da *hormese* (ver Capítulo 10) para ativar os mecanismos de cura do nosso corpo, praticando atividade física, reduzindo o estresse, dormindo bem, evitando e eliminando toxinas ambientais e preservando o microbioma. Fitonutrientes e suplementos estratégicos, bem como novas terapias (entre elas a terapia com células-tronco, os exossomos e a plasmaférese; ver Glossário, p. 311), podem compor uma estratégia anti-inflamatória que promova a saúde e prolongue a vida.

O programa Young Forever foi elaborado para reverter os marcadores e desequilíbrios que promovem doenças e envelhecimento.

Pesquisas de ponta nos permitiram começar a acessar os grandes mistérios e complexidades do corpo humano. Einstein disse: "Não me interessa o espectro desse ou daquele elemento. Quero conhecer os pensamentos de Deus. O resto é detalhe." Vivemos um momento da ciência em que os pensamentos de Deus estão sendo revelados, assim como aconteceu na descoberta das leis da física. A física dispõe de pouquíssimas leis que explicam quase todos os fenômenos observáveis. As leis da biologia estão surgindo agora.

Pierre Laplace, físico do século XVIII, afirmou: "Não devemos medir a simplicidade da natureza pela de nossas concepções. Infinitamente variada em seus efeitos, a natureza é simples apenas em suas causas, e sua economia consiste em um número reduzido de leis gerais que regem um grande número de fenômenos, a maioria deles complexa." Os marcadores do envelhecimento são parte das recém-descobertas leis da biologia. São poucas coisas que dão errado e que podem explicar uma grande variedade de doenças e o próprio envelhecimento.

Agora que conhecemos os marcadores do envelhecimento, podemos nos concentrar em suas causas: os desequilíbrios nas funções biológicas fundamentais, mapeadas pela medicina funcional, que geram doenças crônicas, envelhecimento prematuro, dor e fragilidade. Uma vez conhecidas as causas básicas dos marcadores do envelhecimento, estaremos prontos para ir além da prevenção ou tratamento e iniciar uma era de rejuvenescimento, regeneração, otimização da saúde e aumento da expectativa de vida – e de vida saudável.

CAPÍTULO 5

Nem tanto ao céu, nem tanto à terra: a importância do equilíbrio

Aqueles que desobedecem às leis dos céus e da terra têm uma vida inteira de calamidades, enquanto aqueles que seguem as leis permanecem livres de doenças perigosas.
– Princípios de medicina interna do Imperador Amarelo

Quantas reações químicas acontecem no corpo humano a cada segundo? Um milhão? Um trilhão? Não. Trinta e sete bilhões de bilhões. São 27 zeros! Nossa capacidade de apreender as complexidades do organismo humano é limitada. Essa dança mágica de moléculas e reações químicas é o que está por trás da saúde, das doenças e do envelhecimento. Aprender a ajustar essas reações para promover a cura, o reparo e a regeneração está no cerne da medicina funcional.

Os marcadores do envelhecimento revelam *como* a nossa biologia se desequilibra. A medicina convencional descreve *o quê*: que doença é, que caminho está disfuncional, que medicamento tomar. O modelo de medicina funcional nos leva ao *porquê*, às causas fundamentais. Muitas pesquisas sobre longevidade se concentram em tratar os marcadores do envelhecimento e deixam de investigar as causas subjacentes. É aí que entra a medicina funcional. O que causa os marcadores do envelhecimento, em primeiro lugar? Desequilíbrio: excesso de coisas ruins, escassez de coisas boas.

A beleza do organismo humano é que não precisamos conhecer todos os genes, proteínas, metabólitos ou micróbios. Só precisamos saber o que gera desequilíbrio ou equilíbrio, e felizmente não são milhões de coisas. São poucas e simples.

Na medicina funcional, fazemos duas perguntas para descobrir o que está causando disfunção no ecossistema do corpo: De que você precisa para eliminar o que está causando desequilíbrio? E de que seu organismo precisa para restaurar o equilíbrio? Em outras palavras, como seu expossoma está prejudicando ou ajudando seu corpo?

Embora desempenhem um papel importante em nossa saúde, nos riscos de doenças e no potencial de longevidade, os genes têm menos peso do que imaginávamos. O expossoma determina 90% do risco de doenças e envelhecimento. Nossos genes e todos os aspectos da nossa biologia reagem, em tempo real, ao nosso expossoma. Embora algumas populações, como as das Zonas Azuis, sejam muito longevas, quando adotam uma dieta e estilo de vida modernos seu risco de adoecimento aumenta e sua longevidade despenca. Existem diversas Zonas Azuis pelo mundo, todas em lugares onde fatores benéficos são abundantes (como alimentos naturais, movimento natural e integração a uma comunidade) e fatores nocivos estão ausentes (como alimentos processados, sedentarismo, estresse crônico e toxinas ambientais). Essa é uma boa notícia para todos nós, pois significa que temos um enorme poder sobre nossa saúde e expectativa de vida.

A evolução preparou a biologia humana para funcionar de maneiras muito específicas. O fato de 93% dos americanos serem metabolicamente não saudáveis e sofrerem de algum grau de pré-diabetes ou diabetes tipo 2 (que está na raiz do envelhecimento acelerado e muitas doenças dele decorrentes) deve-se, em grande parte, ao peso de lidarmos com diversos fatores para os quais não fomos preparados ao longo da evolução e à escassez de elementos que poderiam nos ajudar.[1]

O que precisamos reduzir ou eliminar para gerar saúde?

- A alimentação moderna, baseada em ultraprocessados,[2] carregada de açúcar, farináceos,[3] gorduras hidrogenadas e óleos refinados
- Toxinas ambientais (somente de 1900 para cá são 84 mil novos compostos)
- Certos tipos de infecção (vírus latentes, bactérias e doenças transmitidas por carrapatos) e desequilíbrios do microbioma

- Medicamentos nocivos ao intestino, entre eles antibióticos, anti-inflamatórios e antiácidos
- Alérgenos e sensibilidades alimentares
- Sedentarismo
- Estressores crônicos da vida moderna (físicos e psicológicos)
- Isolamento social e solidão

O que precisamos aumentar ou acrescentar para ter saúde? Quais são os ingredientes para uma vida saudável?

- Alimentos naturais, não processados
- Carnes e ovos de animais criados soltos e peixes gordos
- Fibras
- Fitonutrientes
- Micronutrientes (minerais e vitaminas, como zinco, magnésio, vitamina D, vitaminas do complexo B, ômega-3)
- Níveis hormonais ideais (acompanhados de um estilo de vida saudável ou reposição com hormônios bioidênticos)
- Exposição adequada à luz natural nas horas certas do dia
- Hidratação
- Ar puro
- Exercício e movimento
- Práticas restaurativas (yoga, meditação, práticas respiratórias)
- Sono e ritmo circadiano saudáveis
- Comunidade, amor e pertencimento
- Significado e propósito

Acrescentando as coisas boas e eliminando as ruins, ativamos os mecanismos naturais de cura, a inteligência inata do corpo, criada para propiciar saúde. Temos muito mais controle sobre nossa biologia do que imaginamos. Embora seja impossível otimizar todas as coisas boas ou eliminar todas as coisas ruins o tempo todo, é importante adotar um estilo de vida que torne tudo isso um pouco mais simples e habitual. O programa Young Forever foi desenvolvido para ajudar você a fazer isso.

Agora vamos ver o que causa desequilíbrios e promove o envelhecimento.

ALIMENTAÇÃO INFLAMATÓRIA

O principal fator regulador da doença é a alimentação. Comida é remédio, mas também pode ser veneno. A alimentação ocidental moderna, repleta de alimentos processados, causa 11 milhões de mortes por ano no mundo.[4] E isso provavelmente é uma subestimativa grosseira, considerando-se que ocorrem 41 milhões de mortes em decorrência de doenças crônicas por ano – 71% de todas as mortes no mundo.[5]

O tabagismo é responsável por 7 milhões desse total. As toxinas ambientais – muitas vezes caracterizadas como *autógenas* (que provocam doenças autoimunes) e *obesogênicas* (que provocam obesidade) – contribuem, em conjunto com a má alimentação, para os marcadores do envelhecimento, respondendo assim por outras 9 milhões de mortes por ano.

Há apenas 150 anos, doenças cardiovasculares, câncer, diabetes e demência eram raros ou inexistentes. Registros hospitalares do início do século XIX demonstram claramente a raridade do diabetes tipo 2 e das doenças cardiovasculares, mostrando que não são consequências inevitáveis de nossa condição humana, e sim adaptações a circunstâncias desfavoráveis.[6]

Os Estados Unidos criaram a pior alimentação do mundo e a exportaram para quase todos os países do planeta. Uma das consequências disso é que 31 milhões das mortes globais por doenças crônicas ocorrem em países pobres ou em desenvolvimento, o dobro das mortes causadas por doenças infecciosas nesses locais.

A inundação de alimentos industrializados no mercado causou danos implacáveis à humanidade e ao planeta. No livro *Food Fix: How to Save Our Health, Our Economy, Our Communities, and Our Planet – One Bite at a Time* [Comida é a solução: Como salvar nossa saúde, a economia, nossas comunidades e o planeta, uma garfada por vez] eu exploro em detalhes os danos causados por isso e as possíveis soluções. Hoje, estima-se que 60% da nossa alimentação é composta por ultraprocessados. A cada 10% desse tipo de alimento na sua mesa, seu risco de morte aumenta em 14%.[7] É só fazer as contas. E o resultado não é nada agradável. Para as crianças, é ainda pior: calcula-se que 67% da alimentação delas é composta de ultraprocessados.[8] A quantidade inacreditável de açúcar e farinha é mortal.

Some-se a isso um aumento de mil vezes no consumo de óleos e gorduras processados e refinados desde 1900, mais de 2 quilos de aditivos alimentares e conservantes consumidos anualmente pelo americano médio e o fato de que 90% dos americanos não consomem as quantidades mínimas recomendadas de alimentos protetores, como frutas e hortaliças, e temos terreno perfeito para aumentar todos os marcadores do envelhecimento.[9] Por serem hiperpalatáveis, os ultraprocessados também desencadeiam excessos (cerca de 500 calorias a mais por dia), prejudicando nossas vias de detecção de nutrientes, que regulam a autofagia, a inflamação e o reparo do DNA, e causando lesões às mitocôndrias e às proteínas. As proteínas danificadas, por sua vez, desencadeiam ainda mais inflamação. É um ciclo destrutivo de inflamação.[10]

A alimentação moderna promove mudanças nocivas em nosso microbioma, aumentando a permeabilidade intestinal e alterando nosso sistema imune, levando à *endotoxemia metabólica* de baixo grau – uma maneira elegante de dizer que a má alimentação provoca obesidade, pois alimenta bactérias nocivas que liberam toxinas e causam inflamação. Além disso, alimentos ultraprocessados e fritos aumentam a oxidação e os radicais livres, promovendo ainda mais inflamação. E, claro, o açúcar e os grãos refinados que compõem o grosso da nossa alimentação causam mais estresse oxidativo e mais inflamação.

Não se trata apenas do excesso, mas também do que falta. A ausência de micronutrientes anti-inflamatórios e imunomoduladores (como vitamina D, zinco, magnésio e ômega-3) provoca ainda mais inflamação. As gorduras ômega-3 e seus componentes protetores, entre eles as *resolvinas*[11] (compostos que freiam a inflamação), ajudam a diminuir a inflamação geral. O alto consumo de gorduras ômega-6 refinadas e o baixo consumo de alimentos silvestres e peixes gordos, ricos em ômega-3, promovem mais inflamação. As montanhas de sal adicionado presentes nos alimentos processados e a falta de potássio (obtido de frutas e vegetais) pioram a inflamação.[12] Em suma, se fôssemos elaborar um método perfeito para gerar uma epidemia de doenças crônicas e encurtar nossa vida, seria a atual alimentação industrializada.

SEDENTARISMO

O expossoma inclui não apenas a alimentação, mas também a frequência e a intensidade de exercícios, o nível de estresse, os hábitos de sono, o ritmo circadiano, a exposição noturna a luz artificial e o isolamento social. Nosso estilo de vida e o ambiente atuais estão em grande descompasso com nossos genes e nossa biologia. O mundo em que nossos ancestrais viveram tinha poucas toxinas ambientais, exceto por um ou outro cogumelo venenoso. Como não havia luz artificial, nosso ritmo biológico era sincronizado com o sol e a lua; não havia estressores crônicos; as pessoas dormiam oito ou nove horas por noite. Era um mundo em que as pessoas se exercitavam com regularidade e intensidade, viviam em comunidades tribais e tinham redes familiares extremamente unidas.[13] Em resumo, um mundo totalmente diferente do de hoje. Todas as mudanças que ocorreram desde então – perda da alimentação e do movimento naturais, do sono de qualidade, da luz natural[14] e de ar e água limpos – impulsionaram a cascata de disfunções biológicas em nossos bilhões de reações químicas, gerando os marcadores do envelhecimento, que promovem adoecimento e morte.[15] Nossos ancestrais viviam em constante movimento: buscando comida, caçando, evitando predadores e procurando abrigo. Não trabalhavam sentados, não dirigiam carros, não assistiam à Netflix compulsivamente nem passavam horas na internet em busca de notícias trágicas. A falta de movimento natural de hoje é incompatível com a nossa biologia.

Sem precisar frequentar academia, contratar um personal trainer nem comprar tênis caros, nossos ancestrais se moviam, e muito. Faziam o devido uso do corpo. Já hoje em dia, apenas 24% dos americanos (e pouco mais de um terço dos brasileiros) pratica atividade física suficiente.[16] E metade da população é totalmente sedentária. Isso é mortal.

Quando deixamos de movimentar o corpo, de estimular o coração e de fortalecer os músculos, não apenas nos tornamos cada vez mais flácidos como também os músculos se tornam fonte de inflamação, de alteração hormonal e de doenças por sarcopenia. Além disso, a resistência à insulina, a pressão arterial e o nível de hormônios do estresse se elevam, enquanto os hormônios sexuais diminuem; também sofremos perda óssea e passamos a ter maior risco de doenças cardiovasculares, câncer, diabetes e esteatose hepática. O sedentarismo nos faz acumular cada vez mais gordura visceral, criando quase literalmente um incêndio na barriga: uma usina expelindo citocinas que aceleram uma cascata de destruição hormonal e metabólica, que, por sua vez, promove o ganho de peso, ainda mais gordura na região e mais inflamação.

Muita gente ainda acredita que se ganha peso por comer demais e não fazer exercícios o suficiente, isto é, ingerir mais calorias do que queimamos. Mas a ciência prova que a verdadeira causa é o lento acúmulo de gordura abdominal, pela ingestão excessiva de alimentos errados. Isso nos faz comer de mais e nos exercitar de menos.[17] A gordura abdominal retarda o metabolismo e a queima de gordura, nos deixa famintos e nos mantém sedentários.

E o sedentarismo acelera todos os marcadores do envelhecimento. A prática de atividade física é uma medida simples que pode ajudar a reverter quase todos eles.[18]

Ainda não inventaram uma "pílula de exercícios", o que poderia ser, talvez, a estratégia de saúde e longevidade mais fantástica de todos os tempos. Basta uma caminhada de 20 minutos por dia para reduzir em 40% o risco de doenças cardiovasculares, diabetes, câncer e demência.[19] Um dos melhores indicadores da nossa expectativa de vida é o nível de condicionamento físico medido por algo chamado VO_2max, uma medição indireta da eficiência do seu metabolismo e grau de condicionamento físico.[20] Quanto mais em forma você estiver, mais tempo e mais saudável vai viver. Hora de começar a se movimentar! Ainda que crucial, porém, a prática de exercícios precisa ser acompanhada por uma boa alimentação.[21]

DOENÇAS SOCIAIS

Em 2010, logo após o terremoto no Haiti, reuni uma equipe médica e fui prestar ajuda ao hospital geral de Porto Príncipe, epicentro do desastre. Levamos conosco o hoje falecido Paul Farmer, da Partners in Health, que havia ajudado a curar a tuberculose multirresistente e a aids no país mais pobre do Ocidente, cuja população havia sido abandonada pela comunidade global de saúde pública por ser considerada pobre demais e difícil demais de tratar. Ele conseguiu esse feito não com medicamentos mais avançados, mas graças ao poder do *acompanhamento*, um modelo que estimulava vizinhos a ajudarem vizinhos. As pessoas acompanhavam a saúde umas das outras. Foram treinadas como agentes comunitárias de saúde.

Farmer falou sobre as raízes sociais do adoecimento, ou o que chamou de *violência estrutural*: as condições sociais, econômicas e políticas que promovem enfermidades. Hoje nos referimos a esses fatores como *determinantes sociais da saúde*. A terminologia importa menos que a ciência, que mostra claramente o impacto dos estressores sociais na saúde. Sabemos que a solidão é um dos principais fatores de risco para o desenvolvimento de doenças e que a sensação de impotência é um fator de risco tão grave quanto o tabagismo e a má alimentação.[22] Ficou claro para mim que a maioria das doenças crônicas não são, ao contrário do que indica a clássica sigla DCNT, "não transmissíveis". Pelo contrário. As conexões sociais afetam nossa saúde. Você tem 171% mais chance de ser obeso se seus amigos forem obesos, mas apenas 40% mais probabilidade se seus irmãos forem, e a obesidade encurta significativamente a vida.[23] Há indícios de que uma pessoa que é obesa desde criança acaba vivendo 13 anos a menos do que uma pessoa que sempre teve peso normal.

Nós nos afastamos muito das culturas tribais evolutivas, ou mesmo da riqueza de nossos sistemas familiares e sociais de 100 anos atrás. Minha mãe cresceu na década de 1930 no Brooklyn; seus avós, tios, tias e primos moravam todos no mesmo quarteirão. Já eu não tenho contato com nenhum dos meus primos, exceto dois ou três (de centenas da minha família extensa). As Zonas Azuis são conhecidas não apenas pela alimentação rica em alimentos naturais e pelo movimento natural incorporado ao cotidiano, mas também pelas fortes conexões sociais. Um exemplo são os *moai*, pequenos grupos de amigos criados desde o nascimento no qual os okinawanos vivem, se divertem e morrem.

O estresse crônico do isolamento social se traduz em sinais biológicos que aceleram os marcadores do envelhecimento, incluindo inflamação, disfunção mitocondrial, dano epigenético, encurtamento dos telômeros e desregulação de processos metabólicos.[24] Existe atualmente um novo campo científico chamado *psiconeuroendoimunologia*, que estuda a interação entre estresse, doenças e envelhecimento acelerado. Seus genes, seu sistema imune, seu microbioma, seus hormônios e tudo o mais ouvem e recebem instruções de seus pensamentos, sentimentos e crenças. Investir em melhorar seus níveis de estresse é crucial para o envelhecimento saudável.

Fazer parte de uma comunidade, ter a sensação de pertencimento, nutrir relacionamentos e contar com uma rede de apoio, até mesmo participar de um grupo de tricô ou boliche, está associado a melhor saúde e longevidade. Em 2011, o pastor Rick Warren, o Dr. Daniel Amen e eu criamos um programa de bem-estar baseado na fé, o Daniel Plan, centrado no princípio de que ser saudável é um esporte de equipe. Pequenos grupos de apoio autoguiados se reuniam na Saddleback Church para estudar os princípios básicos de uma vida saudável. Em um ano, 15 mil pessoas perderam, juntas, aproximadamente 113 mil quilos e transformaram sua saúde usando o poder da comunidade como remédio.

O envelhecimento biológico pode resultar de estressores psicológicos, sociais ou físicos – desde a falta de sono até a falta de toque físico. Uma nova área de pesquisa chamada *sociogenômica* explica como o meio social e psicológico em que vivemos influencia a expressão dos genes.[25] Não se trata de uma teoria abstrata. Nossos pensamentos, nossas crenças, nossos relacionamentos ou a falta deles, tudo isso promove mudanças mensuráveis na expressão gênica, afetando genes que controlam a inflamação e os hormônios do estresse. Rejeição, solidão, isolamento social e traumas afetam nosso sistema imune, nossos hormônios e nosso sistema digestório.[26]

Traumas de qualquer fase da vida podem afetar nossa saúde, mas os da primeira infância são os que nos tornam mais vulneráveis a adoecimento e morte. Existe uma forte correlação entre uma pontuação alta no Questionário EAI-QI (Questionário Internacional de Experiências Adversas na Infância) com mortalidade.[27] Porém o meio que nos cerca não é necessariamente o único problema, e sim como o enxergamos. Gabor Maté, um dos principais especialistas no impacto dos traumas sobre a saúde física e mental, sugere que o trauma não é o que acontece conosco, mas o sentido que atribuímos àquilo. A cura do trauma pode ser extremamente difícil, e recomendo trabalhar com um terapeuta especializado, mas é muito importante para a saúde a curto e longo prazos. Na Parte III explorarei novas terapias de trauma promissoras que estão em fase experimental, entre elas as terapias assistidas com cetamina, MDMA e psilocibina.

Os determinantes sociais – que incluem integração a uma comunidade, relacionamentos, estresse, trauma, propósito e pertencimento – são tão importantes para a saúde quanto a alimentação e a prática de exercícios. Quando estamos solitários, estressados, isolados ou impotentes, nossa biologia, nossas células e nosso microbioma reagem a nossos pensamentos e sentimentos, promovendo inflamação e doença. É importante recorrer a um profissional especializado para se curar de traumas, acontecimentos graves ou depressão crônica, mas existem também práticas diárias simples que ajudam a melhorar o bem-estar social e emocional, entre elas exercer a gratidão, priorizar o autocuidado, servir aos outros, fazer parte de uma comunidade e meditar. Qualquer que seja a estratégia adotada para a saúde e a longevidade, não deixe de nutrir e desenvolver uma rede de conexões sociais que propiciem pertencimento, significado e propósito.

SONO INADEQUADO

Talvez você se surpreenda em saber que um dos principais estresses físicos que afetam os seres humanos modernos foi promovido pela descoberta da eletricidade. Por mais útil que seja, a lâmpada elétrica talvez seja responsável por um número muito maior de mortes do que imaginamos.

A desregulação do ritmo circadiano de vastas populações causada pela luz noturna e, mais recentemente, pelo aumento do uso de telas encurtou em duas horas nossos padrões evolutivos de sono. Isso é mais prejudicial do que nos damos conta. Aumenta o risco de a pessoa desenvolver resistência à insulina, obesidade, diabetes tipo 2, doenças cardiovasculares e morte por qualquer outra causa.[28]

A falta de sono induz a maior parte dos marcadores do envelhecimento, principalmente inflamação,[29] danos mitocondriais e desregulação de processos metabólicos.[30] Desencadeia mudanças que nos dão vontade de comer açúcar e carboidratos e impede a recuperação, a cura e o rejuvenescimento do corpo. O cérebro, por exemplo, tem seu próprio sistema de desintoxicação, o *sistema glinfático*, que drena resíduos linfáticos e metabólicos acumulados ao longo do dia. A falta de sono prejudica esse sistema, aumentando o risco de depressão, demência e muitos outros problemas.

Nosso ritmo biológico diário é parcialmente controlado pela exposição à luz: luz solar pela manhã e escuridão à noite. A exposição à luz do espectro azul em momentos biologicamente inadequados (como antes de dormir) aumenta o estado de alerta e a excitação, altera o ritmo circadiano, promove inflamação e prejudica o funcionamento das mitocôndrias.[31] A luz azul pode ser de fonte natural e é benéfica durante o dia, pois contribui para nos dar energia, mas a proliferação de telas, que emitem luz azul artificial, nos expõe a esses raios também durante a noite. Isso pode ser nocivo mesmo que você durma o suficiente. Sabemos que trabalhar em turnos diferentes a cada dia aumenta o risco de obesidade, doenças cardiovasculares e câncer, bem como de morte prematura. Felizmente, já existem maneiras de reduzir a exposição à luz azul à noite: óculos com filtro, protetores de tela para dispositivos eletrônicos e lâmpadas especiais.

Aprender a "calibrar" o sono e os ritmos circadianos é acionar um recurso essencial para a longevidade.

BACTÉRIAS NOCIVAS, INFLAMAÇÃO E OBESIDADE

Algo danificado dentro de nós nos faz adoecer e envelhecer prematuramente. Alterações intestinais relacionadas à idade, resultado de uma vida inteira de hábitos prejudiciais, desencadeiam inflamação, resistência à insulina e obesidade, intensificando todos os marcadores do envelhecimento.[32]

As fezes do homem paleolítico eram bem diferentes das fezes do homem moderno. Bactérias intestinais felizes mantinham o sistema imune bem regulado e sem alergias, doenças autoimunes e outros males. Nossos ancestrais não levavam uma vida esterilizada. Ter contato direto com a terra era frequente e habitual. O uso excessivo de antibióticos, antiácidos e anti-inflamatórios, as mudanças na alimentação e as altas taxas de cesarianas desnecessárias criaram um ambiente perfeito para a *disbiose*,[33] desequilíbrio tóxico de microrganismos intestinais patogênicos. Os livros *An Epidemic of Absence* [Epidemia da ausência], de Moises Velasquez-Manoff, e *Missing Microbes* [Micróbios em falta], de Martin J. Blaser, apresentam em cores vívidas as consequências que essa mudança em nosso microbioma traz para a saúde e a longevidade humanas.[34]

Bactérias nocivas em excesso levam à alta concentração de uma molécula chamada *zonulina*, que afrouxa as junções da barreira intestinal, aumentando a permeabilidade. A zonulina é encontrada em adultos e crianças obesas[35] e pessoas com diabetes tipo 2, esteatose hepática, doenças cardiovasculares, infertilidade, doenças autoimunes e câncer. É um indicador de inflamação crônica e fragilidade.[36] Essa molécula foi descoberta por Alessio Fasano, quando ele estudava o cólera. O cólera e outras bactérias tóxicas desencadeiam a secreção de zonulina, mas existem também outros gatilhos, sendo o glúten o maior culpado da atualidade. E o trigo anão, espécie desenvolvida nos anos 1950, tem muito mais gliadina (proteína do glúten) do que os grãos ancestrais.[37] Isso poderia explicar o aumento de 400% nos casos de doença celíaca nos últimos 50 anos e o aumento dramático de pessoas com sensibilidade ao glúten não celíaca. O glúten pode ser um gatilho de inflamação, problemas intestinais, doenças autoimunes, doenças cardiovasculares, câncer, demência e do envelhecimento em si.

O campo de pesquisas sobre o microbioma, em franca expansão, já nos forneceu várias novas maneiras de dar um *reset* no intestino: prebióticos, probióticos, pós-bióticos, simbióticos, misturas de polifenóis e até transplantes fecais para restaurar um ecossistema microbiano saudável. É difícil acreditar, mas em um futuro não muito distante talvez usemos pílulas de fezes congeladas de doadores saudáveis. Estudos preliminares mostram que o transplante de microbiota fecal pode reverter obesidade, diabetes tipo 2, autismo, doenças autoimunes e muito mais.

Como vimos, as infecções também promovem inflamação à medida que envelhecemos. A *imunossenescência*, isto é, o envelhecimento do sistema imune, prejudica nossa capacidade de administrar todos os patógenos, coisa que fazemos com facilidade quando jovens. Por exemplo, uma criança ou jovem que tem catapora na infância normalmente se recupera bem, mas o vírus da catapora pode ficar latente durante décadas, até um estressor desencadear sua reativação sob a forma de herpes-zóster na idade adulta ou mais tarde. Muitos vírus, tais como citomegalovírus, Epstein-Barr, hepatite C e outros agentes infecciosos, têm sido associados ao envelhecimento acelerado.[38] O estilo de vida moderno, inflamatório e causador de disfunções imunológicas, pode nos predispor aos efeitos nocivos de todos os vírus e parasitas com os quais nossos ancestrais conviviam tranquilamente.[39] Novas infecções, entre as quais a covid-19, a síndrome da covid longa e aquelas transmitidas por carrapatos (como a doença de Lyme), incorporaram novos elementos à mistura. São infecções persistentes, muitas vezes debilitantes, difíceis de tratar e que geram inflamação sistêmica. Temos muito que aprender para conviver melhor e em harmonia com essas pequenas criaturas e não permitir que piorem nosso sistema imune e acelerem o envelhecimento.

A MARÉ TÓXICA DE PRODUTOS QUÍMICOS E METAIS

Duas coisas que quase não se ensinam nas faculdades de Medicina são nutrição e as consequências das toxinas para a saúde humana (à exceção de intoxicação aguda). Nos últimos 200 anos, um aumento sem precedentes na exposição a compostos petroquímicos e metais pesados contribuiu para o aumento na incidência de doenças crônicas e do envelhecimento acelerado, induzindo os marcadores do envelhecimento por meio de muitos dos mecanismos biológicos descritos no Capítulo 4. Cada vez mais se comprova que as toxinas ambientais (aquelas presentes nos produtos que usamos no dia a dia e no ambiente em que vivemos) contribuem significativamente para o surgimento de condições crônicas, entre elas doenças cardiovasculares, diabetes, obesidade, câncer, doenças hormonais como infertilidade e baixa contagem de espermatozoides, doenças autoimunes, doenças neurodegenerativas, autismo e muito mais.

Desde 1900 foram incorporados em produtos comerciais mais de 84 mil novos compostos químicos, que acabaram chegando até a água, o ar e os alimentos. São pesticidas, herbicidas, plásticos, retardantes de chama, ftalatos, PFAs (substâncias perfluoroalquil e polifluoroalquil), bisfenóis, HPAs (hidrocarbonetos aromáticos policíclicos) e metais pesados (como arsênico, chumbo e mercúrio) – para citar apenas alguns.[40] Eles estão em produtos de limpeza doméstica e de cuidados pessoais, medicamentos, fertilizantes para gramados e muito mais. Em sua maioria, esses compostos não foram testados adequadamente em seres humanos. No máximo, foram testados como compostos isolados e em pequenas quantidades, sem considerar as consequências de múltiplas exposições. Biópsias de gordura humana revelam que somos um depósito de resíduos tóxicos, inclusive de compostos proibidos, como PCBs, DDT e dioxina. O recém-nascido médio tem 287 toxinas conhecidas no sangue do cordão umbilical mesmo antes de respirar pela primeira vez.[41] Se fôssemos alimento, não seríamos considerados seguros para consumo.

As toxinas são danosas de diversas maneiras. Algumas são chamadas de *obesogênicas* por seu impacto no metabolismo e na resistência à insulina e são causas conhecidas de obesidade, diabetes tipo 2 e doenças cardiovasculares. Outras também são consideradas *autógenas* por seu impacto em doenças autoimunes e sua capacidade de disseminar a inflamação sistêmica. Outras, conhecidas como disruptores endócrinos ou *xenobióticos*, provocam um caos nos hormônios sexuais e da tireoide. E, claro, muitas são cancerígenas.

Como esses compostos prejudicam nossa saúde e aceleram o adoecimento e o envelhecimento? Causando alterações e lesões em todas as nossas funções biológicas: digestão, imunidade, produção de energia, desintoxicação, sistemas linfático e circulatório, hormônios e neurotransmissores, até mesmo em nossas estruturas celulares, danificando diretamente as células e seus componentes. As toxinas danificam o DNA e as mitocôndrias, interferem nas vias de detecção de nutrientes, encurtam os telômeros, alteram as proteínas e seu funcionamento, causam envelhecimento celular, esgotam as células-tronco e afetam negativamente o epigenoma. Chegam a danificar nosso microbioma e causar permeabilidade intestinal.

Reduzir a exposição a essas substâncias e otimizar a função de desintoxicação, processos descritos no programa Young Forever, é fundamental para prevenir, tratar e reverter doenças crônicas e promover a longevidade.

INGREDIENTES PARA A SAÚDE E A LONGEVIDADE: NÃO TEMOS O SUFICIENTE DELES

Um dos princípios fundamentais da medicina funcional é que uma doença decorre ou do excesso de algo nocivo ou da falta de algo benéfico, necessário para que funcionemos de maneira adequada. Pense nesses fatores benéficos como ingredientes de saúde. Goste você ou não, somos organismos biológicos e temos que seguir as leis da natureza. Para cultivar um belo jardim, sabemos que é preciso preparar o solo e colocar adubo, fertilizante, água, contar com a luz do sol e a temperatura certas. Se não tiver o bastante desses ingredientes, nosso jardim não vai para a frente. Com o corpo é a mesma coisa. Por sorte, a lista do que é necessário ao "jardim" humano é relativamente pequena, e é relativamente simples colocar no organismo os "ingredientes" da mais alta qualidade para proporcionar saúde e longevidade.

E quais são esses ingredientes da saúde? Os óbvios. Alimentos de verdade, nutritivos; quantidades adequadas de vitaminas, minerais e fitonutrientes; o equilíbrio certo de hormônios; os tipos certos de atividade física; qualidade e tempo de sono; práticas profundas e restaurativas, como meditação e exercícios de respiração; luz certa nos momentos certos, com respeito aos ritmos circadianos; água e ar limpos; dominar o blá-blá-blá negativo da nossa mente, que se registra em todas as células do nosso corpo; significado e propósito; ser parte de uma comunidade; conexão e amor. Esses são os tijolos que formam o alicerce da saúde humana, a maioria dos quais nossa sociedade não prioriza.

A medicina funcional é um sistema de pensamento que nos permite diagnosticar e tratar os excessos e as deficiências para otimizar nossas funções biológicas. Vamos passar agora à Parte II, em que exploraremos a ação do programa Young Forever para equilibrar e otimizar nossas sete funções biológicas fundamentais. Usando este guia, mergulharemos em práticas essenciais para otimizar a alimentação, a prática de exercícios, o gerenciamento do estresse, o sono e o bem-estar social. Em seguida exploraremos a poderosa ciência e prática da *hormese* – pequenos estresses que ajudam a curar doenças, maximizar a saúde e ativar as vias de longevidade. Por fim, examinaremos as mais avançadas inovações disponíveis agora ou muito em breve que prometem turbinar a saúde, reverter o envelhecimento e prolongar nossos anos de vida saudável.

PARTE II
Como otimizar a expectativa de vida e a expectativa de vida saudável

CAPÍTULO 6

O alicerce da longevidade: equilibrando nossas sete funções biológicas fundamentais

Nada na ciência (nem na vida) faz sentido sem teoria. É da natureza humana contextualizar o conhecimento a fim de narrar uma história e, assim, recriar o mundo.
– E. O. WILSON

Muitos dos marcadores do envelhecimento identificados pela ciência (como declínio das mitocôndrias, desequilíbrio no microbioma, inflamação, disfunção metabólica e determinadas alterações hormonais) na realidade indicam quais funções biológicas fundamentais devem ser restauradas e otimizadas para evitar doenças e proporcionar mais anos de vida.

Vamos dar uma olhada nas sete principais funções subjacentes às doenças e ao envelhecimento. Essas funções precisam estar em equilíbrio para promover saúde. São elas:

1. Absorção de nutrientes, digestão e microbioma
2. Defesa e reparo
3. Geração de energia
4. Desintoxicação
5. Comunicação intercelular e equilíbrio hormonal
6. Transporte
7. Estrutura

O programa Young Forever foi desenvolvido de modo a otimizar cada uma dessas funções e assim promover longevidade e vitalidade.

FUNÇÃO 1: ABSORÇÃO DE NUTRIENTES, DIGESTÃO E MICROBIOMA

Durante muito tempo houve na medicina uma visão bidimensional do trato digestivo, a de que se tratava simplesmente de um tubo que ia da boca até o ânus, projetado para absorver nutrientes e líquidos.

Excetuando-se os principais problemas digestivos, como refluxo, síndrome do intestino irritável e doenças inflamatórias, a medicina considerava o sistema digestório irrelevante para a compreensão da nossa saúde geral. Mas, ao que parece, ele está no âmago da nossa saúde.

No Capítulo 4, ao apresentarmos os marcadores do envelhecimento, vimos os fatores que levam ao desequilíbrio do microbioma, que desempenha um papel fundamental em nossa saúde e longevidade. Um estudo recente revelou que o transplante fecal de um camundongo jovem para um camundongo velho rejuvenesceu o mais velho;[1] o transplante reduziu a inflamação em todo o organismo do animal, inclusive no cérebro, nos olhos e no intestino. Descobriu-se também que o transplante fecal de camundongos velhos para camundongos jovens envelheceu os jovens, agravando a inflamação no cérebro, nos olhos e no intestino e aumentando a permeabilidade intestinal. Esse tipo de procedimento entre seres humanos ainda está em fase experimental, mas em breve será algo comum – o que apenas enfatiza a importância de entendermos como cuidar do nosso jardim interno ao longo da vida e cuidar do intestino como estratégia central para reverter doenças e aumentar a expectativa de vida.

O sistema digestório talvez seja o mais importante e mais complexo do corpo humano. Cabe a ele decompor e digerir os alimentos em aminoácidos, açúcares, gorduras, fibras, vitaminas, etc., depois absorver esses compostos, deixando de fora microrganismos nocivos e partículas de alimentos que contribuam para doenças. Para sermos saudáveis, nosso microbioma também precisa ser saudável. E um microbioma saudável é aquele que tem bons níveis de bactérias benéficas que otimizam o ecossistema intestinal e fornecem importantes metabólitos, os quais, ao serem absorvidos, ajudam a regular nossa saúde. Um microbioma saudável também não tem grandes quantidades de bactérias inflamatórias e metabólitos tóxicos, que podem afetar todos os aspectos da nossa saúde e estão associados a quase toda doença crônica.[2]

Alimentamos nosso jardim todos os dias. Tudo que ingerimos serve de alimento tanto para as bactérias benéficas quanto para as nocivas, curando ou danificando o revestimento intestinal. Danos a esse revestimento – problema que chamamos de síndrome do intestino permeável – são um dos principais fatores de inflamação, contribuindo para quase todos os marcadores do envelhecimento. Um intestino saudável exige uma alimentação rica em prebióticos (fibras) e probióticos (bactérias benéficas) e abundante em fitonutrientes de hortaliças coloridas. A descoberta de que as bactérias benéficas amam fitonutrientes – como os polifenóis, presentes em hortaliças e frutas coloridas – aponta para uma maneira eficiente de alimentar o intestino.

FUNÇÃO 2: DEFESA E REPARO – IMUNIDADE E INFLAMAÇÃO

Como vimos com a covid-19, as doenças infecciosas não afetam a todos da mesma maneira. Pessoas já pré-inflamadas por obesidade, diabetes tipo 2, doenças cardiovasculares e *inflammaging* correm um risco infinitamente maior de desenvolverem uma doença grave, serem hospitalizadas e até mesmo morrer de covid-19. Mesmo vírus, resultados bem diferentes.

Muitas agressões a que os seres humanos são expostos na modernidade levam a inflamação: toxinas, alérgenos, micróbios, bactérias intestinais inflamatórias, má alimentação e estresse (sejam traumas físicos, como acidentes, exposição a radiação ultravioleta e a campos eletromagnéticos, ou traumas psicológicos, que vão desde o microtrauma de viver neste mundo moderno até grandes traumas tais como doenças graves, abuso e negligência). Não são apenas excessos que causam inflamação. A carência também – carência de alimentos anti-inflamatórios, naturais e ricos em fitonutrientes; de vitaminas e minerais; de atividade física; de horas de sono adequado; de práticas restaurativas como meditação, yoga, oração e exercícios respiratórios; de conexão; de amor; de uma comunidade; de significado e propósito.

A inflamação acelera em um *ciclo de feedforward*. É como um incêndio florestal se espalhando pelo corpo inteiro, arruinando células e órgãos. As células-zumbis são as principais responsáveis pelo aumento da inflamação à medida que envelhecemos. O segredo é erradicar o incêndio. Os médicos de hoje devem se tornar inflamologistas, detetives em busca da origem do incêndio que devasta as sete funções biológicas. Como criar um círculo virtuoso de cura, restauração, rejuvenescimento e renovação?

Para ter um envelhecimento saudável, é preciso manter um estilo de vida que fortaleça o sistema imune de modo que ele possa combater infecções e câncer sem superaquecer e sem criar inflamação crônica de baixo grau. Para reduzir a inflamação e fortalecer o sistema imune, é preciso evitar toxinas, alérgenos, desequilíbrios da flora microbiana (disbiose), estresse crônico e sedentarismo. E adotar uma alimentação anti-inflamatória, obter os níveis ideais de nutrientes e equilibrar exercícios físicos, sono, redução do estresse e conexão.

FUNÇÃO 3: GERAÇÃO DE ENERGIA – AS USINAS CELULARES

Como vimos no Marcador 7, a falta de energia prejudica todas as funções celulares. Aprender a limpar, reparar, proteger, aumentar o número de mitocôndrias e otimizar sua função é essencial para o envelhecimento saudável.

Cada uma das nossas mais de 30 trilhões de células tem centenas a milhares de mitocôndrias; a concentração é mais alta nos tecidos que exigem mais energia, como os do cérebro e do coração. As mitocôndrias convertem os alimentos que ingerimos e o oxigênio que inspiramos em uma forma de energia chamada *adenosina trifosfato*, ou *ATP*, que o corpo usa para executar quase todos os processos bioquímicos. Um subproduto dessa reação que gera ATP é uma pequena quantidade de espécies reativas de oxigênio (EROs), mais conhecidas como radicais livres.

Algumas EROs são normais e necessárias para a homeostase (estado de equilíbrio interno) celular, mas, à medida que envelhecemos, ocorre um declínio natural na qualidade e na quantidade de mitocôndrias. Consequentemente, elas passam a produzir ATP de menos e EROs de mais, o que contribui para danos e inflamações que podem virar uma bola de neve no corpo. O funcionamento inadequado das mitocôndrias é comparável a um motor lento. A limpeza e o ajuste fino das mitocôndrias são fundamentais para o envelhecimento saudável e a longevidade.

Muitas das descobertas da ciência da longevidade (como a restrição calórica, o jejum, a terapia com NAD+, a metformina e várias substâncias fitoquímicas, entre outras) atuam melhorando a quantidade e o funcionamento das mitocôndrias, não importa quantos anos elas tenham.

FUNÇÃO 4: DESINTOXICAÇÃO – BIOTRANSFORMAÇÃO E ELIMINAÇÃO

Para muitos, a palavra "detox" remete a uma dieta da moda. Mas nossa função biológica de desintoxicação é bastante sofisticada, processando e removendo resíduos internos e toxinas ambientais. Imagine se o esgoto da sua casa entupisse e você continuasse usando o banheiro. Complicado, não? Algo semelhante pode acontecer no nosso corpo. Se o fígado não consegue mais processar resíduos, o corpo fica amarelo (chama-se icterícia) e, sem um transplante, morremos. Se os rins param de trabalhar, ficamos muito doentes e, sem diálise, morremos em uma semana. Se o intestino fica permanentemente paralisado, nem é bom imaginar o que acontece!

Felizmente, o corpo possui excelentes mecanismos de desintoxicação e limpeza, uma rede composta de fígado, rins, pulmões, pele e sistemas digestório e linfático.

O fígado é um órgão extraordinário, que absorve toxinas, as transforma e, através da bile, as manda para o intestino a fim de serem eliminadas.

Os rins filtram os resíduos do sangue e os transformam em urina.

Os pulmões se livram do dióxido de carbono, resíduo metabólico do processamento de alimentos e oxigênio nas mitocôndrias que deve ser eliminado do organismo.

A pele, ao transpirar, permite a eliminação de toxinas.

O sistema digestório remove os resíduos de alimentos e bebidas e os elimina através do intestino.

O sistema linfático limpa todos os resíduos metabólicos excretados pelas células e as toxinas do dia a dia.

O problema é que, infelizmente, a carga tóxica do século XXI sobrecarrega os mecanismos de desintoxicação do corpo, provocando doenças e encurtando a expectativa de vida, bem como a expectativa de vida saudável. Para completar, a maioria dos médicos não aprende nada sobre os efeitos da exposição crônica a toxinas ambientais de baixa toxicidade. Não é estranho que os médicos negligenciem a ligação entre as toxinas e a maior parte das doenças crônicas, algo já comprovado pela literatura?

Vejamos alguns exemplos.

Existe uma relação bastante conhecida entre a doença de Parkinson e toxinas ambientais, e os trabalhadores do campo, as pessoas mais expostas a agrotóxicos, são também a população com maior incidência de Parkinson.

Arsênico, pesticidas e BPA (bisfenol A) causam diabetes.[3]

E, em um estudo, pessoas com nível de chumbo acima de 2 mcg/dL (considera-se "normal" abaixo de 10, mas a ciência sabe perfeitamente bem que metais pesados são tóxicos mesmo em quantidades muito baixas) tiveram riscos radicalmente mais altos de ataque cardíaco, AVC e morte, mais altos até do que os riscos atribuídos ao colesterol elevado. E cerca de 40% da população tem níveis de chumbo acima desse valor.[4] Mas quando foi a última vez que sua médica pediu um exame para verificar seus níveis de chumbo junto com os de colesterol? E no entanto a sobrecarga desse metal é fácil de tratar com alimentos, nutrientes e, se necessário, medicamentos.

Sofri intoxicação por mercúrio aos 30 e poucos anos e fiquei bastante debilitado, com síndrome da fadiga crônica. Todos os sistemas e funções do meu corpo foram afetados. Tive inchaço abdominal e diarreia por anos; meu sistema imune reagia a tudo, inclusive a alimentos e alérgenos ambientais, gerando erupções cutâneas e feridas na boca; meus músculos definharam devido aos fortes danos às minhas mitocôndrias; meus hormônios, incluindo os adrenais e da tireoide, ficaram totalmente desregulados; minha cabeça parecia estragada, tamanha a insônia e a confusão mental. Só comecei a me recuperar depois que ativei todos os meus mecanismos biológicos de desintoxicação e me submeti a terapia de quelação, que consiste no uso de um composto que se liga a metais pesados presentes em células ou tecidos e permite que sejam eliminados pelas fezes ou pela urina (ver Glossário, p. 311).

Felizmente, a medicina funcional é ótima em identificar a carga de toxinas do organismo e regular os mecanismos de desintoxicação. Para isso, é preciso ativar o sistema que engloba processamento (fígado), evacuação, eliminação de urina e transpiração.

FUNÇÃO 5: COMUNICAÇÃO INTERCELULAR E EQUILÍBRIO HORMONAL – NEUROTRANSMISSORES E MOLÉCULAS SINALIZADORAS

O corpo possui uma rede muito bem orquestrada de ciclos de comunicação e feedback que mantém nossa biologia em pleno funcionamento. Temos diversas moléculas mensageiras humanas (além de milhares de moléculas dos alimentos) que fornecem instruções para quase todas as funções do nosso corpo. Entre essas moléculas mensageiras estão hormônios, neurotransmissores, peptídeos (proteínas mensageiras que controlam várias de nossas funções biológicas) e diversas outras moléculas de sinalização celular.

Quando a função de comunicação se encontra em equilíbrio, estamos saudáveis e felizes; quando não há equilíbrio, tudo desmonta, e nossa saúde se degrada. À medida que envelhecemos, essa função começa a apresentar defeitos, por causa de todos os fatores nocivos que mencionamos ou da carência de ingredientes necessários à saúde. Grande parte dessa disfunção ocorre como desdobramento de outras agressões sofridas pelo corpo, como má alimentação, deficiências nutricionais, estresse, toxinas ambientais, disbiose intestinal, alérgenos e infecções. Evitar e tratar essas agressões e incluir ingredientes necessários à saúde ajuda a redefinir nossa rede de hormônios, neurotransmissores e mensageiros celulares.

Com o avançar da idade, ocorrem mudanças previsíveis que, em grande parte, podem ser evitadas (e revertidas): resistência à insulina ou pré-diabetes, hipotireoidismo (funcionamento lento da tireoide), elevação nos níveis de hormônios do estresse (como o cortisol), diminuição dos hormônios adrenais (como o DHEA), diminuição nos níveis do hormônio do crescimento e da testosterona (em homens) ou do estrogênio e da progesterona (em mulheres) e alterações nos neurotransmissores.

Todos os sistemas hormonais se deterioram à medida que envelhecemos, mas isso não é inevitável. A menopausa e a andropausa são fenômenos reais, mas nosso estilo de vida e o meio que nos cerca intensificam seus efeitos. Em desequilíbrio, os hormônios causam enorme sofrimento e aceleram o envelhecimento. A boa notícia é que o programa Young Forever, que inclui terapia de otimização hormonal quando apropriado, pode retardar ou deter muitas das alterações observadas com o passar dos anos.

Nossos hormônios são como uma sinfonia. Cada um deles atua como um instrumento da orquestra, respondendo adequadamente aos sinais do maestro. Todos os nossos hormônios atuam em conjunto. Quando estão fora de sintonia, nos sentimos mal, adoecemos e envelhecemos mais rápido.

No contexto do envelhecimento, os quatro cavaleiros do apocalipse são insulina alta, cortisol alto, hipotireoidismo e hormônios sexuais baixos (testosterona, estrogênio, progesterona). Para ter hormônios equilibrados, é fundamental reduzir os danos biológicos e aproveitar as intervenções hoje disponíveis como apoio ao bom funcionamento hormonal, que incluem alimentação saudável, atividade física, redução do estresse, fitonutrientes e ervas e, quando necessário, terapia de modulação hormonal bioidêntica tanto para homens quanto para mulheres. Há quem precise também tratar a tireoide com reposição de hormônios bioidênticos e reposição de DHEA.

As alterações hormonais constituem parte fundamental do envelhecimento. Vamos nos aprofundar um pouco mais nesse assunto.

Insulina

A resistência à insulina resultante do envelhecimento biológico afeta atualmente 9 em cada 10 americanos, que se enquadram em algum ponto do espectro do pré-diabetes ao diabetes tipo 2.[5] A resistência à insulina é o maior distúrbio hormonal que enfrentamos hoje. E qual a principal causa? Alimentação rica em açúcar e amido e sedentarismo.

O excesso de insulina cria um efeito dominó ao direcionar todas essas calorias em excesso para as células de gordura abdominal. E não são células de gordura normais, mas células que produzem moléculas mensageiras capazes de aumentar a sensação de fome, desacelerar o metabolismo, impedir a queima de gordura, aumentar a inflamação, diminuir a testosterona, aumentar o estrogênio (nos homens) ou o estrogênio e a testosterona (nas mulheres) e aumentar os hormônios do estresse, como o cortisol. Essas células de gordura nocivas também perturbam todos os interruptores da longevidade – sinalização da insulina, mTOR, sirtuínas e AMPK –, acelerando o envelhecimento.

Além de formação de gordura abdominal que provoca uma enxurrada de hormônios nocivos, neurotransmissores e citocinas que nos envelhecem rapidamente, a alimentação ocidental moderna e o sedentarismo fazem com que os músculos fiquem encharcados de gordura. Resultado: níveis elevados de açúcar no sangue e hipertensão; disfunção sexual em homens; perda de cabelo em mulheres; aumento do cortisol, que piora ainda mais o nível de açúcar no sangue e a pressão arterial e causa mais perda muscular; baixos níveis do hormônio do crescimento, prejudicando o sono, a cura e o reparo; e inflamação crônica, alimentando o incêndio florestal do envelhecimento.

Cortisol, o hormônio do estresse

O corpo humano tem mecanismos para lidar com o estresse agudo. Quando sente a aproximação de um perigo ou de um estressor (seja real ou imaginário), o corpo produz uma enxurrada de compostos que nos preparam para a reação de luta ou fuga. A glândula suprarrenal lança no sangue cortisol e adrenalina. Os batimentos cardíacos se aceleram, o sangue coagula mais facilmente, a mente fica alerta e a glicose inunda nossa corrente sanguínea, fornecendo combustível para que fujamos do perigo. É um sistema excelente para situações de estresse agudo.

Só que hoje em dia o perigo são os muitos estressores crônicos. Alimentos processados, excesso de açúcar e amido, toxinas, estresse, redes sociais, desigualdade econômica, traumas de infância e isolamento social – tudo isso é registrado pelo corpo da mesma forma que estresse agudo. Elevações do cortisol por longos períodos são um desastre para a saúde e longevidade. Consequências: obesidade, diabetes, câncer, doenças cardiovasculares, demência, doenças autoimunes, depressão, sarcopenia... e por aí vai. Incluir no dia a dia práticas de redução do estresse é essencial para se gerar saúde e ter uma vida longa e vibrante.

Hormônios da tireoide

A tireoide é parte essencial da nossa saúde metabólica. Uma tireoide hipoativa retarda tudo no nosso organismo. Resultado: fadiga; ganho de peso; depressão; perda de memória; baixa libido; pele, cabelos e unhas ressecados; constipação intestinal; colesterol elevado; cãibras; e maior risco de ataques cardíacos.

Já uma tireoide hiperativa tem o efeito contrário, de acelerar tudo. Resultado: batimentos cardíacos acelerados, hipertensão, perda de peso, insônia, ansiedade.

O hipotireoidismo afeta uma em cada cinco mulheres e um em cada dez homens. Toxinas ambientais, glúten, estresse e deficiências nutricionais contribuem para a lentidão da tireoide. Os hormônios tireoidianos são produzidos na glândula tireoide e dependem dos nutrientes certos para funcionar bem, entre os quais aminoácidos (tirosina), selênio, vitamina D e iodo. Preservar a tireoide é fundamental para uma vida longa e saudável.

Hormônios sexuais: estrogênio, progesterona, testosterona

Desequilíbrios dos hormônios sexuais fazem parte do envelhecimento. Entretanto, atualmente essas mudanças costumam ser mais acentuadas devido à alimentação, ao estilo de vida e à exposição a toxinas. Preservar o nível dos hormônios sexuais à medida que envelhecemos é essencial para nos mantermos fortes, com vigor e sexualmente ativos por toda a vida.

O estrogênio é encontrado em quantidade maior nas mulheres, mas os homens também o produzem. Produzido principalmente nos ovários ou nos testículos, é um hormônio importante para a formação e a resistência dos ossos, a coagulação sanguínea, a saúde da pele e do cabelo, o humor, a libido, a função reprodutiva e, no caso de mulheres, para o ciclo menstrual. Os níveis de estrogênio aumentam com a puberdade e diminuem com a idade.

A progesterona é produzida pelos ovários e pelas glândulas suprarrenais nas mulheres e pelos testículos e pelas suprarrenais nos homens. Embora seja encontrada em quantidades muito maiores em mulheres, é um hormônio importante também para os homens. Ajuda no sistema reprodutor, na ovulação, na gravidez e na contagem e qualidade dos espermatozoides.

Também permite que o corpo se acalme, relaxe e durma. A progesterona é necessária para a produção de testosterona.

A testosterona também é produzida por homens e mulheres, embora os homens tenham níveis muito mais altos. É importante para a produção de espermatozoides, a motivação, a libido, a massa muscular, a saúde óssea, a recuperação do corpo após exercícios e o fortalecimento das glândulas suprarrenais (importante para a regulação do cortisol). Além disso, é neuroprotetora. Baixos níveis de testosterona têm sido associados à apneia obstrutiva do sono em homens e mulheres. A produção desse hormônio diminui com a idade e a menopausa, mas não deve ser tão baixa a ponto de acelerar a perda muscular e limitar a função sexual (para homens e mulheres).

Para preservar o bom funcionamento desses três hormônios é preciso reduzir os agressores a que somos expostos e adotar comportamentos e tratamentos que otimizem a função hormonal, incluindo boa alimentação, práticas de redução do estresse, consumo de substâncias fitoquímicas e ervas e, quando necessário, terapia de reposição com hormônios bioidênticos para homens e mulheres.

FUNÇÃO 6: TRANSPORTE – OTIMIZAÇÃO DA CIRCULAÇÃO E DO FLUXO LINFÁTICO

Cuidando dos vasos sanguíneos

Como todas as mensagens chegam a seu destino para o funcionamento ideal do corpo? Como a comida que ingerimos, e toda a magia nela contida, encontra os receptores certos para agir? Como o corpo elimina os resíduos? Pelas funções de transporte: o sistema circulatório (vasos sanguíneos e coração) e o linfático (rede paralela de vasos que remove os resíduos metabólicos dos tecidos e os envia ao fígado e aos rins para que sejam eliminados).

O corpo humano contém cerca de 160 mil quilômetros de vasos sanguíneos, o suficiente para dar duas voltas e meia na Terra. Mas esses vasos não são apenas tubos inertes que transportam sangue; são também órgãos imunológicos e hormonais e seu bom funcionamento exige alimentação adequada. Os vasos são revestidos pelo *endotélio*. Quando se torna disfuncional, o endotélio fica rígido, podendo causar pressão alta, aumento do colesterol e enrijecimento das artérias. Resultado? Doenças cardiovasculares – as que mais matam em todo o mundo.

Muitos dos marcadores do envelhecimento, entre eles inflamação, proteínas danificadas e desregulação metabólica (resistência à insulina), danificam os vasos sanguíneos e estão na origem das doenças cardiovasculares. Quando os vasos sanguíneos adoecem, o coração, o cérebro e todos os outros órgãos e sistemas do corpo também ficam doentes. As doenças cardiovasculares são, em grande parte, causadas pela resistência à insulina. As consequências são: ataque cardíaco, hipertensão, AVC, amputações (em diabéticos) e até demência. Nossa abordagem até agora tem sido contornar o problema com cirurgias para colocação de pontes de safena, angioplastia, stents ou medicamentos para reduzir o colesterol. Nada disso trata as raízes do problema. Não, o problema não é o colesterol. Doenças cardiovasculares são desencadeadas quando a inflamação e as alterações hormonais transformam o colesterol em frágeis placas, que passam a revestir as artérias por dentro.

Ter uma alimentação saudável, se exercitar e não fumar pode prevenir 90% das doenças cardiovasculares.[6] Isso porque esses problemas são inflamatórios e hormonais. E o que causa mais inflamação e caos hormonal (efeitos diretos da resistência à insulina)? A alimentação. Embora toxinas ambientais, estresse, o microbioma e a genética contribuam para tais doenças, a alimentação é o fator mais importante – o excesso de açúcar, amido, ultraprocessados e gorduras e a carência de fibras, nutrientes e fitonutrientes. Nesse sentido, é fundamental ter uma alimentação anti-inflamatória, com baixo índice glicêmico e rica em fibras, fitonutrientes e ômega-3.

Em resumo: a otimização da alimentação e do estilo de vida (atividade física, gerenciamento do estresse, sono de qualidade) voltada para a longevidade – processo apresentado no programa Young Forever – tratará a maioria dos fatores de risco de doenças cardiovasculares.

Fluxo linfático: nosso outro sistema de transporte

O sistema linfático é um pilar da saúde muito negligenciado. Não podemos vê-lo, não podemos tocá-lo e ele não aparece em radiografias, mas está o tempo todo trabalhando, eliminando os resíduos metabólicos (os subprodutos dos processos celulares).

O sistema linfático absorve moléculas de gordura do intestino e as deposita na circulação geral. Leva e traz glóbulos brancos dos gânglios linfáticos para ajudar a combater infecções e câncer. E conecta o sistema imune à circulação, porque os vasos linfáticos são esvaziados nas veias que se conectam ao coração.

Consumir muitos alimentos processados e com baixo valor nutricional e não fazer atividade física pode desequilibrar esse sistema, contribuindo assim para o surgimento de artrite, dor de cabeça, distúrbios digestivos e de pele, sobrepeso e fadiga. Quando o sistema linfático não está funcionando bem, retemos muito líquido e ficamos inchados e lentos.

O coração bombeia sangue para os vasos sanguíneos, mas os vasos linfáticos precisam de movimento (atividade muscular e respiração) para bombear o líquido residual para o fígado e os rins. Existem muitas maneiras de melhorar a circulação linfática, entre elas a prática de exercícios, drenagem, banhos que alternam água quente e fria, sauna seguida de mergulho em água gelada, exfoliação a seco, muita hidratação e respiração profunda. O que comemos também importa, é claro.

FUNÇÃO 7: ESTRUTURA – DOS MÚSCULOS E OSSOS AOS TECIDOS E CÉLULAS

De que seria feita uma casa de saúde e longevidade? Certamente não de palha, mas de tijolo.

O sistema musculoesquelético determina a qualidade de vida. Se é fraco, artrítico e frágil, a pessoa não pode fazer o que gosta, seja dançar ou brincar com os netos. Se comer lixo, você terá ossos, músculos e tecidos feitos de lixo. Se não movimentar o corpo para o que ele foi projetado (correr, se levantar e se alongar), ele vai, aos poucos, começar a se desintegrar. Você quer ser feito de xarope de milho rico em frutose, farinha branca e óleos rançosos, como a maioria dos americanos é hoje em dia, ou quer ser feito das melhores matérias-primas – as proteínas, gorduras, vitaminas e minerais da mais alta qualidade?

A estrutura do corpo é importante, e não apenas para nos manter de pé em vez de sermos uma pilha de músculos e ossos no chão. Cada parte do corpo humano tem uma estrutura, mas também uma função. Se essas partes tiverem baixa qualidade, formam um corpo com funcionamento de baixa qualidade. A perda muscular (sarcopenia) e a perda óssea (osteoporose) são fatores determinantes no envelhecimento e nas doenças relacionadas à idade. É nos músculos que ocorre o metabolismo, portanto quem tem pouca massa muscular tem metabolismo mais lento e maior risco de desenvolver diabetes, cardiopatias, câncer, demência, inflamação e envelhecimento.

Precisamos de proteínas da melhor qualidade para formar músculos e servir de combustível para as funções biológicas fundamentais do corpo. E o melhor tipo para os músculos é outro músculo: proteína animal. Alimentos de origem vegetal também têm proteína, mas de qualidade mais baixa e com uma quantidade menor dos aminoácidos-chave necessários para sintetizar novos músculos, especialmente os de cadeia ramificada (BCAA, na sigla em inglês), como leucina, isoleucina, valina, lisina e aminoácidos contendo enxofre.[7] Há também compostos como fitatos nas proteínas vegetais como leguminosas e nozes, que podem prejudicar a absorção de proteínas. Em vez de transformá-las em músculo, o corpo muitas vezes queima proteínas vegetais como calorias. Os veganos, especialmente à medida que envelhecem, precisam garantir uma ingestão adequada de proteína aumentando o consumo de alimentos vegetais ricos nesse tipo de nutriente, e suplementando a alimentação com proteína em pó e BCAAs.[8] Se você quiser comer menos carne e incluir mais proteínas vegetais na sua dieta, associá-las ajuda o corpo a usar a proteína vegetal em vez de queimá-la como energia. Chili com carne é um bom exemplo dessa estratégia.

A ciência é clara: associar treino de força com proteínas de qualidade e adequadas pode preservar e aumentar a massa muscular em qualquer idade. À medida que envelhecemos, isso não é apenas recomendável, é imprescindível se quisermos permanecer ágeis, fortes, funcionais e ativos para além dos 100 anos.

Não se esqueça de todos os minerais e vitaminas necessários para formar tecidos, músculos e ossos, entre eles vitamina D, vitamina K, cálcio, magnésio e muitos outros. Para quem sofreu lesões (como eu), a medicina regenerativa – que usa células-tronco, exossomos, matriz de placenta, ozônio e peptídeos – pode ser muito útil na renovação e reconstrução de articulações e tecidos.

Mas não são apenas os músculos e ossos que determinam como envelhecemos. É a saúde das células.

De que são feitas as células? Daquilo que comemos. A membrana celular é como um ponto de ancoragem para os milhares de mensageiros químicos. Toda membrana é feita de gordura. Se essa gordura é de origem vegetal, a membrana é rígida, dura e disfuncional. Se é ômega-3 (digamos, da sardinha), é uma membrana macia, maleável e capaz de receber todos os mensageiros celulares.

Imagine construir sua casa com madeira apodrecida e tijolos porosos demais. Ninguém escolheria fazer isso. Então por que construir seu corpo com ingredientes tão precários? Precisamos de gorduras da melhor qualidade – o cérebro tem 60% de gordura, o revestimento dos nervos é feito de gordura, cada uma das nossas 30 trilhões de células está envolta em uma pequena membrana de gordura. Você realmente quer que eles sejam feitos dos óleos oxidados, danificados e refinados da batata frita? Da próxima vez que for comer alguma coisa, pergunte-se se não tem nada contra esses ingredientes desagradáveis que, a longo prazo, vão se tornar uma parte de você. Se não estiver à vontade com a ideia, não coma. Encontre os ingredientes da melhor qualidade que puder, ingredientes que lhe façam bem.

Acabamos de fazer uma viagem pelo mundo do corpo humano – como ele funciona, do que precisa para funcionar bem e como ter saúde e uma vida longa e vibrante. Nessa exploração das funções biológicas subjacentes do nosso corpo, tivemos um vislumbre da complexidade e da conexão entre todas as partes. Meu objetivo era lhe dar um gostinho da magia do corpo humano e sua dança íntima com o que comemos, o que fazemos e como vivemos. Entender como otimizar essas funções é fundamental para evitar ou retardar os marcadores do envelhecimento, reverter doenças e até mesmo o envelhecimento em si. Essa é a base do programa Young Forever, apresentado na Parte III.

CAPÍTULO 7

Alimentação e longevidade

Que o alimento seja teu remédio e o remédio seja teu alimento.
– Atribuído a Hipócrates

Aquilo que você come pode ser a forma mais segura e poderosa de medicamento ou a forma mais lenta de envenenamento.
– Ann Wigmore

Os princípios fundamentais da manutenção da saúde são os mesmos há milênios, mas, infelizmente, são ignorados. Ainda bem que podemos voltar a seguir esses princípios a qualquer momento da vida. Os princípios ancestrais da longevidade que predominam em lugares como Sardenha e Icária nos ajudam a desenvolver um modelo para uma vida longa e saudável. A nova ciência da longevidade nos proporcionou uma compreensão mais profunda do envelhecimento e de como rejuvenescer biologicamente à medida que envelhecemos cronologicamente. Seguir esses princípios não apenas prevenirá doenças e prolongará a vida, mas fará com que você logo se sinta mais jovem, mais vibrante e mais vivo.

Otimizar o expossoma exige otimizar os fatores fundamentais de estilo de vida que constituem o alicerce da medicina funcional – fatores que ajudam a equilibrar nossas funções biológicas fundamentais e evitam muitos dos marcadores do envelhecimento. Quais são eles?

Nutrição otimizada; movimento; sono e relaxamento; gerenciamento do estresse; e relacionamentos e comunidade. O programa Young Forever começa com essas ferramentas poderosas. Talvez só isso baste para alcançar seus objetivos. Mas às vezes é necessário ir além e tratar camadas mais profundas de disfunção, como um desequilíbrio grave da flora intestinal ou alta carga de toxinas ou desequilíbrios hormonais, infecções ou traumas. Vamos começar com uma das ferramentas mais poderosas que temos à nossa disposição neste exato momento: o que e como nos alimentamos.

OTIMIZAÇÃO NUTRICIONAL

Qual é a alimentação ideal para a longevidade? Será que devemos nos tornar vegetarianos, como os adventistas da Zona Azul de Loma Linda, na Califórnia? Ou talvez seguir uma dieta carnívora baseada na carne de bisões, o que permitiu à população de indígenas das planícies norte-americanas ter o maior número de centenários na virada do século XX para o XXI? O melhor seria consumir leguminosas e grãos ou carne e laticínios? Devemos adotar o veganismo? A dieta paleo? Frutariana? Respitariana? Comer apenas alimentos crus ou sem lectina? Low carb? O ideal é pouca gordura ou muita gordura?

Se você está se perguntando o que comer no almoço, saiba que não está só. A confusão provocada pela dificuldade de compreensão da ciência nutricional e agravada pelas guerras ideológicas envolvendo alimentos é suficiente para nos fazer desistir e partir para um pastel no bar da esquina. Escrevi alguns livros para ajudar a esclarecer a ciência (o que sabemos e o que não sabemos) e ajudar você a escolher um estilo de alimentação personalizado para seu organismo, sua cultura e suas crenças. Para um mergulho mais profundo no assunto, leia *Comida: Afinal de contas, o que devemos comer?* e *The Pegan Diet*.

Os princípios fundamentais da alimentação para a saúde e longevidade são inquestionáveis e podem ser resumidos no aforismo de Michael Pollan: "Coma comida de verdade. Não exagere. Prefira vegetais." Vamos pensar sobre essa afirmação. Coma comida de verdade – não substâncias ultraprocessadas semelhantes a alimentos, e sim alimentos que não tenham sido modificados pelas modernas técnicas agrícolas. Não coma demais, algo mais fácil de fazer se você optar por alimentos ricos em nutrientes que oferecem ao corpo todas as proteínas, gorduras, fibras, vitaminas, minerais e fitonutrientes necessários. E alimente-se principalmente de hortaliças, pois elas contêm milhares de fitonutrientes que prolongam a vida. Daqui por diante, a coisa talvez se complique mais, com todas as suas nuances. Quando, com que frequência e o que comer? Nossas necessidades mudam à medida que envelhecemos?

No Capítulo 4, quando tratamos das vias de detecção de nutrientes (um dos marcadores do envelhecimento), você aprendeu a comer para ativar seus interruptores da longevidade. Esses princípios foram incorporados à "dieta da longevidade" – o plano alimentar Young Forever.

NUTRIÇÃO PERSONALIZADA: EQUILIBRANDO SUAS FUNÇÕES

A intervenção primordial para prevenir, tratar e reverter doenças e, acima de tudo, para gerar saúde é a alimentação. Pense em comida como uma farmácia alimentar. Comida não é *como* remédio; comida *é* remédio. As formas como os alimentos atuam em nossa biologia são maravilhosas e complexas e, muitas vezes, mais eficientes do que produtos farmacêuticos. Assim como não existe um medicamento único para tratar todas as doenças ou sintomas, não existe um alimento único que funcione para tudo. O alimento é a informação que regula todas as funções do corpo, todas as funções biológicas fundamentais que descrevemos no Capítulo 6. E isso acontece em tempo real, com resultados rápidos. É essencial procurar saber quais alimentos ajudam ou prejudicam cada uma dessas funções biológicas para fornecer os elementos necessários a sua otimização. A seguir veremos estratégias alimentares para reconstruir e equilibrar as sete funções biológicas fundamentais.

Otimizando a Função 1: absorção de nutrientes, digestão e microbioma

Acontece que o microbioma, o reino mágico dos microrganismos que vivem dentro de você, pode ser o órgão mais importante do seu corpo, orquestrando todas as suas funções biológicas. Assim como os alimentos certos mantêm o jardim interno saudável, os alimentos errados causam estragos, muitas vezes alimentando bactérias que não são bem-vindas – que promovem a inflamação e aumentam a permeabilidade do intestino.

Esse crescimento das bactérias ruins se dá por duas razões: carência de alimentos para as bactérias benéficas e excesso de alimentos para as bactérias nocivas. O glúten é o maior agressor. O trigo anão que se consome atualmente contém muito mais proteínas inflamatórias do que o trigo ancestral. Mesmo quem não tem sensibilidade ao glúten tende a ser afetado por uma grande quantidade desse componente na alimentação, sem mencionar o herbicida glifosato, utilizado em grande parte das colheitas de trigo moderno.[1] Além de ser um cancerígeno conhecido, o glifosato destrói nosso microbioma. Um grande estudo nacional dos Centros de Controle e Prevenção de Doenças dos Estados Unidos detectou a presença de glifosato na urina de mais de 80% dos americanos.[2]

Em seguida na lista dos alimentos prejudiciais ao intestino estão o amido e o açúcar. As bactérias nocivas adoram ambos e aposto que você também. Eles promovem o crescimento excessivo de bactérias tóxicas e leveduras. Nada divertido. E muitas vezes causam também inchaço e desconforto após a ingestão.

Diferentes gorduras também têm diferentes impactos no intestino. As gorduras erradas também causam problemas. Óleos refinados (cerca de 10% das calorias que ingerimos) desencadeiam a chamada *endotoxemia metabólica*. Em outras palavras, nosso metabolismo é envenenado pelos subprodutos tóxicos de bactérias nocivas, levando a obesidade e a diabetes tipo 2.[3] Já as gorduras ômega-3 fazem o oposto. Daí a importância de nos informarmos sobre os alimentos.

Em seguida vêm os aditivos. Alguns dos piores são os espessantes e emulsionantes presentes na maioria dos alimentos processados, entre eles carragenina e gomas. Eles causam síndrome do intestino permeável e doenças autoimunes.[4]

Eu seria negligente se não mencionasse os medicamentos que prejudicam o intestino. Os piores são aqueles usados para azia e refluxo, um problema causado principalmente pela alimentação e às vezes por uma bactéria chamada *H. pylori*. Os antiácidos, como omeprazol, lansoprazol e esomeprazol, desativam a produção de ácido no estômago, o que não apenas impede a absorção de B_{12}, zinco, magnésio e outros nutrientes como também leva ao crescimento excessivo de bactérias no intestino delgado e à síndrome do intestino irritável. Corrige-se um problema aqui, cria-se um novo ali! Outros medicamentos, entre eles antibióticos, corticoides, hormônios, anticoncepcionais e anti-inflamatórios como ibuprofeno, naproxeno e aspirina resultam em bactérias nocivas, leveduras e intestino permeável.

Como alimentar as bactérias benéficas? Elas adoram fibras – que chamamos de prebióticos. Alimentos como hortaliças, frutas, nozes, sementes, grãos integrais e leguminosas ajudam a manter o jardim saudável, pois são ricos em fibras. Alguns dos alimentos ricos em fibras prebióticas são abacate, alcachofra, aspargos, frutas vermelhas, ervilhas, sementes de chia e pistache. Existem também os probióticos, alimentos que contêm bactérias benéficas e ajudam a promover a saúde do intestino. Alguns exemplos são alimentos fermentados tradicionais como chucrute, picles, tempeh, missô, natto e kimchi. Algumas das descobertas mais interessantes sobre o microbioma envolvem o papel dos polifenóis, os fitonutrientes coloridos encontrados nas plantas. As bactérias benéficas os amam e se alimentam deles; em troca, elas nos protegem. A bactéria *Akkermansia muciniphila*, por exemplo, adora cranberry, romã e chá verde. Em abundância, ela cria uma camada de mucosa no intestino que impede o desenvolvimento de permeabilidade, doenças autoimunes e até mesmo doenças cardiovasculares e diabetes. Essa bactéria também é necessária para que certos tratamentos contra o câncer, como a imunoterapia, funcionem.[5] Talvez alimentar a *Akkermansia* seja um caminho que contribua para a cura do câncer.

Há outros nutrientes necessários para que o intestino funcione bem e se recupere: zinco, ômega-3, vitamina A e glutamina. Alimentos com colágeno, como caldo de ossos, e a raiz japonesa kudzu também ajudam o microbioma.

Otimizando a Função 2: defesa e reparo

Nosso sistema imune tenta manter um equilíbrio perfeito. Um pouco de ativação imunológica é bom, mas sem exageros. De fato, existem outras causas de inflamação (toxinas, alérgenos, infecções e estresse), mas para a maioria das pessoas a alimentação é a protagonista.

Vamos fazer uma breve revisão. Açúcar e amido elevam os níveis de açúcar no sangue, que, por sua vez, eleva os níveis de insulina. A insulina leva o açúcar e o amido a serem armazenados em células de gordura chamadas *adipócitos* na região do abdômen e no revestimento dos órgãos.

Essa supergordura causa um caos metabólico e hormonal e uma enxurrada de inflamação. Quanto mais açúcar e amido ingerimos, de mais insulina precisamos para superar a resistência aos seus efeitos. Mais insulina leva a mais armazenamento de gordura e mais inflamação. E o açúcar, além de promover inflamação, suprime a resposta imune a infecções e alimenta bactérias nocivas no microbioma, aumentando a permeabilidade intestinal e promovendo ainda mais inflamação.

As gorduras podem ser outro gatilho de inflamação. Ainda não é unanimidade na ciência, mas posso afirmar que o enorme volume de alimentos processados aumentou nossa ingestão de óleos refinados que contêm muitas gorduras ômega-6. Sim, precisamos delas, mas mesmo algo bom pode fazer mal se consumido em excesso. Quando éramos caçadores-coletores, consumíamos gorduras ômega-6 de oleaginosas, sementes e outras plantas, não de litros e mais litros de óleos oxidados produzidos industrialmente, por extração química e submetidos a altas temperaturas. Além disso, eliminamos a maioria dos alimentos que contêm gorduras ômega-3, exceto frutos do mar. O equilíbrio é fundamental. Em excesso, as gorduras ômega-6 podem inibir os efeitos anti-inflamatórios das gorduras ômega-3, causando inflamação.[6] Melhor obter ômega-6 de alimentos naturais, como oleaginosas, sementes e óleos vegetais não refinados. E obter quantidade adequada de ômega-3 de pequenos peixes selvagens. Estudos populacionais mostram que pessoas que obtêm ômega-6 de alimentos naturais têm uma saúde melhor no geral – como os sardos e icarianos, que comem leguminosas, oleaginosas e sementes, mas apenas azeite de oliva extravirgem e nenhum óleo refinado.

Sensibilidades e reações alimentares são outro importante gatilho de inflamação – uma inflamação mais sutil e generalizada do que as alergias (a amendoim, por exemplo) e com sintomas mais difíceis de diagnosticar. Os alimentos que costumam gerar mais reações são glúten, laticínios, grãos, leguminosas, soja, ovos, oleaginosas e solanáceas (berinjela, batata-inglesa, pimenta, tomate, etc.). Restabelecer o bom funcionamento do intestino pode reduzir ou mesmo acabar com essas reações. É por isso que o método da dieta de eliminação é tão eficiente para qualquer doença inflamatória.

Foi por isso que escrevi *The Blood Sugar Solution 10-Day Detox Diet* [A dieta detox de 10 dias para reduzir o açúcar no sangue], livro em que detalho o programa que desenvolvi com milhares de pacientes para ajudá-los a curar diversas doenças. Se você está inflamado (você poderá descobrir isso no Capítulo 13), seguir esse programa por um período de 10 dias a três meses, dependendo do seu nível de inflamação, pode lhe proporcionar inúmeros benefícios. Em testes realizados com mais de mil pessoas que seguiram essa dieta, a redução média de todos os sintomas de todas as doenças foi de quase 70% em apenas 10 dias.

Os polifenóis presentes em alimentos de origem vegetal estão entre os melhores compostos de combate à inflamação que a natureza nos oferece. E o melhor lugar para encontrar esses compostos é no final do arco-íris: nos pigmentos vivos encontrados em hortaliças vermelhas, verdes, amarelas, laranja e roxas. O azeite extravirgem, de uma cor verde agradável, contém oleocantal, que possui propriedades anti-inflamatórias semelhantes às do ibuprofeno, só que sem todos os seus efeitos colaterais.

Temperos como cúrcuma, gengibre e alecrim são usinas anti-inflamatórias. Carnes preparadas com essas especiarias neutralizam qualquer inflamação potencial.[7] Cogumelos regulam o sistema imune e contêm compostos anticancerígenos. E alimentos ricos em vitamina C, zinco, selênio e vitamina D fortalecem a imunidade e retardam a inflamação. Assim, uma refeição que inclua camarão e linhaça (zinco), sumo de limão e coentro (vitamina C), ovos (selênio e vitamina D) e cogumelos porcini (vitamina D) seria um megarreforço para a imunidade. Talvez não com *todos* esses ingredientes juntos, mas deu para entender a ideia!

Otimizando a Função 3: geração de energia

As mitocôndrias são como um motor híbrido, funcionando com dois tipos de combustível: gorduras e carboidratos. A maioria das pessoas abastece o motor metabólico com carboidratos, um combustível ineficiente e sujo, em vez de gorduras, que são um combustível limpo. Gorduras ruins, entre elas gorduras trans e óleos oxidados (especialmente das frituras de imersão), prejudicam as mitocôndrias. Certas gorduras chamadas cetonas e óleo MCT (do inglês *medium chain trygliceride*, triglicerídeos de cadeia média) são o combustível preferido das mitocôndrias para auxiliar o reparo, a renovação e a reconstrução. O óleo MCT é uma excelente fonte de combustível. O óleo de coco não refinado contém MCT e também é possível comprá-lo na forma isolada. É um óleo de queima limpa que, se ingerido antes de exercícios, melhora o desempenho.

Porém, mais do que o combustível certo, as mitocôndrias precisam do combustível certo no momento certo. O problema é que continuamos comendo durante o dia todo e a maior parte da noite e nunca damos ao organismo um período de descanso para que as células possam eliminar resíduos e detritos, reciclar partes velhas para produzir novas células, ativar os sistemas antioxidantes e anti-inflamatórios, livrar-se da gordura abdominal tóxica, fortalecer músculos e ossos e aguçar a função cerebral (para podermos ir em busca da próxima refeição!). Quando associamos os melhores alimentos com o melhor momento de consumi-los (falaremos mais disso no Capítulo 14), ativamos todos os mecanismos de cura e turbinamos as mitocôndrias e a vida em si. Isso é crucial para o envelhecimento saudável.

Para produzir energia, as mitocôndrias também precisam de nutrientes específicos: vitaminas do complexo B, coenzima Q10, carnitina, zinco, magnésio, selênio, ômega-3, ácido lipoico, n-acetilcisteína, vitamina E, vitamina K, enxofre e outros. Alimentos como mirtilo, semente de romã, carne bovina e manteiga de animais livres, brócolis, sardinha, azeite extravirgem, abacate e amêndoas são excelentes fontes de gordura e fitonutrientes para otimizar o funcionamento das mitocôndrias.

Aprender a alimentar bem as mitocôndrias, usar combustíveis de queima limpa, evitar açúcar e amido, aumentar as gorduras boas e garantir níveis ideais de nutrientes essenciais[8] pode promover o ajuste metabólico.[9] Se, além disso, você fizer também minipausas – usando a estratégia da alimentação com restrição de tempo ou do jejum, que veremos no Capítulo 14 –, poderá obter excelentes efeitos rejuvenescedores sobre a saúde, a energia e a longevidade.

Otimizando a Função 4: desintoxicação

O excesso de alimentos processados, açúcar, amido (sim, de um jeito ou de outro, esses fatores bagunçam todos os sistemas do nosso corpo) e de toxinas ambientais pode dificultar o processo de desintoxicação. A desintoxicação exige também uma série de alimentos, fitonutrientes, proteínas, vitaminas e minerais, fibras e água.

Infelizmente, somos todos depósitos de resíduos tóxicos. Como já mencionei, são cerca de 84 mil produtos químicos não testados e que causam inflamação e estresse oxidativo, danificam as mitocôndrias, prejudicam a função intestinal, criam desequilíbrios hormonais e sobrecarregam a função de desintoxicação. Nós ingerimos mais de 2 quilos de aditivos alimentares a cada ano,[10] pesticidas e herbicidas dos alimentos (utilizados no cultivo), mercúrio dos peixes e arsênico e toxinas da água. Polvilhe um pouco de álcool e paracetamol (que esgota a glutationa, o principal composto desintoxicante do nosso corpo) e outros medicamentos e o corpo entra em colapso: sobrecarga tóxica.

Felizmente, os alimentos contêm quase todos os ingredientes necessários para eliminar os resíduos. Água em boa quantidade ajuda os rins e os intestinos a remover os resíduos de forma eficaz. A fibra faz os resíduos se moverem através do cólon mais depressa. O fígado precisa de ajuda de fitonutrientes que obtemos na alimentação.

O grupo de alimentos que melhor estimula os mecanismos de desintoxicação do fígado é a família de vegetais crucíferos (brócolis, couve, couve-flor, repolho, couve-de-bruxelas), que contém compostos de enxofre que aumentam a produção de glutationa, o antioxidante mais poderoso do corpo humano. Alho e cebola também fornecem enxofre para a desintoxicação. Outras necessidades do fígado são níveis adequados de B_1, B_2, B_3, B_6, B_{12}, folato, manganês, magnésio, zinco e selênio, que são encontrados em proteínas animais, frutos do mar, nozes, sementes e folhas verde-escuras e facilitam todas as reações químicas de desintoxicação. A rica variedade de substâncias fitoquímicas encontradas em ervas e especiarias também ajuda o fígado no processo de desintoxicação. Por fim, a curcumina, encontrada na cúrcuma, ajuda na desintoxicação e diminui a inflamação.[11]

Uma desintoxicação eficiente também precisa de aminoácidos adequados de proteína. O chá verde é um poderoso desintoxicante, o que talvez explique por que os japoneses, grandes consumidores da bebida, parecem ser capazes de neutralizar o mercúrio do sushi. O chá verde se liga a metais pesados. Alecrim, gengibre, coentro, folhas de dente-de-leão, salsa, casca de limão, agrião, raiz de bardana e alcachofra são excelentes desintoxicantes que devem ser consumidos regularmente.

Proteínas de alta qualidade, fitonutrientes e alimentos ricos em vitaminas e minerais, juntamente com muita fibra e água limpa e fresca, mantêm a qualidade do nosso sistema de desintoxicação e minimizam a carga tóxica.

Otimizando a Função 5: comunicação intercelular e equilíbrio hormonal

Se existe uma causa maior de envelhecimento acelerado e doenças do envelhecimento, é esta: a dupla açúcar e amido (especialmente farinha), e o caos metabólico e a resistência à insulina resultantes. Você já deve estar cansado de ouvir isto, mas repito que eliminar o açúcar e a farinha é a melhor coisa que você pode fazer para melhorar sua saúde e viver mais, aprimorando não apenas os hormônios e neurotransmissores, mas também todos os outros sistemas.

As mulheres precisam prestar atenção especial no equilíbrio hormonal, pois vivemos em um mundo que causa ou agrava a menopausa, a TPM e os cânceres femininos e promove a produção excessiva de estrogênio no corpo. Açúcar em excesso, uma alimentação pobre em fibras, deficiências nutricionais, álcool, xenoestrogênios (pesticidas, plásticos e produtos químicos ambientais que imitam o estrogênio), estresse e sedentarismo geram desequilíbrios hormonais. As mulheres se beneficiam da inclusão de alimentos tradicionais de soja não transgênicos, como missô, natto, tempeh e tofu; semente de linhaça; vegetais crucíferos; e muita fibra.

O que comemos também afeta a tireoide. O hipotireoidismo (quando seu funcionamento está abaixo da normalidade) pode ser desencadeado pelo glúten, pelo excesso de suco verde com couve crua (vegetais crucíferos crus podem bloquear a função da tireoide) e pela deficiência de zinco, selênio, vitamina D e iodo. Para ajudar a reverter o problema, você pode incluir na sua dieta alimentos ricos em zinco (carnes, sementes, nozes), selênio (sardinha e castanha-do-pará), vitamina D (gema de ovo, cogumelo porcini e arenque) e iodo (algas marinhas e peixes).

A alimentação também afeta, e muito, o cérebro e os neurotransmissores. Novas áreas em psiquiatria reconhecem que os alimentos têm poder de influenciar a função cerebral. A Universidade Stanford tem um departamento de psiquiatria metabólica; Harvard tem um departamento de psiquiatria nutricional e de estilo de vida. Muitos estudos demonstram o impacto de mudanças alimentares na demência.[12] As dietas cetogênicas demonstraram melhorar a cognição e a função em pacientes com Alzheimer.[13] Psiquiatras de Harvard usaram dietas cetogênicas para levar à remissão da esquizofrenia.[14] Estudos mostram que simplesmente trocar os alimentos processados, açucarados e ricos em amido por alimentos naturais é eficaz no tratamento da depressão; aliás, chega a ser 400% melhor no tratamento da depressão do que a alimentação padrão, adotada pelo grupo de controle.[15]

Otimizando a Função 6: transporte

Nossos sistemas de transporte (circulatório e linfático) eliminam os resíduos metabólicos dos tecidos do corpo inteiro e os levam ao coração para serem enviados ao fígado e aos rins, onde serão filtrados. O que promove disfunção nos vasos sanguíneos e no fluxo linfático e as doenças cardiovasculares? Isso mesmo: a alimentação inflamatória, industrializada, ultraprocessada, carregada de amido, açúcar e gorduras refinadas e carente de alimentos medicinais protetores. Uma única refeição fast-food já prejudica os vasos sanguíneos.[16] Grande parte dos efeitos adversos pode ser compensada pela ingestão de fitonutrientes[17] e antioxidantes.[18] Uma alimentação rica nos nutrientes contidos em alimentos naturais e em fitonutrientes evitará danos.[19]

Os outros alimentos importantes para a saúde vascular são aqueles que aumentam o óxido nítrico, pois ele estimula o fluxo sanguíneo. Para produzir óxido nítrico, o corpo precisa do aminoácido arginina, cujas melhores fontes alimentares são sementes de abóbora, sementes de gergelim, nozes, amêndoas, peito de peru, soja e algas marinhas. As gorduras ômega-3 dos peixes selvagens também ajudam a melhorar a função endotelial (do revestimento dos vasos sanguíneos) e a impedir a formação dos perigosos coágulos.[20] Os benefícios do azeite de oliva para o coração derivam do efeito dos polifenóis na função endotelial e na redução da inflamação dos vasos sanguíneos.[21]

A hipertensão representa um alto risco de infarto, insuficiência cardíaca, AVC e insuficiência renal. Mas o que provoca a hipertensão? A genética, a sensibilidade ao sal, a poluição ambiental e os metais pesados têm seu papel, mas para a maioria das pessoas o grande culpado é a resistência à insulina. Se você tem gordura acumulada na região da barriga, é provável que seja ela a responsável pela sua pressão alta. Além disso, se você for como cerca de 40% dos americanos, também é deficiente em magnésio,[22] o que leva a pressão alta. O magnésio relaxa os vasos sanguíneos. Estresse, álcool, cafeína e açúcar causam depleção de magnésio. Esse mineral é encontrado em alimentos que não consumimos o suficiente: nozes, sementes, leguminosas e folhas.

O coração bombeia sangue pelos vasos sanguíneos, mas os vasos linfáticos precisam de movimento, atividade muscular e respiração para enviar os resíduos de volta ao coração. Como veremos no Capítulo 17, existem muitas maneiras de melhorar a circulação linfática, mas a alimentação também é importante. Culpados comuns, que tendem a prejudicar a função linfática, são alimentos processados, laticínios, açúcar, adoçantes e sal em excesso. Por outro lado, muitos alimentos ajudam a melhorar a função linfática, entre eles verduras, farinha de semente de linhaça, semente de chia, abacate, alho, nozes, algas marinhas, frutas cítricas e cranberry. Ervas ricas em substâncias fotoquímicas também podem ser benéficas, entre elas equinácea, astrágalo, coentro e salsa.

Otimizando a Função 7: estrutura

Células, órgãos, tecidos, pele, músculos e ossos não brotam do nada. Os alimentos fornecem a matéria-prima. A estrutura do corpo humano – sua resistência e seu funcionamento – depende dos tijolos que lhe fornecemos: proteínas, gorduras e minerais que ingerimos. Você talvez se surpreenda em saber que os carboidratos não são nutrientes essenciais. Afinal, a alimentação ocidental contém 50% a 60% de carboidratos, em sua maior parte provenientes de amidos e açúcares refinados de baixa qualidade. Se esses carboidratos não são essenciais para a nossa estrutura, para onde eles vão? A maior parte se acumula na barriga, na forma de gorduras que causam doenças e servem de gatilho para os marcadores do envelhecimento.

Quando a matéria-prima da estrutura é de má qualidade, o corpo funciona mal. A perda muscular e a perda óssea são fatores cruciais no envelhecimento e nas doenças relacionadas à idade. Isso porque é nos músculos que o metabolismo acontece, portanto menos massa muscular significa metabolismo lento. Músculos de baixa qualidade entremeados de gordura resultam em diabetes, inflamação e envelhecimento.

As proteínas constituem a matéria-prima da maioria das principais moléculas. Mas existem tipos diferentes delas. Para novas células musculares, o melhor tipo é outro músculo: proteína animal.

Sim, também encontramos proteína em muitos alimentos de origem vegetal, mas não com a mesma qualidade nem na mesma quantidade de aminoácidos essenciais necessários para a produção de novos músculos, especialmente os de cadeia ramificada (BCAA), como leucina, isoleucina, valina, lisina e aminoácidos contendo enxofre.[23]

Além disso, certas proteínas vegetais, como leguminosas e oleaginosas, contêm fitatos, que prejudicam a absorção de proteínas (isso não significa que se deva cortar leguminosas e oleaginosas da sua dieta; basta encontrar equilíbrio). Pessoas veganas, especialmente à medida que envelhecem, precisam garantir a ingestão de BCAA, aumentando o volume total de alimentos de origem vegetal ricos em proteínas, adicionando proteínas em pó e fazendo suplementação – ou, se você não é vegano, considere consumir proteínas em suplementos, como o whey de cabra.[24]

E não se esqueça de todas as vitaminas e minerais necessários para a formação de tecidos, músculos e ossos – vitamina D, vitamina K, cálcio, magnésio e boro, entre outros.

HORMESE FITOQUÍMICA E LONGEVIDADE: COMA ALIMENTOS ESTRESSADOS

A Fundação Rockefeller está investindo 200 milhões de dólares para criar uma tabela periódica das dezenas de milhares de moléculas medicinais potencialmente benéficas, os chamados *fitoquímicos*, encontrados no reino vegetal (você pode saber mais sobre a Periodic Table of Food Initiative em foodperiodictable.org; site em inglês). Essas moléculas vegetais são remédios poderosos, capazes de prevenir e reverter doenças e prolongar a vida.

Você deve estar se perguntando por que as plantas se preocupariam com a nossa saúde. Não, elas não se preocupam. Essas moléculas fazem parte dos seus sistemas de defesa, proteção e comunicação. Muitas são inclusive venenos, cuja função é afastar predadores e criar resistência ao estresse em ambientes adversos e em face de outros perigos, como a radiação ultravioleta. São mais abundantes em plantas silvestres, em seguida em alimentos de produção regenerativa e, por fim, em alimentos orgânicos. São encontradas em quantidades mínimas em hortaliças, grãos e leguminosas cultivados industrialmente para maior rendimento, maior teor de amido e maior resistência a seca, pesticidas e herbicidas. Resultado: alimentos sem sabor, com mais açúcar, menos proteína e muito menos vitaminas, minerais e fitonutrientes.

Em altas doses, esses compostos – como alcaloides, polifenóis e terpenos – podem ser tóxicos. Quando consumidos em pequenas quantidades, porém, geram um pequeno estresse benéfico para o organismo. Damos a esse estresse o nome de *hormese*, fenômeno que também ocorre durante períodos de jejum, saunas, mergulhos em água fria, exercícios físicos e muito mais. A hormese é essencial para ativar nossos sistemas de cura inatos. Abordaremos esse assunto mais detalhadamente no Capítulo 10. Por enquanto, saiba que, se comermos plantas estressadas, nosso corpo responde otimizando as vias para a saúde e a longevidade.

A boa notícia é que o sabor natural dos alimentos (e não dos aromatizantes adicionados pela indústria) é sempre proporcional à riqueza fitoquímica da planta. Um único e minúsculo morango silvestre explode em sabor e contém fisetina, fitoquímico antienvelhecimento. Já o morango industrializado, tão grande e durável, pode até ser lindo, mas não tem muita graça ao paladar. Produtos orgânicos contêm entre 10% e 50% mais fitonutrientes do que os convencionais.[25]

O renomado chef Dan Barber saiu em busca de sabor em hortaliças, mas descobriu que grande parte do que desejava havia sido eliminada nas culturas modernas. Ele fundou a Row 7 Seeds para criar novas versões de alimentos vegetais, praticamente realizando engenharia reversa de modo a restaurar seu estado silvestre e assim produzir variedades mais saborosas. O efeito colateral foi aumentar a riqueza fitoquímica das hortaliças.

Nós, seres humanos, somos biologicamente preguiçosos. Ao longo de nossa evolução, tomamos emprestados esses compostos para preencher lacunas críticas em nossa bioquímica e fisiologia. Pequenas doses desses compostos geram pequenos desafios para o organismo, incentivando gentilmente o reparo, a cura e a longevidade e nos ajudando a desenvolver resiliência diante dos estresses da vida.

Ainda que não cause deficiências como escorbuto ou raquitismo, a longo prazo a carência de fitoquímicos nas frutas e hortaliças produzidas atualmente se manifesta sob as formas de doenças crônicas e uma vida útil mais curta. Precisamos desses compostos para nos desenvolvermos, termos saúde e ativar as vias de cura e longevidade. Gosto de chamar essa relação entre plantas e seres humanos de *fitoadaptação simbiótica*, mas há quem chame de *xeno-hormese* ou *foto-hormese*. O consenso entre pesquisadores do campo da nutrição é que saúde e longevidade têm uma relação direta com a quantidade de frutas e vegetais que consumimos (não, batata frita e ketchup não contam!).

Como vimos a respeito de restrição calórica, jejum e prática de exercícios físicos, as substâncias fitoquímicas induzem respostas no corpo que nos protegem do envelhecimento, ativando ou inibindo processos fundamentais que incluem autofagia, reparo do DNA e poderosas enzimas antioxidantes.

Como isso acontece? Elas provocam um leve estresse e, em seguida, estimulam o corpo a ativar seus sistemas de resistência ao estresse. Substâncias fitoquímicas encontradas em plantas (como alcaloides, polifenóis e terpenoides) e em fungos (polissacarídeos) atuam através das mesmas vias que discutimos – o que inclui mecanismos de detecção de nutrientes, mTOR, sinalização da insulina, sirtuínas, AMPK e os nossos próprios sistemas de defesa antioxidante.

Também há indícios de que os fitoquímicos melhorem a saúde intestinal, prevenindo a permeabilidade, alimentando as bactérias benéficas e aumentando a produção de ácidos graxos de cadeia curta, que, além de serem fonte essencial de energia para as células intestinais, também são absorvidos e ajudam a reduzir a inflamação sistêmica.[26]

Por exemplo, algumas substâncias fitoquímicas, como o sulforafano (dos brócolis)[27] ou o galato de epigalocatequina (EGCG, um polifenol encontrado no chá verde),[28] reduzem o estresse oxidativo acionando uma via chamada Nrf2, que ativa a produção de nossas enzimas antioxidantes. E experimentos apontam que a espermidina prolonga a vida útil em camundongos e em pessoas.[29] Trata-se de uma poliamina encontrada em espermatozoides humanos, cogumelos, queijos envelhecidos e na soja (sobretudo em natto, uma preparação de soja fermentada), além de estar disponível como suplemento.

Por muito tempo se acreditou que o benefício das frutas e hortaliças viesse dos antioxidantes encontrados nas plantas, até que se descobriu que os heróis do pedaço são os fitoquímicos. Dentro do nosso corpo ocorre uma delicada dança: precisamos de um pouco de oxidação, mas não muito, para regular diversos processos celulares importantes. O excesso de antioxidantes pode ser prejudicial. A riqueza fitoquímica da nossa alimentação reduz as taxas gerais de mortalidade e o desenvolvimento de doenças cardiovasculares, demência e câncer. O café, uma das maiores fontes de polifenóis da alimentação moderna (já que não comemos hortaliças em quantidade suficiente), está associado a taxas de mortalidade mais baixas,[30] assim como a alimentação mediterrânea, que é abundante em alimentos ricos em fitonutrientes.[31] Muitos compostos vegetais e fúngicos, entre eles berberina, curcumina, fisetina, quercetina, resveratrol e silibinina (extraída do cardo-mariano), podem prolongar a vida útil e a saúde em organismos-modelo, como leveduras, nematoides, mosca-das-frutas e roedores.

Esses compostos vegetais são como um poderoso suco de longevidade.

O poder imunorrejuvenescedor fitoquímico de um alimento ancestral

O recém-redescoberto trigo-sarraceno-tartárico ou trigo-mourisco-tartárico (HTB, na sigla em inglês) ou ainda trigo-sarraceno do Himalaia, um grão ancestral (na verdade, uma flor) que não contém glúten e é cultivado sobretudo em regiões de clima frio e rigoroso, solos ruins e pouca água, sobrevive produzindo grandes quantidades de substâncias fitoquímicas.[32] Essa variedade de trigo-sarraceno promete ser o superalimento mais poderoso do mundo, com mais de 132 fitonutrientes, grande quantidade de proteína, menos amido e mais vitaminas e minerais do que qualquer outro grão. Contém altos níveis de quercetina, luteolina e um composto chamado *hobamina* (2-hidroxibenzilamina, conhecido também como 2-HOBA), um raro composto fitoquímico rejuvenescedor que até hoje não é encontrado em nenhum outro produto da natureza. As substâncias fitoquímicas podem atuar de maneiras peculiares, por meio de um processo de rejuvenescimento imunológico e mitocondrial.[33] A ingestão

> de substâncias fitoquímicas presentes nessa planta, seja sob a forma de suplemento ou em um preparo como panqueca ou macarrão soba (massa japonesa à base de trigo-sarraceno), pode ajudar você a resetar seu sistema imune e melhorar a função mitocondrial. No Brasil, o acesso a esse tipo específico ainda é bem reduzido, mas você pode começar pelo trigo-sarraceno comum e pesquisar possibilidades como importação.

FITOQUÍMICOS E O MICROBIOMA INTESTINAL

Em 2016, depois de tomar uma dose de antibiótico para um tratamento de canal, meu intestino ficou descontrolado. Desenvolvi uma infecção gravíssima por *Clostridium difficile* que evoluiu para uma colite. Minhas soluções usuais para problemas intestinais não funcionaram, até que descobri o verdadeiro poder dos polifenóis no microbioma.

A questão é que não somos os únicos que se beneficiam de substâncias fitoquímicas na alimentação. Os trilhões de criaturas que vivem em nosso intestino também adoram. Desenvolvi uma grave permeabilidade intestinal e tinha baixos níveis de uma importante bactéria chamada *Akkermansia muciniphila*, responsável pela camada mucosa que reveste o intestino, necessária para nos proteger do aumento da permeabilidade. Essa espécie adora cranberry, romã, azeitona, figo-da-índia e chá verde! Estimular o crescimento dessa única bactéria já pode ajudar na redução do peso corporal, do estresse oxidativo e da inflamação intestinal e hepática, além de melhorar a sensibilidade à insulina.[34] Trata-se de uma bactéria tão importante que pessoas que têm baixos níveis dela podem não responder à imunoterapia, um dos maiores avanços no tratamento do câncer.

Outros compostos também atuam na saúde do nosso intestino. O resveratrol previne o aumento da permeabilidade e reverte a disbiose. Assim como a quercetina e o ginseng. Existe uma bela simbiose quando alimentamos os fitoquímicos do nosso microbioma. As bactérias benéficas se fortalecem e, ao mesmo tempo, produzem compostos (como a *urolitina A*) que melhoram nossa saúde.

Um polifenol posbiótico de construção muscular que aumenta a energia: urolitina A

Outra promissora "molécula de longevidade", a urolitina A é produzida quando certas bactérias intestinais (que hoje em dia costumam estar presentes nos seres humanos em quantidades reduzidas) são expostas a substâncias fitoquímicas da romã, de frutas vermelhas e das nozes. Só que, infelizmente, o microbioma do homem moderno não produz esse metabólito da romã. E, uma vez que é produzido por bactérias intestinais e depois absorvido pelo corpo, é chamado de posbiótico.

Essa molécula ajuda a evitar dois marcadores-chave do envelhecimento: declínio das mitocôndrias (em funcionamento e em quantidade) e inflamação. A urolitina A induz a mitofagia, isto é, a eliminação de mitocôndrias velhas, bem como a produção de novas. Também parece diminuir a inflamação sistêmica, algo que é comprovado por níveis mais baixos de proteína C-reativa.

Um recente estudo randomizado e controlado, realizado com adultos de meia-idade com sobrepeso, revelou que o efeito era como engolir um comprimido de atividade física. Após quatro meses tomando urolitina A em forma de suplemento, observou-se nos participantes uma melhora de 12% na força muscular das pernas, de 10% no VO_2max (medida de condicionamento aeróbico) e em medidas de desempenho físico como distâncias percorridas e força muscular em geral – tudo isso sem praticar exercício algum.[35] Sendo a sarcopenia um traço marcante do envelhecimento, um suplemento capaz de ajudar a revertê-la e preservar ou mesmo melhorar a função muscular à medida que avançamos em idade é um achado dos grandes.

Usando técnicas sofisticadas que analisam a expressão gênica, mudanças nas assinaturas proteicas da longevidade e a metabolômica (produtos do metabolismo gerados pelo corpo ou por bactérias intestinais), por meio de exames de sangue e biópsias musculares, os pesquisadores conseguiram mapear em detalhes os efeitos dessas moléculas posbióticas de polifenóis sobre a saúde e a longevidade. Podem me chamar de exagerado, mas estou animadíssimo com a nossa capacidade de finalmente esclarecer de que maneiras essas moléculas vegetais melhoram nossa saúde!

Moléculas de plantas e fungos que produzem efeitos horméticos na saúde e na longevidade de organismos-modelo e prometem ser benéficos também em seres humanos

Composto	Fonte	Mecanismo	Principais achados
Berberina	*Coptis chinensis*, suplemento alimentar	Autofagia↑	Expectativa de vida↑ em moscas; melhora dos marcadores do DM2 em seres humanos
Cafeína	Café	AMPK↑, mTOR↓, autofagia↑	Expectativa de vida↑ em nematoides; comprometimento cognitivo↓ e mortalidade↓ em seres humanos
Curcumina	Cúrcuma, suplemento alimentar	Autofagia↑	Expectativa de vida↑ na mosca-das-frutas (mas sem efeito em camundongos); inflamação↓, hipertensão↓ e EROs↓ em seres humanos
EGCG	Chá verde, suplemento alimentar	SIRT1↑, FOXO↑, autofagia↑, Nrf2↑	Expectativa de vida↑ em ratos; DCVs↓, câncer↓ e neuroproteção↑ em seres humanos
Emodina	Ruibarbo e ervas chinesas	Sir2.1↑, AMPK↑	Expectativa de vida↑ em nematoides; sensibilidade à insulina↑ em camundongos
Espermidina	Soja, natto, cogumelos	Autofagia↑	Expectativa de vida↑ em camundongos; mortalidade↓ em seres humanos
Fisetina	Morango, maçã, caqui, uva, cebola e pepino	DAF-16/FOXO↑, EROs↓, PCR↓	Expectativa de vida↑ em nematoides; inflamação↓ em seres humanos
Glucosamina	Suplemento alimentar	AMPK↑, autofagia↑	Expectativa de vida↑ em nematoides e camundongos; mortalidade↓ em seres humanos
Polifenóis	Café	AMPK↑, mTOR↓, autofagia↑	DCVs↓, comprometimento cognitivo↓ e mortalidade↓ em seres humanos

Composto	Fonte	Mecanismo	Principais achados
Polissacarídeos	Cogumelos cordyceps e reishi	Prebióticos e preservação da integridade intestinal↑	Obesidade↓, inflamação↓, diabetes↓ em camundongos alimentados com DRG
Quercetina	Vegetais (maçã, cebola, etc.), suplemento alimentar	AMPK↑, autofagia↑, senescência↓	Expectativa de vida↑ em camundongos; hipertensão↓ em seres humanos
Resveratrol	Vinho tinto, suplemento alimentar	IGF-1↓, AMPK↑, PGC-1α↑, autofagia↑	Expectativa de vida↑ em camundongos alimentados com DRG; melhora de marcadores para Alzheimer, câncer, DCVs e DM2 em seres humanos
Sulforafano	Brócolis, couve-de-bruxelas e outros crucíferos	Nrf2↑, enzimas antioxidantes↑	Neuroproteção↑ em ratos

Fonte: Martel, J.; Ojcius, D.M.; Ko, Y.F. et al. "Hormetic Effects of Phytochemicals on Health and Longevity". *Trends in Endocrinology and Metabolism*. Junho de 2019; 30(6): 335-46.

Abreviações: AMPK, proteína quinase ativada por monofosfato de adenosina; DCVs, doenças cardiovasculares; DM2, diabetes melito tipo 2; DRG, dieta rica em gordura; EGCG, galato de epigalocatequina; EROs, espécies reativas de oxigênio; FOXO, proteína forkhead box O; IGF-1, fator de crescimento semelhante à insulina tipo 1; mTOR, proteína-alvo de rapamicina em mamíferos; Nrf2, fator nuclear derivado de eritroide 2 relacionado ao fator 2; PCR, proteína C-reativa; PGC-1α, receptor e coativador 1α do receptor gama ativado por proliferador de peroxissoma; SIRT1, sirtuína-1; Sir2.1, sirtuína-2.1.

Uma das maneiras mais simples de ativar as vias de longevidade é incluir uma rica variedade de fitonutrientes na alimentação, principalmente essas apresentadas na tabela. Inclua também outras, como o trigo-sarraceno-tartárico e a urolitina A, que comprovadamente atuam em nossos sistemas de cura e reparo, induzindo as nossas células a se tornarem mais resistentes ao estresse e ativando um conjunto de caminhos destinados a proteger nossas células das doenças e do envelhecimento.

PROTEÍNA E ENVELHECIMENTO

A importância da proteína é uma das maiores controvérsias nos campos de pesquisa em nutrição e envelhecimento. Há quem diga que as proteínas vegetais são as únicas seguras para a saúde e a longevidade, enquanto outros sugerem que a carne animal é a melhor fonte de proteínas para prevenir o envelhecimento e a sarcopenia. Você se lembra de Emma Morano, a italiana que viveu até os 117 anos e que, já com mais de 90, foi orientada pelo médico a comer 150 gramas de carne crua por dia? Para ela, que estava enfraquecida, a estratégia funcionou.

Mas afinal, crenças, ideologias e preferências à parte, o que a ciência diz sobre proteínas e envelhecimento saudável? Que tipo de proteína devemos consumir, em que quantidade e com que frequência?[36]

A questão-chave nessa discussão é como construímos músculos – a moeda do envelhecimento saudável – e prevenimos e revertemos a sarcopenia ao mesmo tempo que não superestimulamos a via mTOR e não prevenimos a autofagia, essencial para a reciclagem, o reparo e a renovação celulares. O baixo nível de aminoácidos e açúcares simula a fome, o que estimula a autofagia e nossas vias de longevidade. Isso é bom. Em excesso, porém, até o que é bom pode fazer mal. Sem proteína, com níveis baixos de proteína ou, ainda, com níveis inadequados de certos aminoácidos como a leucina, a longo prazo a atividade da mTOR diminuirá, mas nossa fragilidade só vai aumentar. É o princípio de Cachinhos Dourados: nem de mais, nem de menos.

Felizmente, vários especialistas de diversos países se reuniram para responder a essas questões. Com a criação do Grupo de Estudo PROT-AGE,[37] eles revisaram evidências nas cinco áreas a seguir:

1. Necessidades proteicas para idosos com boa saúde
2. Necessidades proteicas para idosos com determinadas doenças agudas ou crônicas
3. O papel do exercício físico associado a uma alimentação rica em proteína na recuperação e manutenção da força e função muscular em idosos
4. Aspectos práticos do consumo de proteína via alimentação – isto é, a fonte, a qualidade das proteínas consumidas, os momentos em que

são consumidas e como garantir a ingestão de calorias suficientes de gordura e carboidratos para que a proteína alimentar não seja transformada em energia, e sim em músculo

5. O uso de desfechos funcionais (resultados verificados após a intervenção) para avaliar o impacto da perda muscular relacionada à idade e a doenças e os efeitos das intervenções

O que sabemos sobre proteínas e envelhecimento?

À medida que envelhecemos, perdemos massa muscular e óssea e nosso sistema imune enfraquece – três sistemas que dependem de proteína de alta qualidade. O apetite diminui, precisamos tomar medicamentos que às vezes prejudicam a absorção de nutrientes, e nossa capacidade de usar a proteína disponível se reduz, porque muitos de nós desenvolvem resistência à insulina. Além disso, nosso organismo precisa dar duro para compensar algo chamado *resistência anabólica*, que nos faz precisar de uma quantidade maior de proteína para construir músculos do que quando éramos jovens. A inflamação e o estresse oxidativo maiores, também decorrentes do envelhecimento, completam o quadro que nos exige maior necessidade de proteína.

Quando se encontra num estado de breakdown, o corpo precisa de muito mais proteína.

A ingestão diária recomendada (IDR) é de 0,8 mg/kg por pessoa, por dia. Esse é o *mínimo* necessário para prevenir a desnutrição proteica, não a quantidade para uma saúde ideal, tampouco para idosos ou pessoas muito ativas. Lembre que a preservação da massa muscular e a prevenção da sarcopenia são fundamentais para nos mantermos ativos, independentes e metabolicamente saudáveis com o passar dos anos.

A melhor maneira de construir músculos é ingerir músculo.

O que os especialistas do estudo PROT-AGE descobriram?

1. Para manter e recuperar músculos, pessoas com mais de 60 anos precisam de maior quantidade de proteína na alimentação do que jovens. Elas devem consumir diariamente uma média de 1 a 1,2 grama por quilo de peso corporal, ao dia. Caso pratiquem exercícios (o que deveriam fazer), a necessidade fica entre 1,5 e 2 gramas por quilo de

peso corporal, ao dia. Para uma pessoa de 70 quilos, isso equivale a alguma medida entre 70 e 84 gramas por dia. Quem faz musculação e exercícios aeróbicos talvez precise de algo entre 105 e 140 gramas por dia (veja na tabela apresentada mais adiante neste capítulo o teor de proteína de alimentos comuns).

2. Se comparado ao de adultos jovens, o *limiar anabólico* por refeição (a quantidade mínima de proteína que desencadeia a construção de músculo) do consumo alimentar de proteínas e aminoácidos é mais alto no idoso (ou seja, 25 a 40 gramas de proteína por refeição, contendo entre 2,5 e 2,8 gramas de leucina). Se você ingerir menos que isso, a proteína será usada como fonte de calorias e energia, não para construção de músculo. A leucina, encontrada principalmente na proteína animal, é essencial para iniciar a síntese de proteínas.

3. A fonte de proteína (animal ou vegetal), o momento da ingestão e a suplementação de aminoácidos precisam ser levados em conta nas recomendações de ingestão proteica alimentar pelos idosos. Apenas proteínas vegetais são insuficientes e devem ser suplementadas com aminoácidos de cadeia ramificada ricos em leucina para ativar a síntese muscular. Outra possibilidade seria consumir grandes quantidades de suplementos de proteína vegetal para obter o suficiente dos principais aminoácidos necessários à construção de músculos.

O que é importante lembrar?

1. Uma pessoa comum precisa de 25 a 40 gramas de proteína de alta qualidade por refeição, dependendo da idade, do nível de atividade e das doenças que tem. A maioria das pessoas consome muito menos que isso.

2. O melhor momento para ingerir proteínas é entre uma e duas horas após a prática de exercícios.

3. A melhor proteína para a síntese muscular é a animal, pois contém altos níveis de leucina e creatina, também necessárias para a síntese proteica.

4. O whey protein (proteína do soro do leite) é a melhor fonte de proteína de alta qualidade, de fácil absorção, rica em leucina e outros aminoácidos essenciais para a construção muscular. Eu, particular-

mente, gosto de soro de leite de cabra orgânico. É mais bem tolerado pela maioria das pessoas. Um shake de proteína após o treino é uma excelente estratégia de construção muscular.
5. Se estiver usando proteínas vegetais, é importante suplementá-las com leucina, aminoácidos de cadeia ramificada, creatina e até fitonutrientes, como a urolitina A, todos os quais eu incluo no meu shake do envelhecimento saudável (ver Capítulo 14).
6. Quem tem problema renal precisa de menos proteína. Consulte seu médico ou nutricionista para saber a quantidade certa para você.

Outra coisa importante sobre a proteína é que, se a ingerirmos em quantidades maiores do que o necessário, seu excesso será simplesmente usado sob a forma de calorias e pode ser transformado em açúcar pelo corpo (processo chamado *gliconeogênese*). Além disso, muitas pessoas usam proteína de colágeno, que é rica em glicina, prolina e hidroxiprolina, todas necessárias para formar tecido conjuntivo mas carentes em triptofano, que precisa então ser adicionado.

A regra de ouro é incluir em cada refeição um pedaço de proteína animal do tamanho da palma da sua mão (ou o equivalente, em gramas, de whey protein ou proteínas vegetais). As necessidades proteicas de uma mulher com 1,50 de altura e 45 quilos são diferentes daquelas de um homem com 1,92 de altura e 115 quilos. Se quiser, você pode combinar proteínas vegetais e animais para reduzir o consumo de derivados animais sem sacrificar a qualidade da proteína.

Muitos adeptos dos alimentos de origem vegetal sugerem ser possível obter toda a proteína necessária com o consumo de leguminosas, grãos, oleaginosas e sementes. Isso é problemático por duas razões. Primeiro por causa dos baixos níveis de leucina e dos perfis inadequados de aminoácidos necessários para transformar proteína em músculo e impedir que ela seja usada apenas como energia. Segundo porque seria preciso comer muito mais para obter os 25 a 40 gramas por refeição. Por exemplo: para obter em proteínas o equivalente a 113 gramas de frango, que contêm 271 calorias, você teria que comer seis xícaras de arroz integral em cada refeição (um feito impossível), que tem 1.296 calorias. Para atender às suas necessidades diárias de proteína com leguminosas, você precisaria comer duas xícaras (450 calorias) em cada refeição. É matemática básica e bioquímica.

Fonte de proteína (30 gramas)	Quantidade	Calorias
Carne vermelha	113 gramas	285
Frango	113 gramas	271
Peixe (bacalhau)	170 gramas	140
Whey protein	30 gramas (1-2 dosadores)	120
Ovo	5 ovos	390
Feijão (preto) cozido	2 xícaras	450
Quinoa (cozida)	4 xícaras	888
Arroz integral	6 xícaras	1.296
Pão integral	8,3 fatias	573
Amêndoas	1 ⅛ xícara	942
Nozes	2 ½ xícaras	1.308
Sementes de abóbora	2 ½ xícaras	713
Sementes de chia	¾ xícara	600

Resumindo:
- Coma proteína de alta qualidade diariamente para suprir suas necessidades de acordo com sua idade, suas condições de saúde e seu nível de atividade. Se você é ativo (e deveria ser), o ideal é consumir entre 1,2 e 1,5 grama por quilo de peso corporal por dia.
- Associe proteínas vegetais e animais para melhorar a qualidade geral da sua ingestão proteica.
- Acrescente aminoácidos de cadeia ramificada e creatina para construir músculo.
- Faça uma pausa de 12 a 16 horas entre as refeições (pratique a alimentação com restrição de tempo) para permitir que a mTOR induza a autofagia.
- Pratique aeróbico e treino de força.

Pronto! Aí está um plano de construção muscular para quem quer viver muito.

CAPÍTULO 8

Atividade física e longevidade

Quem pensa que não tem tempo para se exercitar mais cedo ou mais tarde vai ter que encontrar tempo para se tratar.
– Edward Stanley, conde de Derby

A regra simples da prática de exercícios é: quem não se movimenta não vai para a frente! Sempre apresento em minhas palestras uma charge que mostra um médico e um paciente, com a legenda "Você prefere se exercitar uma hora por dia ou estar morto 24 horas por dia?". Não posso dizer que seja um exagero.

A prática de exercícios melhora automaticamente todos os marcadores e causas do envelhecimento.

Melhora o controle do açúcar no sangue e a sensibilidade à insulina, ajuda a controlar o peso e reduz o risco de doenças cardiovasculares, hipertensão e colesterol alto.

Melhora o humor e a motivação e aguça a cognição.

Previne a demência ao aumentar o fator neurotrófico derivado do cérebro (BDNF, na sigla em inglês), composto que aumenta a neuroplasticidade e constrói novos neurônios.

Obviamente, aumenta a força muscular e a saúde óssea, evitando os impactos da fragilidade que muitas vezes acompanha o envelhecimento biológico e o sedentarismo.

A atividade física também reduz o risco de muitos tipos de câncer, como de cólon, mama, útero e pulmão.

Melhora a qualidade do sono.

E, se a sua libido está baixa ou sua função sexual está diminuindo, os exercícios também ajudam, aumentando a testosterona tanto em homens quanto em mulheres.

Quem sabe isso não motiva você a se movimentar?

O PODER DO MOVIMENTO

Exercícios físicos (desde que com intensidade, tipo e frequência corretos) otimizam todas as funções biológicas. Melhoram o funcionamento e a saúde do microbioma, fortalecem a função imunológica, tornam as mitocôndrias mais numerosas e eficientes, além de equilibrar os níveis de açúcar no sangue e a insulina, o cortisol, o hormônio da tireoide e os hormônios sexuais. Também melhoram a desintoxicação, a circulação sanguínea e o fluxo linfático.

Quanto aos marcadores do envelhecimento, aumentam o comprimento dos telômeros, reduzem a inflamação, melhoram a saúde das mitocôndrias, beneficiam as vias de detecção de nutrientes e revertem as alterações epigenéticas prejudiciais que ocorrem à medida que envelhecemos.

Por exemplo, quando esgotamos a energia dos músculos e órgãos por meio dos exercícios, a AMPK é ativada, melhorando a sensibilidade à insulina (consulte o Marcador 1, no Capítulo 4). Isso tem o efeito de inibir a mTOR, estimulando a autofagia e a limpeza celular. Os exercícios também ativam a via de longevidade da sirtuína, induzindo o reparo do DNA e reduzindo a inflamação. Com isso, ocorre um leve aumento no estresse oxidativo, que desencadeia a ativação das enzimas antioxidantes.

Hoje a ciência nos mostra com clareza os efeitos benéficos dos exercícios para a saúde e a longevidade.[1]

E não é preciso muito.[2] Menos de 23% dos americanos praticam atividade física na quantidade recomendada (150 minutos de exercícios moderados ou 75 minutos de exercícios vigorosos por semana). Mas até uma simples caminhada diária de 10 minutos pode acrescentar anos à sua vida.[3] Caminhar é ótimo, mas uma atividade mais vigorosa que totalize entre 75 e 150 minutos por semana é ainda melhor. Acrescente três a quatro dias de treino de força com elásticos, pesos ou exercícios com o próprio peso corporal, incluindo agachamentos, flexões, abdominais, supinos e pranchas.

EXERCÍCIO, MOVIMENTO E LONGEVIDADE

Quando associada a uma boa alimentação, a atividade física é a ferramenta mais poderosa para a saúde e a longevidade. Minha mãe dizia que, sempre que sentia vontade de se exercitar, deitava na cama e esperava a vontade passar. Infelizmente, não é a melhor estratégia: ela passou seus últimos 10 anos de vida frágil e debilitada. Comprei para ela um livro chamado *Growing Old Is Not for Sissies* [Envelhecer não é para os fracos], que apresentava histórias de atletismo extraordinário entre pessoas na faixa dos 70, 80 e 90 anos, mas minha mãe não gostou muito. Centenários hoje competem no atletismo! Meu plano é ganhar o campeonato de tênis para idosos acima de 80! Para mim, saúde e envelhecimento saudável é poder acordar pela manhã e fazer o que eu bem desejar naquele dia. Dar um passeio, escalar, esquiar ou saltar de paraquedas! Em Icária, tive dificuldade para acompanhar Alkea, uma senhora de 87 anos que subia e descia com agilidade os terraços nas encostas da montanha para cuidar da horta.

Movimentar-se é fundamental para desbloquear os sistemas de regeneração e reparo do corpo. Exercícios físicos ativam os interruptores da longevidade (através da hormese), aperfeiçoam os sistemas antioxidantes do corpo e melhoram a cognição e o humor. Os exercícios também contribuem para um microbioma saudável e diversificado,[4] reduzem a inflamação crônica,[5] apoiam a saúde das mitocôndrias e a biogênese,[6] ajudam no equilíbrio hormonal,[7] reduzem o cortisol (o hormônio do estresse), mantêm a força física à medida que envelhecemos,[8] auxiliam na desintoxicação, na circulação e no fluxo linfático e aumentam a felicidade e a satisfação com a vida.[9] De quebra, ainda melhoram a vida sexual!

Os resultados das pesquisas sobre atividade física e longevidade são inquestionáveis. Os exercícios protegem e prolongam os telômeros,[10] otimizam os efeitos metabólicos benéficos da AMPK,[11] ativam as sirtuínas[12] e melhoram a longevidade e a saúde em geral.[13] Também melhoram a saúde cardiovascular, diminuem o risco de desenvolver esse tipo de doença e, para quem já tem alguma, melhoram o prognóstico.[14] Está comprovado que exercícios físicos previnem certos tipos de câncer, melhoram os resultados durante o tratamento e previnem a recidiva.[15] São um tratamento fantástico para diabetes, regulam os níveis de açúcar no sangue e são fundamentais para melhorar a sensibilidade à insulina.[16] E, o mais importante, ajudam a construir músculos e aumentar a massa muscular. Está lembrado dos riscos da perda de massa muscular e sarcopenia? Os exercícios certos, associados aos tipos e quantidades certos de proteína, são o segredo para uma vida longa e saudável.[17] Pessoalmente, não gosto de academia nem de exercícios tradicionais, mas adoro esportes coletivos. Você também pode fazer trilhas, pedalar de bicicleta ou simplesmente dar uma caminhada de meia hora após o jantar.

Se você quer envelhecer bem, viver muito e ser funcional, a prática regular de atividade física não é opcional. Quer viver até os 120 anos ou mais? Aumentar sua expectativa de vida saudável? Diminuir o risco de doenças crônicas? Ou simplesmente se sentir melhor e mais feliz?

Todos os itens acima?

Mexa-se.

CAPÍTULO 9

Estilo de vida e longevidade: muito além da alimentação e da atividade física

Por mais que seja submetido a abusos, o corpo é capaz de restaurar o equilíbrio. A regra número um é parar de interferir na natureza.
– Deepak Chopra

Como vimos, o que determina nossa saúde é a ação do nosso expossoma individual sobre os nossos genes. Genes não são destino. Eles podem até carregar a arma, mas quem puxa o gatilho é o ambiente, o estilo de vida. E isso é ótimo, pois, se há um único fator que seja o mais determinante para a nossa saúde, é nosso comportamento no dia a dia.

Quando visitei a Sardenha e Icária, pude constatar que muitos dos moradores idosos tinham hábitos diários que os mantiveram fortes, vibrantes e vivos. Movimentavam-se regularmente, cuidando de pequenas plantações e percorrendo montanhas, viviam quase sem estresse, priorizavam o sono e os descansos ocasionais e tinham propósito e significado. São os tipos de prática que você pode começar a implementar hoje, mas exigem um pouco mais de empenho, porque fogem aos padrões automáticos da nossa sociedade atual. Depois de ter construído o alicerce de um estilo de vida voltado para a longevidade e a promoção da saúde, que inclui alimentação saudável e atividade física, descanso, gerenciamento do estresse, sono restaurador, integração na comunidade e propósito pessoal, talvez seja importante incluir algumas outras práticas, como hormese (ver Capítulo 10) e inovações avançadas (ver Capítulo 11) para aprimorar as vias de longevidade e evitar os marcadores do envelhecimento.

> Encontrar os recursos necessários para uma vida longa e saudável não é das tarefas mais fáceis, por isso compilei uma lista das melhores opções para otimizar estilo de vida, alimentação, atividade física, gerenciamento do estresse, sono, suplementos alimentares e tudo de que você precisa para monitorar seus biomarcadores e acompanhar suas métricas de saúde. Está disponível (em inglês) em: youngforeverbook.com/resources.

A CURA PARA A MENTE, O CORAÇÃO E A ALMA: O ANTÍDOTO PARA OS PERIGOS DO ESTRESSE CRÔNICO

O autocuidado costuma ser colocado em último lugar na lista de afazeres de muitas pessoas (eu mesmo fiz isso durante grande parte da vida, em detrimento da minha saúde). Trabalho, família, amigos e necessidades de terceiros muitas vezes vêm antes do nosso próprio bem-estar. Só mais tarde é que começamos a cuidar da nossa dimensão espiritual e da saúde mental, se é que começamos. Em lugares como as Zonas Azuis, o poder do repouso e da comunidade é considerado central, mas, em grande parte das sociedades ocidentais, o ritmo que nos é imposto – inúmeros compromissos, atividades extracurriculares, preocupação com a carreira e a família, até levar trabalho para casa – coloca o autocuidado no fim da lista. E a verdade é que jamais teremos uma vida saudável, feliz, realizada e longa enquanto deixarmos de lado a mente e a alma.

Pode ser difícil conceber que pensamentos, sentimentos, crenças, tristezas, alegria, luto, amor e raiva desencadeiam sinais biológicos que mudam nossa expressão gênica, afetando a imunidade, o equilíbrio hormonal, o microbioma, a função dos neurotransmissores, a neuroplasticidade, o funcionamento das mitocôndrias e muito mais. Nutrir a mente e ajustar o mindset faz maravilhas pela saúde. Diversos estudos já demonstraram, por exemplo, que a raiva reprimida pode ser um indicador de quem provavelmente terá câncer de mama e outros tipos. Se suas emoções estão inflamadas, o mesmo acontece com seu organismo. A escritora e médica Caroline Myss afirma que "sua biografia se torna sua biologia". Na mesma linha, a neurocientista Candace Pert escreveu sobre as "moléculas da emoção", com base em suas pesquisas realizadas nos Institutos Nacionais de Saúde dos Estados Unidos, pioneiras no campo da psiconeuroimunologia.

Cada um de nós precisa encontrar sua própria maneira de curar a mente, o coração e a alma. Nutrir a alma inclui cultivar a positividade (pessoas otimistas vivem mais, mesmo que estejam erradas!), cultivar o amor-próprio e a autoestima, priorizar o autocuidado, participar da comunidade, manter relacionamentos significativos, praticar técnicas saudáveis de gerenciamento do estresse, formar uma rede de apoio e, caso seja do seu feitio, exercer a fé ou a espiritualidade de algum modo.

Isso é especialmente difícil para aqueles que têm tendência a se doar ou que dedicam a vida a ajudar ao próximo. A melhor maneira (e a única sustentável a longo prazo) de ajudar outras pessoas é priorizar a si mesmo. Só depois de se nutrir é que você vai poder nutrir os outros, e fará isso 10 vezes mais.

São inúmeras as evidências empíricas de que o autocuidado, o mindset certo e a integração à comunidade ajudam a melhorar todos os fatores de saúde e longevidade. Desenvolver a autocompaixão pode contribuir significativamente para que as pessoas consigam superar determinados comportamentos, como parar de fumar, se exercitar, ter uma alimentação mais saudável ou superar transtornos alimentares, praticar o autocuidado e melhorar o bem-estar geral.[1] A autocompaixão também está associada à melhoria dos sintomas físicos,[2] à saúde mental, ao controle glicêmico em diabéticos[3] e à resiliência contra certos tipos de câncer, bem como à melhora da saúde mental em pacientes com câncer.[4]

Conexões sociais, comunidade e relacionamentos sólidos têm sido associados a aumento da expectativa de vida e melhora da saúde mental e de marcadores físicos, como pressão arterial, circunferência da cintura, índice de massa corporal e inflamação.[5]

Uma atitude positiva, outra característica da saúde espiritual, também tem sua importância comprovada cientificamente. Pesquisas mostram que as pessoas que ruminam pensamentos negativos tendem a ter menor expectativa de vida e saúde física e mental pior.[6] Aqueles que se concentram em pensamentos positivos e metas e recompensas futuras têm maior bem-estar e melhor saúde física.[7]

Ter um propósito de vida contribui para o bem-estar geral, a melhora da saúde física e cognitiva, a redução dos sintomas depressivos e a redução do ritmo de envelhecimento.[8] O bem-estar psicológico está associado inclusive ao prolongamento e ao desgaste mais lento dos telômeros,[9] enquanto o estresse crônico está associado à diminuição do comprimento dos telômeros, ao envelhecimento celular acelerado e ao aumento do estresse oxidativo.[10]

Assim, cuidar de si mesmo, praticar o amor-próprio e a autocompaixão, desenvolver um mindset de crescimento, construir relacionamentos e comunidade e ter um propósito são fundamentais para uma vida gratificante, longa e saudável. Priorizar o autocuidado e reservar tempo para reflexão, relaxamento e atenção plena podem promover níveis hormonais saudáveis. Estudos mostraram que intervenções como meditação e atenção plena podem reduzir significativamente os níveis de cortisol.[11]

Que tal reservar um tempo para se cuidar?

O SONO DA LONGEVIDADE

Na minha época de faculdade, o sono era considerado algo opcional. Senti na pele os riscos da privação do sono: fazer 500 partos e dar plantão noturno no pronto-socorro acabou com meu sistema nervoso. Ainda que pareça supérfluo, dormir é essencial para a longevidade, afetando todos os aspectos da saúde, entre eles metabolismo, peso corporal, humor e função cognitiva. Ideias do tipo "Quando eu morrer vou ter tempo de sobra para dormir" podem causar morte prematura.

Nos últimos 100 anos, nosso tempo de sono diário diminuiu em média uma ou duas horas. Setenta milhões de americanos sofrem de problemas de sono,[12] um número bastante similar ao de brasileiros.[13] A privação de sono prejudica muito mais do que a capacidade de concentração, a aprendizagem e a atenção aos detalhes (o que aumenta o risco de acidentes com veículos motorizados): pesquisas sugerem que ter menos de sete horas de sono por noite regularmente tem efeitos negativos sobre os sistemas cardiovascular, endócrino, imune e nervoso. Entre os efeitos colaterais da privação do sono estão obesidade, diabetes, doenças cardiovasculares, hipertensão arterial, ansiedade, depressão, demência, abuso de álcool, AVC e aumento do risco de desenvolver determinados tipos de câncer.

Dormir é essencial para a cura e o reparo, bem como para a limpeza celular e a longevidade.[14] E essa necessidade se dá em diversas frentes. A começar por um sistema de limpeza cerebral recém-descoberto, chamado *sistema glinfático*, que constitui basicamente o sistema linfático do cérebro e é necessário para eliminar todos os resíduos metabólicos que se acumulam todos os dias. Também os músculos, os órgãos e o cérebro precisam de reparos frequentes. Os hormônios e ritmos circadianos precisam estar em equilíbrio para gerar saúde e longevidade. E o sono é fundamental para manter esse equilíbrio.

Se você dorme menos de sete horas por noite, seu risco de morte aumenta 24%.

Se quiser entender melhor o assunto, indico o livro *Por que nós dormimos: A nova ciência do sono e do sonho*, de Matthew Walker.

PROPÓSITO

O propósito torna muitas coisas suportáveis – talvez tudo. Com a criação de sentido (...) surge um novo cosmos.
– C. G. Jung

Em lugares como as Zonas Azuis, as pessoas parecem entender qual é seu lugar e seu propósito na comunidade em que vivem. Essa percepção profunda do sentido da vida norteia sua existência. No entanto, neste mundo caótico, apressado e muitas vezes desconectado, muitos têm dificuldade para encontrar seu lugar. E esse é um ingrediente essencial da saúde.

Robert Butler, que foi o primeiro diretor do National Institute on Aging, realizou um estudo que pretendia analisar o impacto de se ter propósito pessoal. Ele descobriu que as pessoas que têm uma nítida noção de propósito, uma razão para se levantar da cama pela manhã, viviam até sete anos a mais do que aquelas que não tinham um propósito claro. Em outro estudo, realizado com 7 mil adultos e publicado no *Journal of the American Medical Association*, as pessoas com pontuações mais baixas em questionários sobre propósito pessoal tinham o dobro de chance de morrer do que aquelas com pontuações mais altas.[15]

Como descobrir seu propósito? Richard Leider, autor de *O poder do propósito*, apresenta alguns caminhos. Para ele, seus dons, associados a suas paixões e valores, definem seu propósito. Reflita profundamente para encontrar o que lhe é caro e vá atrás disso. Cada pessoa descobrirá o próprio caminho, mas o propósito é tão essencial para a longevidade quanto alimentação adequada e exercícios físicos. Não é por acaso que depois da aposentadoria o risco de morte aumenta tanto – e não apenas por causa da idade cronológica.

A ciência do altruísmo mostra que fazer parte de algo maior, ajudar os outros e servir o próximo é um dos melhores caminhos para encontrar sentido na vida e felicidade. Lembro que em 2010, logo após o terremoto no Haiti, me senti grato por estar fazendo algo por outras pessoas, algo significativo, e não focado em mim – mesmo trabalhando 20 horas por dia para cuidar de feridos no principal hospital de Porto Príncipe, me alimentando mal e lidando com os piores traumas, mortes e perdas que já tinha vivenciado.

Os pilares da saúde e da longevidade – alimentação, atividade física, sono de qualidade, gerenciamento do estresse e descanso do sistema nervoso, relacionamentos significativos e pertencimento a uma comunidade, e a busca por sentido e propósito pessoal – estão disponíveis para todos, com pouco ou nenhum custo adicional. O desenvolvimento desses hábitos e práticas e sua incorporação ao cotidiano serão capazes de operar mudanças profundas em sua saúde e aumentar sua expectativa de vida.

Se você estiver disposto a mergulhar mais fundo e explorar outras poderosas estratégias para reverter o envelhecimento e ter uma vida mais longa e vibrante, se estiver disposto a se juntar a mim e chegar aos 120 anos com boa saúde, pode aproveitar inovações como hormese e medicina regenerativa, tópicos que serão abordados nos próximos capítulos.

CAPÍTULO 10

Hormese: mecanismos de cura e reparo

Todas as substâncias são veneno, não há nenhuma que não seja;
a diferença entre remédio e veneno está na dose.
– Paracelso, químico suíço do século XVI

O corpo humano contém mecanismos de cura inatos que são milagrosamente projetados para nos manter saudáveis e vivos. A alimentação, o ambiente em que vivemos e o estilo de vida moderno levam à degradação desse sistema, mas a ciência está descobrindo como ativar esses mecanismos.

"O que não nos mata nos fortalece" – eis um princípio simples, um dos segredos para a saúde e a longevidade. Quando submetido a um pouco de estresse, mas não muito, o organismo reage se tornando mais forte e mais resiliente.

Pense na atividade física. Durante a prática de exercícios, estressamos o corpo correndo ou levantando peso, provocando microlesões do músculo, que posteriormente, no processo de cicatrização, se torna mais forte. Em excesso, porém, os exercícios podem causar lesões.

Da mesma forma, um pouco de estresse provocado por baixas temperaturas ativa a cura, mas em excesso mata por hipotermia. Um pouco de superaquecimento regenera proteínas e estimula o sistema imune, mas em excesso leva a insolação, que pode ser fatal. O estresse da restrição calórica se mostrou capaz de prolongar em um terço a vida em modelos animais, o que para nós, humanos, seria o equivalente a viver até os 120 anos. Passar fome por tempo demais pode matar, mas há indícios de que, na medida certa, ativa as vias de longevidade.

Esse fenômeno recebe o nome de *hormese*. Pense nele como pequenas doses de adversidade ou abundância que ativam no organismo mecanismos de proteção. A hormese pode ser o segredo para nos manter saudáveis por muito, muito tempo, sem doenças e sem fragilidade.

O universo do *biohacking* (basicamente, a versão leiga da medicina funcional) incorpora diversas estratégias de hormese:

- Alimentação com restrição de tempo ou jejum
- HIIT (treino intervalado de alta intensidade) ou treino de força
- Sauna ou imersão em água gelada
- Exercícios respiratórios, hipóxia intermitente
- Oxigenoterapia hiperbárica
- Ozonoterapia
- Fototerapia
- Fitoquímicos

Até mesmo desafios intelectuais (como aprender um novo idioma ou fazer palavras cruzadas) são exemplos de hormese.

Essas estratégias ativam uma série de mecanismos de cura que promovem o reparo do DNA, aliviam a inflamação, fortalecem os sistemas antioxidantes do corpo, estimulam a produção de células-tronco, aumentam a neuroplasticidade cerebral, melhoram a função proteica, aceleram a desintoxicação, estimulam a função mitocondrial e a produção de energia, elevam a sensibilidade à insulina e aperfeiçoam a expressão gênica – tudo que é necessário para prevenir e reverter doenças e prolongar a expectativa de vida saudável. Podem ser vistas como pequenos estressores que nos deixam mais resistentes ao estresse, mais flexíveis metabolicamente e auxiliam nossa adaptação e sobrevivência.

A seguir, veremos como funcionam as estratégias horméticas mais promissoras para a longevidade.

RESTRIÇÃO CALÓRICA

Na Parte I, vimos que a restrição calórica ativa os interruptores da longevidade para limpar e reparar o corpo (autofagia e reparo do DNA). Na realidade, em estudos, a única estratégia que previsivelmente prolongou a vida em modelos animais foi restringir em um terço a quantidade de calorias ingerida normalmente.[1] O déficit de calorias também reverte a resistência à insulina, reduz a inflamação, otimiza a produção de energia pelas mitocôndrias, aumenta a massa muscular, diminui a massa gorda, ativa sistemas antioxidantes, aumenta a produção de células-tronco e muito mais.

O Santo Graal da ciência do envelhecimento consiste em enganar a restrição calórica. Convenhamos: se você ingerir um terço a menos de calorias, vai ficar faminto, magro, cansado e frágil. Pode até viver mais, mas vai sentir fome o tempo todo! Certa vez, conheci um homem da Calorie Restriction Society que estava comprometido a comer menos para viver mais. Perguntei o que ele comia no café da manhã. Sabe o que ele respondeu? Dois quilos de aipo. É sério.

A ciência vem tentando desenvolver dietas, suplementos e medicamentos que simulem a restrição calórica, mas sem o sofrimento associado. A boa notícia é que existem diversas abordagens sendo exploradas que não nos levarão a ter um café da manhã de dois quilos de aipo. Parece haver várias maneiras de simular a restrição calórica sem passar fome de fato.

O jejum está na moda, e por um bom motivo. Fazer uma pausa na alimentação por 12, 14 ou 16 horas por dia é a melhor maneira de ativar a autofagia através das vias de detecção de nutrientes, entre elas sinalização da insulina, mTOR, sirtuínas e AMPK. Normalmente chamamos esse processo de *alimentação com restrição de tempo*. Todos nós deveríamos fazer uma pausa de 12 horas entre o jantar e o café da manhã, que, afinal, é o momento de quebrar o jejum noturno. Quem janta às 18 horas e toma café às oito faz um jejum de 14 horas. Se você adiar o café para as dez, terá um jejum de 16 horas. Não é tão difícil.

Outra estratégia que vem sendo pesquisada é a prática de jejuns mais longos como tratamento para diabetes ou obesidade. Há também dietas, como a elaborada pelo pesquisador de longevidade Valter Longo, que simulam jejum e fornecem cerca de 800 calorias por dia durante ciclos de cinco dias repetidos mensal ou trimestralmente. Por fim, as dietas cetogênicas (contendo mais de 70% de gordura e menos de 5% de carboidratos) também simulam a privação alimentar e modificam o mecanismo de abastecimento e queima do corpo – em lugar de se abastecer de carboidratos, o corpo passa a se abastecer de gordura. Provavelmente é melhor seguir uma dieta cetogênica periodicamente, pois assim seguimos nosso padrão evolutivo, no qual alternávamos períodos de escassez e de abundância. O essencial é permitir que o corpo faça uma pausa da oferta constante de alimentos.

Certos compostos vegetais podem mimetizar a restrição calórica e levar à *xeno-hormese*, ativando a autofagia. Entre eles estão os polifenóis do café; a oleuropeína, encontrada no azeite de oliva extravirgem; o resveratrol, encontrado na casca de uvas escuras e na raiz japonesa *knotweed*; compostos ativadores de sirtuína, ou STACs, como a fisetina, do morango; a espermidina (é isso mesmo que você está pensando!); as catequinas, encontradas no chá verde; a curcumina, encontrada na cúrcuma; a berberina; e um metabólito intestinal da romã chamado urolitina A. Medicamentos como metformina e rapamicina também podem ter benefícios parciais, simulando a restrição calórica.

TERAPIA DE CALOR

Será que os benefícios da longevidade finlandesa estão relacionados ao hábito de fazer sauna?[2] Cientistas analisaram rigorosamente o risco de morte e eventos cardiovasculares em mais de 2 mil usuários de sauna finlandeses ao longo de 20 anos. Quase todos os finlandeses fazem sauna pelo menos uma vez por semana, e esse foi o grupo de controle. A temperatura média nas saunas foi de 78ºC. Quem fazia sauna duas a três vezes por semana tinha um risco de morte 24% menor; e os verdadeiros adeptos, que faziam sauna quatro a sete vezes por semana, tiveram uma redução de 40% no risco de morte em comparação com os que faziam apenas uma vez por semana.[3] Passar cerca de 20 minutos na sauna, em comparação com 10 minutos, reduziu em 52% o risco de morte por doença cardíaca.

Mas como sauna, vapor, banhos quentes, banhos em fontes de água termal e a prática de hot yoga previnem a morte e aumentam a expectativa de vida?

Quem costuma fazer sauna sabe bem como a pessoa se sente depois: revigorada, alerta, energizada, lúcida, com humor melhor, menos estresse e menos dor. A frequência cardíaca e respiratória e a pressão arterial aumentam à medida que você transpira, exatamente da mesma maneira que os exercícios físicos fazem, só que sem se mexer. Como ocorrem esses benefícios? A terapia de calor aumenta a produção de proteínas de choque térmico (HSPs). Como vimos, as proteínas deformadas e danificadas promovem o processo de envelhecimento e precisam ser restauradas ou eliminadas para serem transformadas em novas proteínas. Proteínas alteradas e danificadas são um dos marcadores do envelhecimento.

O funcionamento das moléculas de proteína depende da forma que elas têm. Danos às proteínas podem se manifestar em proteínas malformadas ou que se desdobram. As HSPs auxiliam as proteínas a se dobrar novamente ou, se elas estiverem muito danificadas, em sua quebra e reciclagem, impedindo o acúmulo de proteínas danificadas. As HSPs ativam os sistemas de reparo e antioxidação. Evitam danos às proteínas provocados pelo estresse oxidativo e reduzem os AGEs, os produtos finais de glicação avançada formados quando o excesso de açúcar se liga às proteínas e cria bombas de inflamação.

A terapia de calor também melhora o condicionamento cardiovascular, a variabilidade da frequência cardíaca (medida da saúde do sistema nervoso autônomo e da resiliência ao estresse), a sensibilidade à insulina, os níveis de açúcar no sangue e a pressão arterial. Além disso, libera endorfinas, reduz os hormônios do estresse e melhora a qualidade do sono. Ajuda também na recuperação da depressão, na perda de peso e na desintoxicação de produtos químicos e metais. A proteína amiloide é uma das proteínas disfuncionais envolvidas no desenvolvimento do Alzheimer, e fazer sauna quatro vezes por semana reduz em 66% o risco de demência e Alzheimer.[4] A terapia de calor também eleva o hormônio do crescimento, necessário para o reparo e a reconstrução de tecidos, articulações, pele e cabelos. Duas sessões de sauna seca de 15 minutos por dia aumentam em 500% a liberação de hormônio do crescimento. A prática também ajuda o sistema imune a combater infecções, câncer e reduzir a inflamação.

Qualquer tipo de terapia de calor funciona, incluindo sauna seca e a vapor, sauna infravermelha, banho de vapor, banho quente, fontes termais e até hot yoga! Encontrar uma maneira – mesmo que seja apenas um banho bem quente – de elevar regularmente a temperatura corporal é uma estratégia fácil, barata e rejuvenescedora para melhorar a saúde e agir contra as causas subjacentes ao envelhecimento.

TERAPIA DO FRIO

Há dois mil anos, o famoso filósofo estoico Sêneca se descreveu como um entusiasta da água gelada. Ele dizia começar o primeiro dia do ano com um mergulho no aqueduto Acqua Vergine. Thomas Jefferson, que morreu aos 83 anos, banhava os pés em água gelada todas as manhãs, e fez isso por seis décadas. Hipócrates também exaltou as virtudes da imersão em águas geladas. Wim Hof, palestrante motivacional holandês e atleta radical, popularizou a prática para melhora do humor e da saúde e ensinou muitos a escalar montanhas nevadas vestindo apenas short. Muitas práticas tradicionais dos finlandeses e outros povos incluíam tanto a sauna quanto o mergulho em águas geladas. Atletas fazem uso regular do recurso de banheiras cheias de gelo para reduzir a dor e a inflamação e melhorar o tempo de recuperação. A permanência prolongada em água gelada pode provocar hipotermia e morte, mas na temperatura certa e pelo tempo certo pode proporcionar muitos benefícios à saúde, entre eles aumentar a liberação de endorfinas, fortalecer o sistema imune e reduzir a inflamação, acelerar o metabolismo e a perda de peso, melhorar a circulação e estimular o nervo vago, ativando a resposta de relaxamento profundo do corpo. Além disso, a prática melhora a concentração, a clareza mental e aumenta os níveis de dopamina, o neurotransmissor do prazer. A "gordura marrom", uma gordura benéfica encontrada sobretudo entre as escápulas, é ativada, estimulando a produção de calor e energia. Passei um mês no estado americano de Vermont, que fica na fronteira com o Canadá, durante o inverno e começava meus dias religiosamente com um banho gelado. Não precisava de café para despertar!

A ciência sustenta os benefícios da terapia do frio, como nadar em água gelada, tomar banho gelado, mergulhar em águas geladas, e a crioterapia, que já está disponível em diversos centros urbanos.[5] Fazer uso regular dessa prática reduz a fadiga, melhora o humor e a memória e alivia a dor provocada por doenças inflamatórias, como artrite ou fibromialgia. Além disso, ao afastar o sangue da camada mais superficial do corpo, para longe da pele, direciona mais oxigênio e nutrientes aos órgãos internos. É uma ótima maneira de desintoxicação, ainda mais se você fizer sauna primeiro, para ativar a circulação geral, depois tomar um banho de água bem gelada para estimular rapidamente o sistema linfático, eliminando resíduos e detritos do corpo. Os riscos são poucos, a menos que você tenha algum problema de saúde grave, mas você pode começar devagar, com temperaturas mais amenas e períodos mais curtos.

Começar o dia com uma chuveirada gelada de um a dois minutos é fácil. Um banho de banheira é um bom substituto para a imersão em água gelada, e você pode até acrescentar sacos com gelo. Muitas empresas já fabricam equipamentos para banhos de imersão em água gelada com regulagem de temperatura que são fáceis de usar, mas no Brasil ainda são muito caros e não estão facilmente disponíveis. Fazer isso por um a quatro minutos ao dia pode ser um poderoso aliado para a saúde, o bem-estar e a longevidade.

ATIVIDADE FÍSICA

O exercício físico – de qualquer tipo – é o exemplo de hormese que melhor compreendemos. Ao contrário de passar o dia inteiro no sofá assistindo à Netflix, exercícios vigorosos e treino de força geram estresse sobre o organismo – que fique bem claro que estou me referindo ao estresse bom. Os mecanismos pelos quais o exercício melhora a saúde e a longevidade têm sido detalhadamente estudados.[6] Levar o sistema cardiovascular e os músculos a trabalharem mais estimula uma cascata de benefícios para a longevidade.

Os dois fatores a seguir estão altamente correlacionados com a longevidade:

1. **Boa capacidade aeróbica, medida pelo VO$_2$max.** Pouca capacidade aeróbica eleva o risco de doenças e de morte precoce. Uma compara-

ção entre níveis mais altos e mais baixos de condicionamento físico usando o VO_2max revelou que, no grupo com melhor condicionamento, o risco de morte foi reduzido em 70%; os maiores benefícios ocorreram nas pessoas que passaram de sedentárias para moderadamente ativas.[7] Isso significa que você não precisa ser um atleta para se beneficiar da prática de exercícios, basta se movimentar. E os tenistas tendem a viver sete anos a mais do que a média.

2. **Massa e função muscular.** Como vimos, a sarcopenia é um dos marcadores do envelhecimento que pode matar aos poucos e sem ser percebida. É preciso combater a entropia da perda de massa e função muscular relacionada à idade com exercícios de resistência ou musculação e, ao mesmo tempo, ingerir quantidades adequadas de proteína de alta qualidade. Se não construímos mais músculos, nosso corpo definha. Durante seis décadas da minha vida eu tentei ignorar os benefícios do treino de força, acreditando que corrida, caminhada, tênis e yoga seriam suficientes. Ledo engano. Hoje, aos 63, com muito pouco esforço (30 minutos três vezes por semana), tive enormes ganhos em massa muscular, agilidade, força e estabilidade.

Conclusão: a atividade física é uma das estratégias horméticas, saudáveis e de prolongamento da vida mais poderosas que você pode adotar e está disponível para todos. Quer ser saudável, viver muito e prevenir a fragilidade e a incapacidade à medida que envelhece? Mexa-se e faça musculação!

FOTOTERAPIA

Você já deve ter ouvido falar dos perigos da luz azul à noite ou visto pessoas usando óculos bloqueadores de luz azul diante de telas. Pode até ter ouvido falar de pessoas se banhando em luz vermelha para aumentar a energia, se recuperar de exercícios e reduzir dor e inflamação. Existe alguma relação entre a qualidade da exposição à luz e a saúde e expectativa de vida? Existe uma maneira de aproveitar melhor a luz? Nos últimos tempos surgiram várias empresas que se propõem a nos proteger da luz azul e oferecer métodos de cura com terapia de luz vermelha. Existem até mesmo lâmpadas noturnas especiais que podem ser usadas no lugar de lâmpadas fluorescentes ou de LED, ambas sem luz vermelha.

Seres humanos são dispositivos de detecção de luz. A pele, os olhos e o cérebro recebem luz, que, por sua vez, regula o ritmo circadiano e diversos outros processos biológicos. Ao longo da evolução humana, nossa exposição à luz sempre foi muito previsível. Éramos expostos à luz forte, inclusive à luz azul, pela manhã e durante o dia, e, em seguida, à escuridão, depois que o sol se punha. A invenção da lâmpada mudou tudo isso, e as lâmpadas fluorescentes e de LED mudaram ainda mais. Em *Lights Out: Sleep, Sugar, and Survival* [Apaguem as luzes: Sono, açúcar e sobrevivência], T.S. Wiley e Bent Formby esclarecem os efeitos nocivos da luz artificial. Entre eles estão não apenas privação de sono, mas também maior incidência de diabetes, doenças cardiovasculares, câncer e depressão. A luz regula nossos hormônios e neurotransmissores, que influenciam o apetite, a fertilidade e a saúde física e mental. A exposição constante à luz engana o organismo, levando-o a acreditar que vivemos um verão sem fim, época em que nossos caminhos evolutivos exigem o armazenamento de gordura para o inverno e retardam nosso metabolismo.

O efeito da luz tem base também na ciência.[8] Talvez você já tenha ouvido falar de transtorno afetivo sazonal (TAS), ocasionado pela falta de luz no inverno, ou que os habitantes de áreas com climas mais ensolarados são mais felizes – o que já foi comprovado. Breves exposições à luz azul podem auxiliar no tratamento da depressão e de distúrbios circadianos do sono, mas a exposição prolongada diminui o tempo de vida em modelos animais e aumenta o risco de câncer, obesidade, diabetes e transtornos psiquiátricos.[9]

As luzes vermelha e infravermelha próxima (NIR), por outro lado, atuam como uma forma muito leve de estresse que ativa mecanismos de proteção nas células. Ao atingir a pele e penetrar nas células, a luz vermelha estimula as mitocôndrias a produzir mais energia sob a forma de ATP, o combustível do corpo.[10] Isso aumenta a produção de substâncias anti-inflamatórias e antioxidantes naturais e acelera a cicatrização. A terapia com luzes infravermelha e vermelha pode melhorar a visão, a capacidade cognitiva, a mobilidade física e o envelhecimento da pele. Existe até um termo para isso: *fotobiomodulação*.[11]

Nos Estados Unidos, algumas empresas já fabricam dispositivos que permitem o uso doméstico dessa tecnologia para melhorar a saúde da pele, reduzir a dor e a inflamação e aumentar a produção de energia celular.

OZONOTERAPIA*

Até o momento em que escrevo este livro, há mais de 4 mil artigos científicos sobre ozonoterapia na Biblioteca Nacional de Medicina dos Estados Unidos. Seu uso na prática médica há muito é debatido no mundo inteiro. E a ciência vem estudando seus possíveis benefícios no tratamento de infecções, doenças crônicas e no prolongamento da vida.

O que é ozônio? É seguro? Como funciona o tratamento? Ele pode nos ajudar a viver mais e com mais saúde? Trata-se de um gás descoberto em meados do século XIX, e sua molécula é constituída por três átomos de oxigênio (O_3). Quando presente no smog (tipo de poluição atmosférica) e inalado, tem efeitos tóxicos conhecidos no trato respiratório, mas seu uso medicinal nunca é feito por inalação.

O tratamento consiste em administrar uma baixa concentração de ozônio combinado com oxigênio (geralmente, cerca de 2% a 5% de ozônio e 95% a 98% de oxigênio, daí ser chamada também de terapia com oxigênio-ozônio) por via venosa, intramuscular, retal ou tópica.

A ozonoterapia tornou-se parte da minha estratégia pessoal de longevidade depois que me submeti a algumas sessões para me tratar de uma intoxicação por mofo, colite e disfunção cognitiva. Acredito que ela tem o potencial de otimizar a saúde e prolongar a vida.

---

* No Brasil, a Anvisa (Agência Nacional de Vigilância Sanitária) autoriza o uso em tratamentos odontológicos e determinados procedimentos estéticos, além de permitir o uso para fins médicos desde que utilizado equipamento aprovado pelo órgão. O Conselho Federal de Medicina considera o procedimento experimental, vetando seu uso em aplicações clínicas (N. da E.)

OXIGENOTERAPIA HIPERBÁRICA

Todo mergulhador de profundidade conhece a câmara hiperbárica. Ela é usada para repressurizar o corpo a fim de evitar a doença de descompressão, que ocorre quando o mergulhador sobe à superfície muito rápido. A mesma tecnologia é utilizada por atletas na oxigenoterapia hiperbárica para curar lesões e se recuperar mais depressa. Os usos médicos incluem cicatrização de feridas e tratamento de infecções resistentes (bactérias não gostam de oxigênio), e há muitas pesquisas investigando sua eficácia no caso de tratamento de perda auditiva e auxílio na recuperação após AVC, lesão cerebral traumática, síndrome da fadiga crônica e até demência e Parkinson.

O tratamento consiste em a pessoa encontrar-se submersa entre 10 e 20 metros (ou 1 a 2 atm) em um ambiente totalmente oxigenado (o ar ambiente que respiramos contém somente 21% de oxigênio). Esse procedimento configura um estresse hormético para o corpo. Quando administrado por períodos prolongados, o oxigênio puro é tóxico, mas, na dose e duração certas, aciona o modo de cura e cicatrização do organismo.

Embora seu mecanismo de ação ainda não esteja bem elucidado, a oxigenoterapia hiperbárica parece estimular a criação de novos vasos sanguíneos (bom contra o envelhecimento do cérebro e do coração) e a produção de mitocôndrias. Além disso, acredita-se que aumenta a atividade das células-tronco e ativa as sirtuínas, o que melhora a detecção de nutrientes.

Em breve essa terapia poderá ser utilizada não apenas por mergulhadores, atletas e pessoas com feridas difíceis de tratar e talvez prove ser uma estratégia de longevidade para a manutenção da saúde. Embora a "dose" de 2 atm usada no estudo exija uma câmara de uso medicinal, doses mais baixas também podem ser úteis, mas ainda é necessário realizar mais pesquisas nesse sentido.

HIPÓXIA

O Tibete, onde as pessoas vivem em grandes altitudes em estados hipóxicos ou de baixa oxigenação, ostenta um percentual excepcionalmente alto de centenários, apesar das condições de vida estressantes.[12] No

Equador, a região montanhosa de Vilcabamba, conhecida como Vale da Longevidade, também abriga muitos indivíduos longevos; lá é comum viver até os 90, 100 anos. Privados de oxigênio, vermes em laboratório vivem mais. Animais silvestres expostos rotineiramente a estados de baixa oxigenação, como o rato-toupeira-pelado e a baleia-da-groenlândia, também vivem mais.[13]

Assim como estados de alta pressão e alta oxigenação podem estimular as vias de longevidade, aparentemente os estados de baixa pressão e baixa oxigenação também podem.

O corpo humano tem um sistema incrivelmente organizado para lidar com todo tipo de estresse da vida. Esses pequenos estresses ativam uma cascata de mecanismos projetados para nos manter vivos. O estresse da baixa oxigenação desencadeia a produção de um fator de transcrição (proteínas que controlam quais genes são ativados ou desativados) chamado *fator indutor de hipóxia*, que regula mais de 100 genes.[14] Embora as descobertas sobre esse tema estejam em seus estágios iniciais, pesquisadores acreditam que breves períodos de baixa oxigenação podem desencadear uma resposta hormética adaptativa, porém a hipóxia prolongada pode acelerar o envelhecimento – é o que acontece com a apneia obstrutiva do sono.

Estados de baixa oxigenação exercem um impacto semelhante àquele que é causado por estresses em geral – desencadeando mudanças na função de sirtuínas, AMPK e mTOR. Além disso, diminuem a inflamação e melhoram a sensibilidade à insulina. Estados de baixa oxigenação também aumentam a produção de células-tronco e a formação de novos vasos sanguíneos para ajudar o corpo a obter mais oxigênio.

Embora seja difícil alguém subir mais de 3 mil metros todos os dias, existem hoje equipamentos capazes de simular estados de baixa e alta oxigenação, o equivalente a escalar o Everest em alguns minutos e depois voltar até o nível do mar. Há indícios de muitos efeitos benéficos dessa hipóxia-hiperóxia intermitente: melhora do controle glicêmico[15] e da função cognitiva em pacientes com demência[16] e melhora geral da saúde das mitocôndrias.

Outras técnicas mais simples podem proporcionar alguns dos benefícios, inclusive formas ancestrais de técnica respiratória, como pranayama,[17] ou versões mais recentes popularizadas pelo Homem de Gelo, Wim Hof, que recomenda a prática da respiração e mergulho em água gelada para melhorar a saúde, aumentar a imunidade e o bem-estar geral.

Uma das principais estratégias para prevenir doenças, gerar saúde e prolongar a vida é a hormese. Esses pequenos estresses ajudam o corpo a ativar mecanismos ancestrais de cura e sobrevivência.

Incorporar todas essas estratégias à nossa vida com certeza exigiria muita dedicação e persistência, mas aos poucos consegui incluir muitas delas em minha rotina. Sua semana pode ser assim:

- Comece com um jejum noturno de 12 a 16 horas diariamente.
- Acrescente à sua dieta alimentos que contenham fitonutrientes (consulte o Capítulo 7), que comprovadamente ativam as vias de longevidade, como morangos, cúrcuma, brócolis, chá verde, romã, trigo-sarraceno do Himalaia e cogumelos.
- Tome um banho gelado de 2 minutos ou dê um mergulho em água gelada todas as manhãs. Três ou quatro vezes por semana, faça logo em seguida breves sprints de corrida.
- Pratique 20 a 30 minutos de musculação três vezes por semana.
- Faça uma sauna ou tome um banho a vapor sempre que puder.
- Use óculos que bloqueiam a luz azul à noite e substitua as lâmpadas LED e fluorescentes por lâmpadas inteligentes que ajustam o espectro de luz segundo a hora do dia: espectro total durante o dia e luz vermelha para a noite.
- Experimente a terapia com luz vermelha com um equipamento de uso doméstico.

São recursos que podem proporcionar uma série de benefícios para a saúde e longevidade.

CAPÍTULO 11

Inovações avançadas em longevidade

Não podemos resolver nossos problemas pensando da mesma maneira que pensávamos quando os criamos.
– Albert Einstein

A mudança de paradigma da longevidade – se antes se pensavam as doenças como parte inevitável do envelhecimento, hoje pensamos o próprio envelhecimento como uma doença tratável – vem levando a investimentos de bilhões de dólares em pesquisas potencialmente transformadoras. Avanços nas ciências médicas, na medicina funcional, na compreensão do microbioma, nas tecnologias de automonitoramento, na computação quântica, no aprendizado de máquina e na inteligência artificial anunciam uma nova era para a saúde humana. Estamos em um processo de transição: da medicina reducionista, focada em doenças, para uma compreensão ecológica da saúde e do adoecimento, uma abordagem focada nas redes e funções. Essa mudança de paradigma tem feito a medicina avançar rumo a um futuro que nos permitirá tratar enfermidades e reverter o envelhecimento biológico usando a inteligência da natureza e do nosso próprio corpo para restaurar, curar e renovar.

Neste capítulo exploraremos empolgantes avanços que alguns entusiastas da longevidade estão usando para otimizar a saúde e aumentar suas chances de chegar com saúde aos 100 anos ou mais. Ainda são recursos bastante restritos, mas, assim como qualquer outra tecnologia, com o tempo serão aprimorados e barateados. Meu primeiro computador custou 3.500 dólares e tinha um disco rígido de 4 megabytes e memória RAM de 1 megabyte. Hoje, essa mesma capacidade de armazenamento custa uma mixaria.

A medicina tradicional emprega anti-inflamatórios, betabloqueadores, anti-hipertensivos. Esses medicamentos têm seu valor, mas não ativam o sistema de cura do próprio corpo, que é muito mais eficiente do que qualquer remédio. No entanto, à medida que se desvendam novas camadas da biologia humana surge uma nova classe de terapias que funcionam de maneira bem diferente dos tradicionais tratamentos farmacológicos ou cirúrgicos: em vez de bloquear, inibir ou interferir em alguma via biológica, elas potencializam, direta ou indiretamente, o funcionamento do corpo. É como a lógica dos probióticos *versus* antibióticos. Entre essas terapias estão aquelas que usam a NAD+ e seus precursores, a rapamicina, as células-tronco, os exossomos, os peptídeos, as células NK, o ozônio e a plasmaférese (técnica de limpeza do sangue e remoção de moléculas e proteínas inflamatórias e envelhecidas de maneira análoga à *parabiose*, na qual, conectando-se o sistema circulatório de dois camundongos, um idoso e outro jovem, o sangue do camundongo mais velho é substituído pelo do jovem, e o camundongo idoso torna-se mais jovem biologicamente). Tudo isso está disponível hoje, ainda que não amplamente. E vem mais coisa por aí.

O futurista Ray Kurzweil afirma que em breve atingiremos a *velocidade de escape da longevidade*, quando os avanços da medicina e da tecnologia nos permitirão superar a morte. Não sei se sou a favor da imortalidade. Em muitos aspectos, a morte torna a vida mais preciosa e significativa. Mas o conceito é intrigante. E, de acordo com alguns cientistas e futuristas, isso pode acontecer daqui a apenas 10 a 15 anos.

Se o prolongamento da vida tem sérias implicações, a imortalidade tem ainda mais. Quantas pessoas o planeta consegue sustentar? Haverá custo ou benefício para a sociedade? Em um artigo publicado na *Nature Aging* intitulado "The Economic Value of Targeting Aging",[1] David Sinclair deixa claro: se melhorássemos a expectativa de vida saudável de todos e conseguíssemos impedir ou reverter as doenças crônicas tratando suas causas, haveria benefícios econômicos e sociais significativos. Uma população idosa saudável desoneraria o sistema de saúde, reduziria radicalmente o gasto com consultas e tratamentos médicos e aumentaria a expectativa de vida. Uma população idosa saudável continuaria a contribuir para a sociedade. As implicações sociais, políticas e ambientais do prolongamento da vida são complexas. Será preciso reimaginar nosso modo de vida e desenvolver tecnologias que reduzam a carga que uma população maior imporia ao planeta. Em alguns aspectos, as limitações da nossa mente humana linear nos impedem de imaginar essa transformação exponencial e as possibilidades de a engenhosidade e a criatividade humanas irem além do que acreditávamos ser possível – como o têm feito. Em 1492, era difícil imaginar que a Terra não era plana ou que um dia teríamos acesso a todo o conhecimento do mundo em um dispositivo que caberia na palma da mão.

Em 1894, o físico Albert Michelson, a primeira pessoa a medir a velocidade da luz e ganhador do Prêmio Nobel em 1907, declarou que não havia mais nada a descobrir na física exceto por algumas casas decimais. Meu avô nasceu em 1898, em um mundo sem luz elétrica, automóveis, aviões, telefones, rádio, televisão nem notebooks. Hoje em dia as viagens aéreas e espaciais são totalmente comuns e carregamos no bolso supercomputadores: smartphones mais potentes do que os computadores que levaram o homem à Lua. As redes sociais começaram no início dos anos 2000 e hoje são a principal fonte de notícias, informações, negócios, publicidade e comunicação para a maior parte das pessoas. Muito em breve o futuro da assistência médica e o futuro do envelhecimento serão bem diferentes.

Logo veremos um mundo em que cada um de nós terá todo o seu genoma, microbioma e metaboloma (a soma de todas as nossas vias e reações bioquímicas) mapeados, um mundo de dispositivos vestíveis ou implantáveis capazes de acompanhar milhares de biomarcadores em tempo real. Todos esses dados serão interpretados por inteligência artificial na nuvem e nos permitirão identificar mudanças sutis que antecedem as doenças em décadas. Teremos direcionamentos no sentido de otimizar nossa alimentação, nosso estilo de vida e nossos hábitos e assim poderemos corrigir, em tempo real, desequilíbrios que forem identificados em fase inicial.

Avanços fantásticos na medicina e na tecnologia estão logo ali na esquina, entre eles a impressão 3D de órgãos, o que tornará a espera por um novo coração ou um novo rim uma lembrança pitoresca, e nanobots (robôs microscópicos), que fornecerão medicamentos e tratamentos de precisão diretamente no corpo, sem efeitos colaterais. Ferramentas de edição genética como a CRISPR nos permitirão reescrever nosso genoma, curar doenças raras e alterar genes que podem otimizar nossa biologia. Os fatores de transcrição de Yamanaka, que vimos no Capítulo 1, serão inseridos em nosso genoma por uma ferramenta viral ou de edição genética quando chegarmos aos 20 e poucos anos.

Ao chegarmos aos 40 e notarmos perda muscular, cabelos grisalhos e rugas e começarmos a sentir mais dores e observar o lento declínio de saúde e vitalidade, poderemos usar um interruptor molecular, como um controle remoto, para os fatores de Yamanaka e reprogramar nossas células para voltarem ao estado embrionário original. Isso fará retroceder o relógio biológico, deter e reverter o envelhecimento, eliminar cabelos grisalhos e rugas, curar artrite e doenças crônicas e rejuvenescer nosso corpo, restaurando a vitalidade da juventude.[2]

Esse *rejuvenescimento epigenético* pode parecer ficção científica, mas não está muito longe da realidade.

Reprogramação e edição genética, nanobots e órgãos em 3D ainda não estão disponíveis, mas já existem alguns tratamentos promissores que podem ajudar a reverter doenças, otimizar a saúde e potencialmente prolongar a vida. Esses tratamentos em breve se tornarão comuns, mas para os exploradores da longevidade já estão disponíveis em clínicas de diversas partes do mundo.

A medicina regenerativa é um novo e poderoso avanço na medicina da longevidade hoje disponível em diversos locais. A Mãe Natureza é, de fato, muito inteligente. Se você tem lesões ou articulações ou tecidos danificados, o kit de ferramentas de células-tronco, exossomos, peptídeos e matriz placentária é poderoso no alívio da dor; na restauração da mobilidade e da função até mesmo depois de lesões graves, traumas ou degeneração; e na reversão do envelhecimento.

CÉLULAS-TRONCO: A FONTE DA JUVENTUDE

Um dos principais marcadores do envelhecimento é a exaustão das células-tronco. À medida que envelhecemos, elas também envelhecem e perdem pouco a pouco a capacidade de regenerar tecidos e células, de reparar e curar nosso corpo. Avanços na ciência sugerem que infusões venosas ou injeções em partes desgastadas, como articulações, podem rejuvenescer o corpo.³ A fragilidade associada ao envelhecimento, que se manifesta sob a forma de declínio da massa muscular, da resistência, da energia e do funcionamento dos órgãos, pode ser revertida com células-tronco. Pense nelas como células que possuem a memória da juventude, com capacidade de reparar células e regenerar tecidos. Elas também secretam fatores que regulam o sistema imune, reduzem a inflamação e estimulam a cura. E produzem *exossomos*, fatores de cura que contêm proteínas, peptídeos e microRNA (que veremos na próxima seção). Estudos mostram que a terapia com células-tronco e exossomos reduz significativamente a inflamação associada ao envelhecimento, aumentando a energia e melhorando o desempenho físico.⁴

O campo da terapia com células-tronco avança a passos largos. Existem dois tipos principais de células-tronco: as hematopoiéticas (CTHs), que vêm da medula óssea e ajudam a substituir os glóbulos brancos e vermelhos; e as mesenquimais (CTMs), que vêm dos tecidos. As CTHs podem ser coletadas da medula-óssea e as CTMs, das células adiposas.

Usar as células-tronco do nosso corpo pode ser eficaz, embora seja um processo caro e exija um procedimento doloroso. Usar células-tronco umbilicais ou placentárias pode ser mais eficaz porque elas são mais jovens, e é possível cultivar e coletar uma quantidade bem maior delas. Os dois tipos podem ser obtidos no sangue do cordão umbilical ou no tecido placentário (que geralmente são descartados após o parto)⁵ e depois cultivados em laboratório. Elas podem ser injetadas por via venosa para a cura do organismo ou em partes específicas do corpo para reparo e regeneração localizados, e não serão rejeitados pelo sistema imune por causa de sua singular natureza imunoprotegida. As células-tronco podem ajudar a renovar o cérebro, o coração, o sistema imune e as mitocôndrias, além de aumentar a testosterona e melhorar a sensibilidade à insulina.

Nos Estados Unidos, ainda não podemos coletar e cultivar células--tronco em laboratório para criar uma dose clinicamente significativa a ser injetada no sangue, em tecidos, órgãos ou articulações. No Brasil, a Lei de Biossegurança (2005) permite que células-tronco, tanto adultas quanto embrionárias, sejam utilizadas em pesquisas e algumas terapias, mas com diversas restrições, como a de que se deve usar apenas embriões excedentes de clínicas de reprodução assistida.

Ainda há muitas pesquisas por fazer, mas a terapia com células-tronco acabará se tornando uma intervenção de rotina na medicina e no tratamento do envelhecimento.

EXOSSOMOS: PACOTES DE JUVENTUDE

E se você não precisasse coletar células-tronco da medula óssea ou do tecido adiposo (ambos procedimentos médicos dolorosos), tampouco usar células-tronco umbilicais ou placentárias caras para obter os benefícios desse tipo de terapia? E se um tratamento que custe um décimo do custo da terapia com células-tronco pudesse ser administrado por via venosa ou em articulações ou tecidos, proporcionar o mesmo ou quase o mesmo benefício, sem efeitos colaterais? Exossomos, pequenos pacotes de fatores de crescimento, citocinas anti-inflamatórias, lipídios, proteínas, DNA e microRNA produzidos por células-tronco, estão surgindo como um importante agente terapêutico na medicina e na medicina regenerativa.[6] Os exossomos têm muitas funções, mas atuam principalmente como mensageiros e sistemas de comunicação entre as células. Eles foram descobertos em 1983 e hoje são conhecidos por terem benefícios terapêuticos significativos: reduzem drasticamente a inflamação, atravessam a barreira hematoencefálica e melhoram a função muscular e cerebral. Também regulam o sistema imune, a limpeza e o reparo celulares e a autofagia, e desempenham um papel importante no tratamento de doenças autoimunes, obesidade e doenças infecciosas. Podem ajudar a reparar e regenerar ossos, cartilagens, tecidos moles, coração e cérebro.[7] Usei-os para ajudar a curar minha doença autoimune (colite ulcerativa) e para minhas costas após complicações de uma cirurgia de coluna. Voltei a usá-los para a fadiga, confusão mental e depressão que tive após contrair covid-19. Os sintomas desapareceram após apenas um tratamento. Embora isso possa ter se aplicado apenas a mim, os exossomos têm demonstrado eficácia no tratamento de lesões, doenças autoimunes e infecções crônicas.

Como são produzidos exossomos para uso clínico? As células-tronco são coletadas do tecido placentário ou do líquido amniótico e cultivadas em laboratório; em seguida, os exossomos são extraídos, concentrados e disponibilizados para tratamento. Atualmente existem muitas clínicas que oferecem essa terapia para diversas doenças crônicas e como tratamento de longevidade. Os exossomos podem ser facilmente administrados por via venosa em múltiplas doses ao longo do tempo, sem efeitos colaterais.[8] Embora ainda seja necessário realizar mais pesquisas sobre seu uso e sua eficácia, muitos biohackers do envelhecimento já os usam rotineiramente para tratar doenças e melhorar a saúde.

PEPTÍDEOS: O PODER MÁGICO DAS MINIPROTEÍNAS DO CORPO

Quem se interessa por medicina regenerativa ou funcional já deve ter ouvido falar do poder dos peptídeos.[9] À medida que envelhecemos, o número e a qualidade dos peptídeos diminuem. Quais são eles? O que fazem? E como podem ser usados para tratar doenças, otimizar a saúde e rejuvenescer o corpo?

Todos nós conhecemos um peptídeo que salvou milhões de vidas: a insulina! Peptídeos são miniproteínas produzidas pelo corpo humano que regulam praticamente todas as funções biológicas. Nosso organismo produz mais de 7 mil peptídeos – 150 deles estão sendo pesquisados para aplicações médicas e mais de 80 já obtiveram aprovação da FDA (Food and Drug Administration, órgão americano que regula medicamentos e outros itens) para terapias médicas.[10] As terapias peptídicas são responsáveis por 70 bilhões de dólares em vendas no mundo.

Os peptídeos são seguros e facilmente sintetizados em laboratório. Podem acelerar a cura, aumentar níveis hormonais, fortalecer a imunidade, combater infecções, curar o intestino, melhorar o reparo tecidual, construir massa muscular, diminuir a dor em articulações e músculos, melhorar a função cognitiva e a memória, otimizar a função mitocondrial, ajudar a reverter os sintomas de disfunção sexual, melhorar a qualidade do sono, aumentar os níveis de energia, resistência e força, baixar a pressão arterial, reduzir os sinais de envelhecimento e estimular o crescimento dos cabelos.[11] Os peptídeos vêm sendo cada vez mais usados como agentes terapêuticos nas medicinas tradicional, funcional e regenerativa.[12] São bem tolerados e facilmente metabolizados pelo organismo. Por serem miniproteínas, seriam digeridos pelo intestino se consumidos por via oral, portanto geralmente são administrados por via subcutânea. As formulações mais recentes são peptídeos intranasais, sublinguais e implantáveis.

Os peptídeos geralmente provêm de fontes de proteína animal ou vegetal, como ovos, leite, carne, soja, aveia, linhaça, semente de cânhamo e trigo (só mais uma prova de que comida é remédio!). Usei-os extensivamente, tanto no consultório, para meus pacientes, quanto em mim mesmo. Eles fortaleceram minha função imunológica, auxiliaram minha recuperação da covid-19, melhoraram o sono, a função sexual e a libido e ajudaram a me curar de várias lesões. Desenvolvi recentemente uma tendinite no ombro; com duas injeções de peptídeos BPC-157, a dor sumiu por completo.

É importante usar peptídeos de alta qualidade produzidos por farmácias de manipulação que garantem o processo de fabricação da mais alta qualidade e sigam padrões farmacêuticos, receitados por médicos treinados. Alguns peptídeos se tornaram fármacos – como a semaglutida (Ozempic), usada para tratar diabetes e auxiliar o emagrecimento – e outros estão disponíveis em farmácias de manipulação.

Algumas terapias peptídicas promissoras:

- A timosina alfa-1 ajuda o sistema imune a combater o envelhecimento imunológico, doenças autoimunes e infecções e é um poderoso anti-inflamatório
- O BPC-157 ativa fatores de crescimento e ajuda a curar o intestino e reparar ligamentos, tendões e pele
- A sermorrelina e a tesamorrelina estimulam o corpo a produzir o hormônio do crescimento e aumentar a massa muscular, mobilizar a gordura armazenada para uso como energia, acelerar a recuperação do exercício e melhorar a saúde da pele
- MOTS-c, SS 31 e humanina são peptídeos mitocondriais que melhoram a saúde do fígado, dos músculos e do cérebro, bem como a produção de energia
- PT-141 (bremelanotida) estimula a parte do cérebro responsável pela libido
- Melanotan-1 ajuda a melhorar a saúde da pele e dos cabelos, diminui o apetite e acelera o metabolismo

- GHK-Cu e GHK são anti-inflamatórios que estimulam a produção de colágeno

TERAPIA COM CÉLULAS *NATURAL KILLER*: MOBILIZANDO AS CÉLULAS ANTICANCERÍGENAS E DE COMBATE A INFECÇÕES

Muita gente tem infecções virais crônicas de baixo grau, infecções transmitidas por carrapatos e células cancerígenas, e nosso sistema imune precisa dar conta de tudo isso. Uma das principais defesas do corpo é um tipo especial de célula imune chamada *natural killer* (NK). Elas são exatamente o que o nome diz: células assassinas naturais, forças especiais que caçam e destroem agentes infecciosos e células cancerosas.

À medida que envelhecemos, a atuação das células NK enfraquece, permitindo que o câncer e as infecções aumentem. Estão surgindo tecnologias para coleta e cultivo de células NK que nos permitirão obter uma grande dose dessas poderosas células protetoras.[13] Embora hoje seu uso não seja generalizado, essa nova terapia em breve será rotineiramente incorporada ao tratamento de infecções, câncer[14] e do próprio envelhecimento.[15] Recentemente coletei e enviei amostras de meu sangue a um laboratório para cultivar minhas células NK, que foram então reinfundidas ao meu corpo para me auxiliar na recuperação da doença de Lyme e da babesiose, outra infecção transmitida por carrapatos.

TROCA DE PLASMA: LIMPEZA DO SANGUE

Estudos mostram que, quando conectamos a circulação de um camundongo idoso à de um camundongo jovem, o mais velho rejuvenesce biologicamente. O processo tem nome: *parabiose*. O oposto também é verdadeiro: se dermos sangue velho a um camundongo jovem, ele envelhece rapidamente. Existe alguma maneira de limpar e rejuvenescer nosso sangue? Sim, pelo método de *troca de plasma*, ou *plasmaférese*.

O sangue tem glóbulos vermelhos, glóbulos brancos e plaquetas nadando em um mar de fluido conhecido como *plasma* que contém milhares de proteínas – proteínas essas que, à medida que envelhecemos, se tornam cada vez mais inflamatórias. A plasmaférese terapêutica remove o sangue, separa as células do plasma e expulsa o plasma inflamatório antigo, substituindo-o por albumina fresca, a principal proteína do sangue. A terapia tem sido eficaz no tratamento de doenças autoimunes, como esclerose múltipla, *miastenia gravis* e síndrome de Guillain-Barré, uma rara doença neurológica paralisante. Demonstrou-se que a terapia pode reduzir o declínio cognitivo na doença de Alzheimer.[16] A plasmaférese também se mostrou promissora no tratamento da covid longa.[17] Ainda é necessário fazer muitas pesquisas para avaliar seus efeitos sobre o envelhecimento, mas a terapia parece funcionar rapidamente, ser muito segura e ter efeitos regenerativos profundos e duradouros.

O que não ficou claro é o seguinte: existiriam fatores no sangue jovem que fazem com que os camundongos idosos revertam o envelhecimento? Ou existiriam fatores nocivos presentes no sangue de camundongos idosos que causam envelhecimento rápido? Um estudo formidável revelou que a simples eliminação de fatores nocivos no sangue velho por meio da plasmaférese era suficiente para reverter o envelhecimento biológico e rejuvenescer os camundongos.[18] O estudo mostrou que uma única sessão de plasmaférese gerou poderosos efeitos rejuvenescedores. Melhorou o reparo muscular, reduziu a gordura do fígado e cicatrizes, e aumentou a formação de novas células de memória no cérebro. O processo de limpeza do sangue reinicializou o sistema dos camundongos, aumentou as proteínas que auxiliam o reparo dos tecidos e uma resposta imune saudável, reduzindo a inflamação e gerando alterações duradouras na expressão genética e sinalização molecular que revertem o envelhecimento. O que direi a seguir pode parecer estranho, mas trata-se de um tratamento aprovado pela FDA que pode ser uma ferramenta importante na restauração da saúde e resiliência em uma população idosa. É um procedimento relativamente simples, econômico e seguro que, em breve, pode vir a integrar o arsenal de terapias para manutenção da saúde.

MEDICINA REGENERATIVA: LEVANDO O CORPO PARA A OFICINA

Sofri muitas lesões que me deixaram com dores crônicas. Fiz uma cirurgia na coluna pela primeira vez aos 32 anos por causa de uma ruptura de hérnia de disco que me deixou com a panturrilha paralisada, mancando pelo resto da vida. Nos últimos 30 anos, tive dores lombares crônicas que consegui administrar com yoga e massagem. Sofro de artrite e escoliose degenerativa na região lombar. Foi então que, aos 60 anos, sofri outra lesão de disco e passei por outra cirurgia, que gerou graves complicações e um sangramento na medula espinhal. Resultado: dificuldade para andar e dor crônica. Decidi então experimentar a medicina regenerativa com o Dr. Matt Cook da BioReset Medical, que transformou radicalmente minhas dores e minha vida. Passei por um protocolo de cura que recuperou completamente meu corpo. Ele aplicou injeções de exossomos na minha medula para reduzir a inflamação e estimular o reparo tecidual. Usou também injeções de matriz placentária, uma mistura complexa de fatores anti-inflamatórios e cicatrizantes que é uma promessa significativa no reparo de tecidos e articulações.[19] Injetou fatores de cicatrização – entre eles exossomos, matriz placentária e peptídeos – em um procedimento chamado hidrodissecção[20] para liberar as fáscias, nervos e músculos cicatrizados e aliviar a dor. E complementou o tratamento com injeções de peptídeos e ozônio. Hoje, vivo sem dor, e estou mais forte do que nunca.

Essas terapias, chamadas coletivamente de *medicina regenerativa*,[21] vêm sendo cada vez mais usadas no tratamento de dor crônica e lesões, com grande sucesso. A matriz placentária, por exemplo, é rica em colágeno, glicosaminoglicanos, proteoglicanos e citocinas anti-inflamatórias que promovem o reparo dos tecidos e o crescimento de novos vasos sanguíneos e reduzem inflamações e cicatrizes.

Também fiquei com o ombro paralisado durante seis meses depois que quebrei o braço. Não conseguia levantar o braço mais de 30 graus para o lado. Cinco minutos depois de uma injeção de Prolozone, uma mistura de 97% de oxigênio e 3% de ozônio, na articulação do ombro, voltei a movimentar totalmente o ombro, sem dor alguma. Esse tipo de problema geralmente dura anos, ou para sempre, e precisa ser tratado durante meses a fio com fisioterapia dolorosa, ou exige manipulação traumática sob anestesia, ambos processos brutais. O Prolozone pode ser injetado em articulações, músculos e tendões para reduzir a inflamação e estimular o reparo tecidual.[22] Tenho pacientes com osteoartrite grave no joelho que entraram de muletas e saíram do consultório dançando. É um tratamento seguro e barato e pode levar alívio a muitos.

Essas terapias ainda não estão amplamente disponíveis, mas vêm se tornando cada vez mais comuns em clínicas de medicina regenerativa. E serão essenciais no campo da ortopedia e do controle da dor.

Bom, já vimos como o corpo funciona, como envelhecemos e como alimentação, estilo de vida, hormese e outras inovações na medicina da longevidade podem nos ajudar a viver melhor, com mais saúde e por mais tempo. É hora da aplicação prática de toda essa ciência.

A seguir, apresento o programa Young Forever, um roteiro passo a passo para diagnosticar os desequilíbrios existentes no seu organismo e implementar uma mudança radical na sua saúde.

PARTE III
O programa Young Forever

CAPÍTULO 12

Programa Young Forever: uma visão geral

Não defendemos uma vida longa. Defendemos uma vida alegre, e a longevidade geralmente se segue à alegria. Não contamos o sucesso da vida pela sua duração, e sim por sua alegria.
– Abraham (por intermédio de Christiane Northrup)

Eu pretendo viver até os 120 anos, quem sabe 180, com saúde, saboreando o milagre que é a vida dia após dia. Isso significa ser ativo física e mentalmente, forte e bem-disposto em qualquer idade. Acredito que, contando com as novas pesquisas sobre longevidade e cultivando o mindset certo, isso é possível para todos.

Você pode começar a reverter o relógio hoje mesmo. Hábitos simples têm grande impacto em como envelhecemos, e o programa Young Forever será seu guia para prevenir doenças crônicas, rejuvenescer biologicamente, viver muito e viver bem. Se você se concentrar em manter a saúde e a vitalidade, seus anos terão mais vida e sua vida terá mais anos.

As pesquisas sobre longevidade e envelhecimento vêm acelerando exponencialmente, com novas descobertas e estratégias surgindo quase todos os dias, mas os princípios fundamentais para prevenção de doenças, geração de saúde e prolongamento da vida já estão claros. O envelhecimento biológico é uma doença tratável. Os marcadores do envelhecimento que abordamos neste livro podem ser modificados ligeiramente à medida que mais pesquisas forem desvendando os mistérios da vida e da morte, mas continuarão sendo a base para entendermos *o que* dá errado no nosso organismo e para sabermos quais devem ser os alvos de intervenções e tratamentos.

Só que esses marcadores não explicam por completo *por que* eles surgem, as causas básicas da deterioração que observamos com o passar dos anos de vida no mundo moderno.

O que vemos, na verdade, é um envelhecimento anormal, um declínio que se dá ao longo do espectro que vai da função e saúde totalmente otimizadas até o adoecimento. Isso não é a consequência natural do envelhecimento cronológico.

A medicina funcional é a *medicina do porquê*. Ao tratar os desequilíbrios nas funções biológicas fundamentais do corpo e nos sistemas que interagem dinamicamente, você vai conseguir reverter os marcadores do envelhecimento, vai se sentir melhor rapidamente e ter uma vida plena, longa e repleta de vitalidade.

Tenho 63 anos e me sinto com 25, só que com mais sabedoria, propósito e uma bela comunidade de amigos. Meu corpo está mais forte do que nunca e tenho mais energia e motivação. Sinto como se estivesse apenas começando minha história. Minha idade biológica é de 43 anos. Mas, afinal, como se tornar décadas mais jovem biologicamente?

Corrigindo os desequilíbrios na alimentação, no estilo de vida (excessos e carências) e nas sete funções biológicas. Para isso, você deve promover mudanças que restaurem o equilíbrio e a saúde:

- Adotar uma alimentação voltada para a longevidade
- Otimizar a comunicação celular e o equilíbrio hormonal
- Limpar e fortalecer o sistema de geração de energia
- Reduzir a inflamação
- Restaurar a saúde do sistema digestório e o microbioma intestinal
- Eliminar ou reduzir a exposição a toxinas e aprender a otimizar os mecanismos naturais de desintoxicação
- Fortalecer músculos, ossos e células
- Fornecer condições e recursos para o bom funcionamento dos sistemas circulatório e linfático
- Restaurar o equilíbrio entre mente, coração e espírito

O programa Young Forever tem bases científicas sólidas, traduzidas em práticas simples e acessíveis. Alguns exames, testes e terapias mais avançados podem ainda não estar disponíveis na sua região ou não ser de fácil acesso (por questões financeiras ou outros motivos), mas provavelmente estarão no futuro próximo. No ano 2000, o sequenciamento do genoma inteiro (diferente dos exames em laboratório, que sequenciam apenas marcadores específicos) custava 100 bilhões de dólares. Hoje, apenas duas décadas depois, custa cerca de 1.000 dólares. Tudo leva a crer que em breve poderá ser feito em casa por um preço acessível.

O mais surpreendente é que, se tratarmos as causas básicas dos marcadores do envelhecimento e do adoecimento, não precisaremos tratar as doenças do envelhecimento uma a uma. Cardiopatias, hipertensão arterial, AVC, demência, diabetes tipo 2, câncer, doenças autoimunes... na verdade todas as doenças, exceto lesões agudas e traumas, resultam de desequilíbrios nas funções biológicas fundamentais. Ajuste essas funções e você praticamente não terá mais doenças.

O programa Young Forever foi desenvolvido para otimizar seu expossoma por meio de: uma alimentação voltada para a longevidade, repleta de fitonutrientes e que simula a restrição calórica; o tipo certo de atividade física; descanso profundo e restauração; sono de qualidade e ritmo circadiano ajustado; conexão, pertencimento a uma comunidade e propósito. Tudo isso é complementado pela indicação dos suplementos certos e de terapias horméticas, como saunas ou banhos quentes, banho frio ou imersão em água gelada, terapia de luz vermelha e talvez até mesmo oxigenoterapia hiperbárica, ozonoterapia e simuladores de hipóxia (estado de baixa oxigenação), se tiver interesse de experimentar.

Você também conhecerá novos tratamentos que vêm sendo desenvolvidos para a longevidade, entre eles terapia NAD+ ou seus precursores (como NMN), terapia com exossomos, terapia peptídica, plasmaférese, infusões de células *natural killer* (NK) e terapia com células-tronco. Vários desses ainda não estão disponíveis, mas em breve se tornarão parte do kit de ferramentas rejuvenescedor.

COMO USAR O PROGRAMA YOUNG FOREVER

O primeiro passo para a construção de uma casa é o alicerce. O mesmo vale para a saúde. A seguir são apresentadas diretrizes para o melhor uso do programa Young Forever, seja você um novato da longevidade ou um "bioaventureiro" avançado. O segredo está em começar com práticas simples que se tornem parte dos seus hábitos diários e aos poucos incorporar o máximo possível de exames avançados e suplementos.

O guia a seguir é a melhor forma de você chegar ao seu destino: uma vida longa e saudável.

1. Responda aos questionários Young Forever (Capítulo 13) para identificar os desequilíbrios nas suas sete funções biológicas fundamentais e, quando indicado, procure um médico ou médica funcional para passar por uma avaliação e realizar exames específicos necessários a esse diagnóstico geral (Capítulo 17).
2. Procure um médico para fazer exames laboratoriais que lhe permitam obter um painel de indicadores de longevidade e estabelecer uma linha de base (Capítulo 13).
3. Considere adquirir um dispositivo de tecnologia vestível (*wearable*), como um smartwatch (Garmin, Apple Watch, Fitbit), uma pulseira inteligente (como a Whoop) ou um Oura Ring. Embora ainda não esteja disponível no Brasil no momento em que escrevo este livro, recomendo também, caso seja possível para você, o adesivo Levels Health, que monitora níveis de açúcar no sangue, pressão arterial, frequência cardíaca e variabilidade, sono, atividade, oxigênio no sangue e muito mais.
4. Explore testes de idade biológica (metilação de DNA, telômeros, idade imunológica, este último ainda não disponível no Brasil) e exames avançados de rastreamento de câncer e outras doenças por meio de biópsia líquida e ressonância magnética de corpo inteiro, e para doenças cardiovasculares ocultas com exames de imagem auxiliados por IA.
5. Comece o plano alimentar Young Forever, apresentado no Capítulo 14.
6. Acrescente a ele os suplementos para longevidade Young Forever, incluídos no Capítulo 15.
7. Comece a fazer o shake do envelhecimento saudável do Dr. Hyman (Capítulo 14).

8. Incorpore as práticas de estilo de vida Young Forever (exercícios físicos, hábitos de sono, hormese, práticas para a mente, o corpo e o espírito) descritas no Capítulo 16.
9. Explore práticas avançadas de longevidade e medicina regenerativa.
10. Otimize as sete funções biológicas fundamentais com os conselhos personalizados do Capítulo 17. (Para isso, talvez seja necessário realizar outros exames e tratamentos com um profissional especializado em medicina funcional. Encontre um perto de você em: https://abm-funcionalintegrativa.com.br/ache-um-profissional.)

Aos poucos você vai mudar seus hábitos e incluir em sua rotina os comportamentos fundamentais de reversão de idade do programa Young Forever: uma alimentação rica em fitonutrientes, os exercícios físicos certos, otimização do sono, estratégias de alívio do estresse, propósito pessoal e pertencimento a uma comunidade. Acrescentem-se a isso os suplementos para longevidade, entre eles suporte adicional para eventuais desequilíbrios nas funções biológicas fundamentais e outros desequilíbrios ou deficiências que os exames tenham revelado. Complete com práticas simples de hormese.

Quando puder, experimente estratégias como ozonoterapia, oxigenoterapia hiperbárica e terapia peptídica. Para os mais ousados, considere terapia com exossomos, plasmaférese, infusões de células NK e terapia com células-tronco. Use a medicina regenerativa para corrigir e curar dores e lesões antigas. Cure traumas, o coração, a mente e a alma explorando novas ferramentas, como retreinamento neural dinâmico (técnica desenvolvida por Annie Hopper) e bloqueio do gânglio estrelado (BGE). (Várias dessas ainda são experimentais e só podem ser administradas em grupos controlados de pesquisa. O Capítulo 17 traz mais detalhes sobre todas essas maneiras de curar a mente, o coração e a alma.)

O Capítulo 18 descreve meu programa pessoal de longevidade: a alimentação exata, os exercícios, as práticas de hormese, os suplementos e a rotina espiritual que sigo para me manter saudável e aumentar minhas chances de chegar ou mesmo ultrapassar os 120 anos sem doenças.

Cada leitor terá mais ou menos disposição para explorar essas estratégias de longevidade. Alguns vão querer ir com tudo, fazer todos os exames e experimentar todas as terapias. E outros vão preferir se concentrar somente em um estilo de vida e alguns suplementos. Faça o que julgar mais adequado para você.

Agora, vamos começar.

CAPÍTULO 13

Programa Young Forever: exames

Médicos são pessoas que prescrevem remédios sobre os quais sabem muito pouco, para curar doenças que conhecem menos ainda, a outras pessoas das quais nada sabem.
– Atribuído a Voltaire

Estamos finalmente ingressando em uma era de compreensão das doenças, do envelhecimento e dos exames diagnósticos que supera a cínica advertência de Voltaire sobre a medicina. Como medir o efeito das abordagens para se promover saúde e longevidade? Como saber se as mudanças no estilo de vida, os suplementos ou medicamentos estão fazendo uma diferença mensurável no ritmo de envelhecimento? Temos muitos marcadores indiretos, como os níveis de açúcar, insulina e colesterol no sangue, a pressão arterial e outras métricas importantes que, em conjunto, compõem uma imagem confiável do estado das nossas funções biológicas. Ao analisar o resultado de exames laboratoriais, seu médico pode verificar 20 a 50 ou até 100 substâncias diferentes. Se estiverem normais, você é considerado saudável. Só que muitos desses marcadores são indiretos. Por exemplo, medir o colesterol não diz muito sobre suas verdadeiras condições de saúde; o colesterol é apenas um preditor de bons ou maus desfechos. Infelizmente, na prática médica, a grande maioria das coisas que acontecem no nosso corpo nem sequer é medida ou avaliada.

Isso me lembra a velha piada do homem que procurava suas chaves sob um poste de luz. Um amigo se aproximou dele e perguntou o que estava fazendo.

– Procurando minhas chaves – respondeu o homem.

– Mas onde você as perdeu? – perguntou o amigo.

– Ali atrás.

– Então por que está procurando aqui? – insistiu o amigo.

– Porque aqui a luz é melhor.

Essa piada retrata perfeitamente um problema fundamental da medicina: tendemos a examinar o que é mais fácil, não o que é mais importante.

A medicina funcional oferece um roteiro de diagnósticos e exames que avaliam nossas funções biológicas em profundidade: trato digestivo, imunidade, mitocôndrias, desintoxicação, sistema circulatório, comunicação intercelular e até mesmo a estrutura física do corpo. É um sistema excelente para identificar os obstáculos à saúde que vimos anteriormente e possíveis deficiências dos ingredientes necessários à saúde. Ao mapearmos essas métricas, podemos personalizar nosso autocuidado e o cuidado médico.

A primeira parte deste capítulo explica os exames laboratoriais recomendados para avaliar sua idade biológica basal e suas condições de saúde. Em seguida, por meio de autoavaliação, veremos como avaliar desequilíbrios nas sete funções biológicas. Caso você identifique algum desequilíbrio, convém realizar exames adicionais. Por fim, talvez seja interessante realizar exames mais modernos para conferir sua idade biológica e seu sistema imune, bem como exames mais precisos de rastreamento de câncer e doenças cardiovasculares.

Por meio dos questionários de longevidade você identificará a maior parte do que precisa saber, mas às vezes é necessário recorrer a diagnósticos e suporte adicionais. Um bom profissional de medicina funcional poderá orientá-lo na avaliação, no diagnóstico e no tratamento dos desequilíbrios encontrados. O presente capítulo também inclui recomendações de exames mais avançados que lhe permitirão avaliar melhor os desequilíbrios identificados pelos questionários, quando necessário. Comece cuidando das funções com os maiores desequilíbrios e só depois, com o tempo, busque otimizar cada função biológica em desequilíbrio.

Seria preciso outro livro para incluir as ferramentas e recursos relacionados a todos os elementos do programa Young Forever. Ainda bem que existe a internet. Em youngforeverbook.com/resources (em inglês) você vai encontrar tudo que é necessário para se aprofundar em exames, suplementos, marcas e produtos específicos para montar seu plano pessoal.

DIAGNOSTICANDO DESEQUILÍBRIOS E ENVELHECIMENTO EM FUNÇÕES BIOLÓGICAS

Para começar, apresento a seguir os principais exames básicos que todos deveriam fazer. Eles oferecem uma visão geral de suas condições de saúde e revelam quais funções fundamentais precisam de mais atenção e de exames adicionais.

Young Forever Function Health Panel

A Function Health (functionhealth.com) oferece, nos Estados Unidos, acesso a um pacote completo de exames, com retestagem periódica (entre 6 e 12 meses) para avaliar sua evolução. Acredito muito na democratização da saúde e em ajudar as pessoas a conhecer o próprio corpo e ter acesso a seus dados, por isso sou cofundador (junto com Jonathan Swerdlin, Pranitha Patil, Mike Nemke e Seth Weisfeld) e diretor clínico da empresa.

O Young Forever Function Health Panel foi desenvolvido para fornecer um quadro geral que servirá como linha de base da sua saúde. A interpretação dos resultados, porém, costuma ser bastante diferente da convencional. Em geral, os valores de referência adotados pelos laboratórios se baseiam na população média, não saudável (considerada "normal"), e não nos valores para a saúde de fato. Por exemplo: o valor de referência para os níveis de glicose em jejum considerados normais fica entre 70 e 100 mg/dL, mas eu considero que acima de 85 mg/dL já existe um aumento do risco de ataques cardíacos e AVC.

Com a Function Health, criei um guia que oferece insights – da perspectiva da medicina funcional – sobre os resultados dos seus exames tendo como referência os níveis ideais, além de indicar os problemas e apontar as soluções. Futuramente aplicaremos a inteligência artificial para comparar os resultados de um mesmo indicador ao longo do tempo e descobrir se algo passou despercebido ao olhar humano. São exames que podem ser solicitados pelo seu médico e cobertos por convênios, mas o profissional que acompanha você talvez não solicite todos os que estão incluídos no pacote (por não estar familiarizado com alguns ou por considerá-los desnecessários). É por isso que criamos a Function Health:

para disponibilizar a todas as pessoas exames a um custo razoável, acompanhados por um guia interpretativo claro, formulado para capacitar as pessoas com informações úteis.

O pacote Function Health Panel inclui os seguintes exames:

1. Hemograma completo: série vermelha, série branca e plaquetas
2. Urinálise
3. Tipo sanguíneo: ABO
4. Função renal: ureia, creatinina, microalbumina
5. Função hepática: TGP, TGO, GGT, bilirrubina, fosfatase alcalina, proteína total, albumina
6. Função pancreática: amilase, lipase
7. Eletrólitos: sódio, potássio, cloreto, dióxido de carbono
8. Hormônios sexuais: para homens e mulheres, FSH, LH, testosterona, estradiol, progesterona e prolactina; para as mulheres, hormônio anti-mülleriano (AMH)
9. Saúde da próstata: PSA total e livre ou antígeno prostático específico
10. Função adrenal: cortisol, DHEA-S
11. Autoimunidade: anticorpos antinucleares, fator reumatoide
12. Inflamação: proteína C-reativa ultrassensível e velocidade de sedimentação
13. Saúde metabólica: glicose, insulina, adiponectina, leptina, hemoglobina A1c, ácido úrico
14. Saúde cardiovascular: colesterol total, HDL, LDL, triglicerídeos, Apo B e Apo A-1, subfrações de lipoproteína (a) e lipoproteína para número e tamanho de partículas, e genótipo de Apo E (que avaliam o risco de doenças cardiovasculares e demência)
15. Função da tireoide: hormônio tireoestimulante (TSH), tiroxina livre (T4), tri-iodotironina livre (T3), anticorpos antitireoglobulina (TgAb), anticorpos antitireoperoxidase (TPO)
16. Exposição a toxinas: mercúrio e chumbo
17. Saúde nutricional: homocisteína, ácido metilmalônico (MMA), gorduras ômega-3 e ômega-6, vitamina D, ferro, zinco, magnésio eritrocitário

A Function Health também simplifica o exame que ajuda a detectar câncer por meio de uma biópsia líquida com o teste Galleri (ainda não disponível no Brasil), o teste de idade biológica por meio do TruDiagnostic e a idade imunológica com o teste iAge da Edifice Health (não disponível no Brasil). Voltaremos a eles mais adiante neste capítulo. A Function Health também oferece exames para detectar sensibilidade ao glúten e doença celíaca (incluindo testes para anticorpos antigliadina IgA e IgG, anticorpos antitransglutaminase tecidual IgG e IgA e anticorpos IgA totais), que, em minha opinião, praticamente todos nós deveríamos realizar.

Testes genéticos

O ser humano tem 20 mil genes e 2 a 5 milhões de variações nesses genes. É um volume gigantesco de dados, grande parte dos quais ainda está sendo decifrada pela ciência. Mas existem alguns genes ou variações genéticas, os chamados SNPs (*single nucleotide polymorphisms*, ou polimorfismos de nucleotídeo único), que são comuns, significativos para nossa condição de saúde e modificáveis. Nessas variações, a troca de um T por um A, por exemplo, pode alterar ligeiramente a função desse gene. Tais modificações podem ser feitas com alimentação, suplementos e mudanças no estilo de vida. Conhecer suas variações genéticas únicas pode ajudar você a desenvolver um programa personalizado para reduzir o risco de doenças e aumentar suas chances de ter uma vida longa e saudável.

Várias empresas oferecem testes genéticos. Aqui nos Estados Unidos costumo usar a Nordic Laboratories, que oferece painéis genéticos com análises do metabolismo lipídico (síntese e degradação de gorduras), da metilação ou das vias de vitamina B, inflamação, desintoxicação, estresse oxidativo, saúde óssea, metabolismo, necessidades de nutrientes e exames para detecção de genes celíacos, hemocromatose (doença caracterizada pela acumulação excessiva de ferro) e intolerância à lactose. Os painéis da Nordic analisam também a nutrigenômica, que pode ajudar a personalizar a alimentação; a "exercinômica", que pode ajudar a otimizar a prática de atividade física; e até genes que determinam o risco de desenvolver transtornos mentais. Recomendo também a realização de um teste mais abrangente chamado 3X4 Genetics (não disponível no Brasil), que analisa mais de 157 genes que podem afetar metabolismo, inflamação, desintoxicação, peso corporal, hormônios, cognição, etc. Converse com seu médico sobre a possibilidade de fazer exames equivalentes ou ao menos similares a esses no local onde você mora.

O DNA Health, da Nordic Labs, ou o 3X4 Genetics são os painéis que mais utilizo com meus pacientes como primeiro passo para personalizar os cuidados com a saúde. Um exemplo: agora que sei que tenho genes que dificultam a desintoxicação e a metilação adequada, incluo em meus cuidados um reforço adicional para desintoxicação, como suplementos, ervas e saunas regulares, além de tomar várias vitaminas do complexo B próprias para otimizar a metilação. Esse exame precisa ser interpretado por um médico.

MÉTRICAS DE AUTOMONITORAMENTO

Um dos avanços mais empolgantes da medicina é a democratização e descentralização de dados de saúde por meio de dispositivos vestíveis (*wearables*) ou implantáveis que nos permitem monitorar nossa própria saúde funcional em tempo real. Aparelhos como Oura Ring, Apple Watch, Garmin e Whoop ajudam a monitorar a frequência cardíaca e sua variabilidade, a temperatura corporal, o sono REM, o sono profundo, a saturação de oxigênio, a atividade elétrica do coração (que geralmente medimos com um eletrocardiograma), o nível de exercícios físicos e a necessidade de recuperação. Colchões inteligentes como o Eight Sleep permitem personalizar a temperatura enquanto dormimos e, em seguida, medir a qualidade do sono por meio de sensores implantados na cama.

Os dispositivos implantáveis também estão chegando rápido, a começar pelos de monitoramento contínuo de glicose (CGM, na sigla em inglês). Isso é algo que todos deveriam usar para conhecer melhor o próprio corpo, considerando-se que 93% dos americanos não são metabolicamente saudáveis no espectro do pré-diabetes ao diabetes tipo 2. Esse tipo de dispositivo mede de forma individualizada como nosso corpo reage aos alimentos.

Os picos de glicose e os consequentes picos de insulina são importantes fatores que promovem doenças e envelhecimento (como vimos no Capítulo 4, "Marcador 1"). Usar um dispositivo desse por alguns meses ou mais pode ajudar você a identificar quais alimentos funcionam ou não para o seu corpo.

Em breve, avanços em dispositivos vestíveis e implantáveis nos permitirão acompanhar outros biomarcadores em tempo real, entre eles insulina, inflamação e potencialmente milhares de moléculas que determinam nossa saúde.

Existem ainda aparelhos que analisam a respiração e medem compostos orgânicos voláteis produzidos pelo corpo humano e exalados na respiração. Esses aparelhos podem detectar 17 doenças, entre elas Parkinson, Crohn, esclerose múltipla, doença renal e câncer (de pulmão, colorretal, de próstata, de ovário e outros) e até covid-19.[1]

Muitas tecnologias convergentes estão prestes a revolucionar a medicina e os cuidados com a saúde. Em breve você poderá sincronizar seus dados com seu histórico médico e dados laboratoriais de medicina convencional e funcional, bem como seu genoma, microbioma, metaboloma, proteoma, imunoma e transcriptoma (medidas importantes de padrões de expressão gênica e saúde; veja a definição de cada uma delas no Glossário, pp. 308-12). Todos esses dados serão organizados e interpretados por meio de análises maciças de big data, talvez até auxiliadas pela computação quântica embasada por aprendizado de máquina e inteligência artificial, filtrados pelas lentes da medicina funcional. Isso ajudará médicos e pacientes a entender todas as complexidades da biologia humana.

Poderemos então elaborar estratégias e tratamentos personalizados em tempo real que mudarão radicalmente a prática da medicina e nos permitirão implementar planos que ajudarão a prevenir e reverter doenças e prolongar drasticamente a expectativa de vida e a expectativa de vida saudável.

O futuro está próximo.

Agora vamos começar o programa Young Forever e traduzir o que vimos até aqui em passos práticos e hábitos diários que ajudarão você não apenas a viver mais, mas a se sentir melhor hoje, desde já, para que possa viver totalmente presente, saudável e conectado com o que realmente importa para você.

EXAMES DA MEDICINA FUNCIONAL: EXPLORANDO AS SETE FUNÇÕES BIOLÓGICAS

Nos últimos 30 anos, tive o privilégio de mergulhar fundo no mundo dos diagnósticos, utilizando históricos médicos detalhados e aprofundados exames da medicina funcional que analisam o que a medicina convencional muitas vezes ignora de propósito ou nem sequer vê – estado nutricional, microbioma e função intestinal, sensibilidades alimentares, infecção, avaliação mitocondrial, carga tóxica, função de desintoxicação, análise hormonal aprofundada, hormônios do estresse e muito mais. Nem todos os exames que recomendo estão disponíveis no Brasil. Neste caso procure um médico funcional que possa orientá-lo.

Como linha de base, use os questionários a seguir para identificar qual das suas sete funções biológicas precisa de mais atenção. Depois, no Capítulo 17, vou lhe mostrar como solucionar anormalidades ou desequilíbrios não revelados nos questionários e exames. A maior parte dos desequilíbrios pode ser resolvida com práticas de autocuidado e dispensa atenção médica. Alguns, no entanto, podem exigir a ajuda de um bom profissional especializado em medicina funcional que possa solicitar outros exames e analisar mais profundamente os desequilíbrios nas sete funções biológicas fundamentais.

Como calcular sua pontuação nos questionários
É fácil: basta somar o total de respostas positivas, dividir pelo número de perguntas e multiplicar por 100. O resultado será o percentual de desequilíbrio. Por exemplo: se você marcou *sim* em 12 das 20 perguntas, sua pontuação será: 12 ÷ 20 = 0,6. Multiplicando 0,6 por 100, você chega à sua pontuação: 60%.

Função fundamental 1: absorção de nutrientes, digestão e microbioma

Para avaliar seu trato digestivo, assinale a seguir os itens que se aplicam a você:

Logo após as refeições sinto inchaço ou estufamento abdominal, arroto bastante, tenho queimação no estômago ou flatulência.	
Tenho infecções fúngicas crônicas (coceira de jóquei ou *tinea cruris*, candidíase, pé de atleta, micose nas unhas do pé).	
Sinto enjoo quando tomo suplementos.	
Sinto muito cansaço depois de comer.	
Tenho azia.	
Faço uso regular de antiácidos.	
Tenho dores abdominais crônicas.	
Tenho diarreia com frequência.	
Tenho constipação intestinal frequente (não evacuo todos os dias).	
Minhas fezes são gordurosas, grandes, disformes ou muito malcheirosas.	
Vejo nas minhas fezes pedaços de alimentos não totalmente digeridos.	
Tenho alergias, intolerância ou reações alimentares.	
Tenho intolerância a carboidratos (sinto inchaço quando como pão ou outros açúcares).	
Tenho sapinho (infecção bucal caracterizada por língua esbranquiçada).	
Tenho coceira anal.	
Tenho sangramento na gengiva ou gengivite.	
Tenho língua geográfica (manchas vermelhas e irregulares que ficam parecendo um mapa; indicam alergia alimentar ou crescimento excessivo de bactérias).	
Tenho frequentes feridas na língua.	
Tenho aftas frequentes.	
Sinto muita vontade de comer doces e pão.	
Tomo mais de três bebidas alcoólicas por semana.	
Sofro de estresse excessivo.	
Tenho tomado antibióticos com frequência (mais de 1 vez em três anos).	
Uso anti-inflamatórios não esteroides (AINEs: ibuprofeno, naproxeno, etc.) ou outro anti-inflamatório com frequência.	
Tomo anticoncepcional ou faço reposição hormonal.	

Tomo prednisona ou outro corticoide.	

Na minha família existem casos de alguma das seguintes condições:
    Autismo
    TDAH
    Rosácea
    Acne adulta
    Eczema
    Psoríase
    Doença celíaca (alergia ao glúten)
    Doenças autoimunes crônicas
    Urticária crônica ou urticária
    Doença inflamatória intestinal
    Síndrome do intestino irritável
    Síndrome da fadiga crônica
    Fibromialgia	

TOTAL	

Sua pontuação
Some o número de respostas assinaladas, divida pelo número de perguntas (27) e multiplique por 100.

Abaixo de 10%: Saudável.

De 10% a 50%: Desequilíbrios moderados. Siga as diretrizes do programa Young Forever, Capítulo 17.

Acima de 50%: Desequilíbrios graves. Procure um médico funcional para realizar outros exames e fazer acompanhamento. (Consulte https://abmfuncionalintegrativa.com.br/ache-um-profissional.)

Exames laboratoriais que avaliam a saúde digestiva

Embora muitos laboratórios ofereçam análise de microbioma, eles geralmente examinam apenas os microrganismos, não o quadro completo do que está acontecendo no seu intestino. O principal exame que eu peço chama-se GI Effects Comprehensive Profile, da Genova Diagnostics. Ele mede a função das enzimas digestivas; a absorção; a inflamação intestinal e a função imune; os ácidos graxos de cadeia curta; analisa o microbioma; e a coprocultura para análise de bactérias benéficas, bactérias nocivas, fungos, parasitas e vermes.

Costumo usar também o exame Array 2, do Cyrex Laboratories, que detecta a presença de anticorpos contra toxinas bacterianas e zonulina, para medir a permeabilidade intestinal.

Função fundamental 2: defesa e reparo

Para descobrir se seu corpo está inflamado, assinale a seguir os itens que se aplicam a você:

Tenho alergias sazonais ou ambientais.	
Tenho alergias, sensibilidades ou intolerâncias alimentares, ou não me sinto bem depois de comer (lentidão, dor de cabeça, confusão, etc.).	
Trabalho em um ambiente com pouca iluminação, com muitos produtos químicos e/ou com ventilação deficiente.	
Estou frequentemente exposto a pesticidas, produtos químicos tóxicos, barulho alto, metais pesados e/ou chefes e colegas de trabalho tóxicos.	
Tenho resfriados e infecções frequentes.	
Tenho histórico de infecções crônicas, como hepatite, infecções de pele, aftas e/ou herpes labial.	
Tenho sinusite e alergias.	
Tenho histórico familiar de bronquite ou asma.	
Tenho dermatite (eczema, acne, erupções cutâneas).	
Sofro de artrite.	
Tenho histórico familiar de doença autoimune (artrite reumatoide, lúpus, hipotireoidismo, etc.).	
Tenho histórico familiar de colite ou doença inflamatória intestinal.	
Tenho histórico familiar de síndrome do intestino irritável.	
Sofro de depressão, ansiedade, TDAH ou transtorno bipolar (inflamação cerebral).	
Já tive um ataque cardíaco ou tenho histórico familiar de doença cardiovascular.	
Estou acima do peso (IMC acima de 25) ou tenho histórico familiar de obesidade ou diabetes.	
Tenho histórico familiar de Parkinson ou Alzheimer.	
Levo uma vida estressante.	

Bebo mais de três doses de álcool por semana.	
Faço atividade física menos de três vezes e menos de 90 minutos por semana.	
TOTAL	

Sua pontuação
Some o número de respostas assinaladas, divida pelo número de perguntas (20) e multiplique por 100.

Abaixo de 10%: Saudável.

De 10% a 50%: Desequilíbrios moderados. Siga as diretrizes do programa Young Forever, Capítulo 17.

Acima de 50%: Desequilíbrios graves. Procure um profissional de medicina funcional para realizar outros exames e fazer acompanhamento.

Exames laboratoriais para avaliar a saúde imunológica e a inflamação

Muitos dos marcadores medidos no Young Forever Function Health Panel (que também estão disponíveis na maioria dos laboratórios e podem ser solicitados pelo seu médico) avaliam a inflamação, entre eles contagem de leucócitos, proteína C-reativa, velocidade de sedimentação, anticorpos celíacos, anticorpos antinucleares, anticorpos reumatoides e anticorpos da tireoide.

Profissionais especializados em medicina funcional solicitam exames mais detalhados para detectar inflamações e suas causas, como exames de sensibilidade alimentar, testes autoimunes mais avançados e testes de infecção para doenças transmitidas por carrapatos, vírus e bactérias. Também avaliam o intestino, a saúde metabólica e a carga tóxica, porque tudo isso pode desencadear inflamações.

Os exames mais comuns para avaliar esses fatores são:

Exame de anticorpos para detectar doença celíaca
Identifica a presença de anticorpos ao glúten, como antigliadina IgA e IgG, transglutaminase tecidual IgG e IgA, e IgA totais.

Autoimunidade e reatividade ao proteoma do trigo/glúten: Array 3X da Cyrex Labs
Identifica anticorpos contra mais de 20 antígenos do trigo e do glúten. É excelente para avaliar a sensibilidade ao glúten não celíaca, que pode afetar até 20% da população, mas muitas vezes passa despercebida.

Teste de reatividade cruzada de alimentos associados ao glúten e sensibilidade aos alimentos: Array 4 da Cyrex Labs
Se você tem sensibilidade ao glúten, pode ser que não baste eliminá-lo da sua alimentação. Em muitos casos há reações cruzadas a outros alimentos, como laticínios, ovos e outros grãos.

Teste de reatividade imunológica alimentar múltipla: Array 10 da Cyrex Labs
A maioria dos testes de alergia alimentar analisa a parte do sistema imune que causa alergia verdadeira, como a anafilaxia causada pelo amendoim, e mede apenas os anticorpos IgE, mas existem outros anticorpos nas defesas do sistema imune. Reações alimentares tardias de baixo grau são comuns, especialmente entre pessoas com síndrome do intestino permeável. Este teste mede anticorpos IgA e IgG, que detectam reações mais sutis aos alimentos.

Exames de infecção
Os médicos geralmente pedem exames de anticorpos para detectar infecções, mas esses exames normalmente detectam infecções passadas e não as ativas, a menos que sejam PCR, como os da covid-19. Exames mais recentes analisam como os glóbulos brancos respondem ao agente infeccioso em uma cultura. São usados para determinar o grau de infecção de certos vírus, como Epstein-Barr ou citomegalovírus, e infecções transmitidas por carrapatos (doença de Lyme, erliquiose, babesiose, bartonelose, etc.), que podem causar autoimunidade e diversas outras enfermidades.

Função fundamental 3: geração de energia

Para avaliar se está perdendo energia, marque os itens que se aplicam a você:

Tenho fadiga crônica ou prolongada.	
Tenho dor ou desconforto muscular.	
Tenho problemas de sono (acordo várias vezes durante a noite ou tenho dificuldade para pegar no sono ou acordar cedo).	
Não tenho um sono reparador.	
Tenho baixa tolerância a exercícios físicos (sinto fadiga severa depois).	
Tenho fraqueza muscular.	
Tenho dificuldade de concentração ou de memória.	
Vivo irritado e mal-humorado.	
O cansaço me impede de fazer coisas que gostaria.	
A fadiga interfere no meu trabalho, na minha vida familiar e/ou na minha vida social.	
Vivo sob estresse prolongado.	
Meus sintomas começaram após um incidente de estresse agudo, infecção ou trauma.	
Tenho síndrome da fadiga crônica ou fibromialgia.	
Tenho histórico de infecções crônicas.	
Como em excesso.	
Estou exposto a produtos químicos ambientais (pesticidas, água não filtrada, alimentos não orgânicos).	
Servi em algum conflito militar e sofri consequências negativas.	
Tenho histórico familiar de doenças neurológicas, como Alzheimer, Parkinson, esclerose lateral amiotrófica (ELA), etc.	
Tenho histórico familiar de autismo ou TDAH.	
Tenho histórico familiar de depressão, transtorno bipolar ou esquizofrenia.	
TOTAL	

Sua pontuação

Some o número de respostas assinaladas, divida pelo número de perguntas (20) e multiplique por 100.

Abaixo de 10%: Saudável.

De 10% a 50%: Desequilíbrios moderados. Siga as diretrizes do programa Young Forever, Capítulo 17.

Acima de 50%: Desequilíbrios graves. Procure um profissional de medicina funcional para realizar outros exames e fazer acompanhamento.

Exames laboratoriais que avaliam a condição das mitocôndrias

A medicina convencional segue praticamente negligenciando a avaliação das mitocôndrias e do sistema de geração de energia. Alguns exames, como biópsias musculares e ressonância magnética funcional, podem avaliar o funcionamento e a saúde das mitocôndrias, mas são lembrados por especialistas apenas quando suspeitam de doenças raras.

No entanto, existem algumas maneiras simples de avaliar a saúde das nossas mitocôndrias.

Exame do estresse oxidativo

Os laboratórios convencionais costumam analisar marcadores de estresse oxidativo que incluem F2-isoprostanos, mieloperoxidase e LDL oxidada.

A Análise de Estresse Oxidativo 2.0 da Genova é uma avaliação mais abrangente, que mede o nível de 8-hidróxi-desoxiguanosina na urina, o que indica danos ao DNA. Os marcadores sanguíneos incluem capacidade antioxidante total de glutationa, glutationa peroxidase, superóxido dismutase e peróxidos lipídicos (gordura oxidada).

O painel nutricional NutrEval, da Genova, também mede os níveis de antioxidantes, entre eles coenzima Q10, vitaminas E e A e betacaroteno.

O exame DNA Health, do Nordic Labs, mede um painel de genes antioxidantes que podem identificar casos de baixa capacidade antioxidante.

Teste de ácidos orgânicos

O melhor para avaliar a função mitocondrial. Uso o perfil Organix, da Genova, que mede os metabólitos do ciclo de Krebs, identificando assim qualquer disfunção no processo de transformação de alimentos e oxigênio em ATP, que é a fonte de energia do corpo.

Teste de VO$_2$max

A outra métrica bastante usada para avaliar a função mitocondrial mede a velocidade de queima do oxigênio e de calorias. Chama-se teste VO$_2$max e tem forte correlação com condicionamento físico e longevidade. É realizado em laboratórios. Usando uma máscara que mede o oxigênio consumido e o dióxido de carbono expelido, você corre ou pedala o mais rápido possível e pelo máximo de tempo que conseguir. O VO$_2$max é medido em litros de oxigênio consumidos por minuto. Quanto mais litros você queima por minuto, mais calorias queima por minuto, mais rápido é seu metabolismo e mais saudáveis são suas mitocôndrias. Pessoas diabéticas têm taxas muito baixas de VO$_2$max, geralmente abaixo de 20. Já atletas de elite têm taxas acima de 80.

Função fundamental 4: desintoxicação

Para saber se corre o risco de estar com sobrecarga de toxinas, assinale os itens que se aplicam a você:

Tenho dificuldade de evacuar e evacuo fezes endurecidas todos os dias ou quase todos.	
Sofro de constipação intestinal e não evacuo todos os dias.	
Urino em pouca quantidade e poucas vezes ao dia. Minha urina é escura e tem cheiro forte.	
Quase não transpiro.	

Tenho um ou mais dos seguintes sintomas:
    Fadiga
    Dor muscular
    Dor de cabeça
    Dificuldade de concentração e memória	

Tenho histórico familiar de fibromialgia ou síndrome da fadiga crônica.	
Bebo água não filtrada, água de poço ou de garrafa plástica.	
Costumo mandar lavar minhas roupas a seco.	
Trabalho ou moro em um local mal ventilado ou com janelas que não abrem.	
Moro em cidade grande ou região industrial.	

Uso produtos químicos para limpeza ou jardinagem ou faço dedetização na minha casa/apartamento periodicamente.	
Tenho mais de uma restauração de amálgama nos dentes.	
Como peixes grandes (peixe-espada, atum, cação e outros) mais de uma vez por semana.	

O cheiro de uma ou mais substâncias a seguir me incomoda muito:
    Gasolina ou diesel
    Perfume
    Carro novo
    Lojas de tecidos
    Roupas lavadas a seco
    Spray fixador de cabelo
    Outros cheiros fortes
    Sabão
    Detergente
    Fumaça de cigarro
    Água clorada	

Apresento reação ao consumo de álcool (mesmo em pequena quantidade), vinho tinto, queijo, banana, chocolate, alho, cebola ou alimentos contendo glutamato monossódico ou sulfitos (encontrados no vinho, em bufês de saladas, em frutas secas), benzoato de sódio (conservante).	
Quando tomo bebidas cafeinadas fico ligado, as dores articulares e musculares se intensificam e/ou apresento sintomas de hipoglicemia (ansiedade, palpitação, sudorese, tontura).	

Consumo regularmente uma das seguintes substâncias ou medicamentos:
    Paracetamol
    Antiácidos
    Moduladores hormonais sob a forma de pílula, adesivo ou creme (pílula anticoncepcional, estrogênio, progesterona, medicação para a próstata)
    Ibuprofeno ou naproxeno
    Medicamentos para dor de cabeça recorrente, sintomas alérgicos, náusea, diarreia ou indigestão	

Já tive icterícia (pele e branco dos olhos amarelados) ou recebi o diagnóstico de síndrome de Gilbert (elevação da bilirrubina).	

Tenho histórico familiar de pelo menos uma das seguintes condições:
    Câncer de mama
    Câncer de pulmão induzido por tabagismo
    Outro tipo de câncer
    Problemas de próstata
    Alergia, sensibilidade ou intolerância alimentar	

Tenho histórico familiar de Parkinson, Alzheimer, esclerose lateral amiotrófica (ELA) ou outras doenças neurológicas que afetam a parte motora, ou esclerose múltipla.	
TOTAL	

Sua pontuação
Some o número de respostas assinaladas, divida pelo número de perguntas (20) e multiplique por 100.

Abaixo de 10%: Saudável.

De 10% a 50%: Desequilíbrios moderados. Siga as diretrizes do programa Young Forever, Capítulo 17.

Acima de 50%: Desequilíbrios graves. Procure um profissional de medicina funcional para realizar outros exames e fazer acompanhamento.

Exames laboratoriais para avaliar a desintoxicação

O Young Forever Function Health Panel inclui exames renais e hepáticos capazes de detectar disfunções mais graves. Isso porque, no momento em que os resultados dos seus exames renais convencionais derem alguma alteração, você já terá perdido 50% da sua função renal; quando seus exames hepáticos convencionais detectarem anormalidades, as células do seu fígado já estarão morrendo. Embora sejam eficientes em detectar problemas graves, os laboratórios deixam passar desequilíbrios iniciais na função de desintoxicação do corpo.

Vale ressaltar que um dos exames hepáticos, a gama-glutamil transpeptidase (GGT), pode identificar exposição a toxinas ambientais e esteatose hepática. A GGT pode estar elevada em pessoas com resistência à insulina, pré-diabetes ou diabetes tipo 2, exposição a drogas, ingestão excessiva de álcool e exposição a toxinas ambientais.

Os níveis de proteína na urina medidos pela microalbumina (exame também incluído no Young Forever Function Health Panel) podem ser úteis para detectar danos renais precoces causados por hipertensão arterial, diabetes ou outras doenças renais.

Os exames para ácidos orgânicos e análise de estresse oxidativo mencionados na página 207 também são úteis para avaliar nossa capacidade de desintoxicação, em especial os níveis de glutationa, a principal molécula desintoxicante do corpo. Os exames DNA Health e 3X4 Genetics medem um perfil de genes desintoxicantes que podem identificar baixa capacidade de desintoxicação.

Exames que detectam a presença de metais pesados

A intoxicação de baixo grau por metais pesados é uma das causas mais comuns e não diagnosticadas de uma série de enfermidades que incluem doenças cardiovasculares, câncer, diabetes, demência, doenças autoimunes, depressão, insônia, fadiga e muito mais. Nos Estados Unidos, muitos já ouviram falar na intoxicação por chumbo em crianças por comerem alimentos com corantes ou causada pela crise hídrica de Flint, Michigan.

Felizmente, os pigmentos e a gasolina com chumbo foram proibidos, mas esse metal continua onipresente e amplamente ignorado. Níveis de chumbo no sangue acima de 2 mcg/dL estão associados a um maior risco de ataque cardíaco e morte do que níveis anormais de colesterol. E, segundo dados de diversos países ocidentais, quase 40% da população está acima disso.[2]

O máximo que a medicina tradicional faz é analisar os níveis sanguíneos e uma amostra de 24 horas em casos de exposição aguda ou relacionada ao trabalho. Os metais que armazenamos ao longo da vida nos músculos, órgãos e cérebro não são detectados. O Young Forever Function Health Panel mede os níveis de metais pesados no sangue, mas como medir a carga dessas substâncias no corpo a longo prazo?

Profissionais especializados em medicina funcional usam o teste de desafio da quelação ou teste de provocação com EDTA, que mede a carga geral de exposição a metais pesados tóxicos através de análise da urina. Um agente quelante pode ser usado para mobilizar os metais encontrados em uma amostra de urina de seis horas.

A Quicksilver Scientific oferece um exame que analisa sangue, cabelo e urina chamado Mercury Tri-Test, que mede o mercúrio orgânico (proveniente principalmente do consumo de peixes) e inorgânico (de restaurações dentárias antigas e poluição). O exame mede também a eficácia da desintoxicação de mercúrio através do cabelo e da urina.

Intoxicação por mofo

Outra carga de toxinas bastante ignorada vem do mofo e das micotoxinas produzidas por eles.

Muitos edifícios têm alguma infiltração de água e algum nível de mofo. Existem 200 tipos de mofo que apresentam sérios riscos à saúde humana ou animal. Essas espécies nocivas são conhecidas como fungos tóxicos e produzem micotoxinas que podem causar muitos problemas de saúde. Há exames que testam anticorpos IgE e IgG contra toxinas de mofo e podem detectar exposição ao mofo.

Ultrassonografia de fígado

Cerca de 25% da população americana sofre de esteatose hepática. São mais de 80 milhões de pessoas, e a maioria nem sabe que tem o problema.[3] Você pode ter esteatose hepática mesmo que os resultados dos exames de função hepática sejam "normais". A esteatose hepática promove doenças cardiovasculares, câncer, diabetes tipo 2, demência e muito mais. É causada pelo excesso de açúcar e amido na alimentação. O melhor exame para detectar a esteatose hepática é uma ressonância magnética do fígado (que está incluída nos exames de ressonância magnética de corpo inteiro disponíveis atualmente). Um ultrassom ou uma elastografia hepática (FibroScan) também podem ajudar na identificação do problema.

Função fundamental 5: comunicação intercelular e equilíbrio hormonal

Resistência à insulina

Para saber se você tem níveis de insulina ou açúcar no sangue abaixo do ideal, assinale todos os itens que se aplicam a você:

Sinto muita vontade de comer doces e como, mas a melhora no humor e na energia que eles me proporcionam é temporária e quando o efeito passa eu fico totalmente indisposto.	
Tenho histórico familiar de diabetes, hipoglicemia ou alcoolismo.	
Fico irritado, ansioso, cansado e nervoso ou tenho dor de cabeça intermitente ao longo do dia, mas me sinto temporariamente melhor após as refeições.	

Fico trêmulo duas a três horas após as refeições.	
Tenho uma alimentação com baixo teor de gordura, mas não consigo emagrecer.	
Se eu pular uma refeição, fico irritado, fraco ou cansado.	
Se eu comer carboidratos (pão, bolo, panqueca, etc.) no café da manhã, não consigo controlar minha alimentação pelo resto do dia.	
Quando começo a comer doces ou carboidratos, não consigo parar.	
Se eu como peixe, carne e legumes, fico bem, mas depois de uma refeição com massa, pão, batata e sobremesa tenho muito sono ou me sinto dopado.	
Ataco a cesta de pães nos restaurantes.	
Sinto palpitação depois de comer doces.	
Aparentemente sou sensível ao sal (tendo a reter líquido).	
Tenho ataques de pânico à tarde se não tomar café da manhã.	
Sou mal-humorado, impaciente ou ansioso.	
Minha memória e minha capacidade de concentração são ruins.	
Comer me tranquiliza.	
Sinto cansaço poucas horas depois de comer.	
Tenho sudorese noturna.	
Vivo cansado.	
Tenho acúmulo de gordura na região abdominal (relação cintura-quadril > 0,8; medida ao redor do umbigo e ao redor da proeminência óssea na frente do alto do quadril).	
Meu cabelo está rareando onde não deveria (cabeça) e crescendo em outros lugares onde não deveria (no rosto, se você for mulher).	
Tenho histórico familiar de síndrome do ovário policístico ou sou infértil.	
Tenho histórico familiar de pressão alta.	
Tenho histórico familiar de cardiopatia.	
Tenho histórico familiar de diabetes tipo 2.	
Tenho infecções fúngicas crônicas (coceira do jóquei, candidíase, manchas secas e escamosas na pele).	
TOTAL	

Sua pontuação
Some o número de respostas assinaladas, divida pelo número de perguntas (26) e multiplique por 100.

Abaixo de 10%: Saudável.

De 10% a 50%: Desequilíbrios moderados. Siga as diretrizes do programa Young Forever, Capítulo 17.

Acima de 50%: Desequilíbrios graves. Procure um profissional de medicina funcional para realizar outros exames e fazer acompanhamento.

Desequilíbrios de hormônios sexuais para mulheres
Para detectar possíveis desequilíbrios nos seus hormônios sexuais, assinale todos os itens que se aplicam a você:

Tenho tensão pré-menstrual (TPM).	
Tenho flutuações de peso de um mês para outro.	
Tenho edema, inchaço ou retenção de líquido.	
Vivo inchada.	
Sinto dores de cabeça frequentes.	
Tenho oscilações frequentes de humor.	
Meus seios estão frequentemente doloridos e aumentados.	
Vivo desanimada.	
Me sinto incapaz de lidar com demandas simples.	
Tenho dor nas costas, nas articulações ou musculares.	
Tenho uma vontade muito forte de comer determinados alimentos quando estou com TPM (principalmente açúcar ou sal).	
Tenho ciclo menstrual irregular, sangramento intenso ou sangramento fraco.	
Sou infértil.	
Tomo pílulas anticoncepcionais ou outros hormônios.	
Tenho enxaquecas pré-menstruais.	
Tenho cistos mamários ou nódulos ou displasia mamária (fibrose).	
Tenho histórico familiar de câncer de mama, ovário ou útero.	
Tenho histórico familiar de miomas uterinos.	

Apresento sintomas da perimenopausa ou da menopausa.	
Sinto ondas de calor.	
Sofro de ansiedade.	
Tenho sudorese noturna.	
Tenho insônia.	
Perdi a libido.	
Tenho ressecamento na pele, nos cabelos e/ou na vagina.	
Tenho palpitações.	
Tenho dificuldade de memória ou de concentração.	
Tenho inchaço ou ganho de peso desproporcional na região abdominal.	
Tenho pelos faciais.	
Estou exposta a pesticidas ou metais pesados (alimentos, água, ar).	
TOTAL	

Sua pontuação

Some o número de respostas assinaladas, divida pelo número de perguntas (30) e multiplique por 100.

Abaixo de 10%: Saudável.

De 10% a 50%: Desequilíbrios moderados. Siga as diretrizes do programa Young Forever, Capítulo 17.

Acima de 50%: Desequilíbrios graves. Procure um profissional de medicina funcional para realizar outros exames e fazer acompanhamento.

Desequilíbrios de hormônios sexuais para homens

Para detectar possíveis desequilíbrios em seus hormônios sexuais, assinale todos os itens que se aplicam a você:

Minha libido diminuiu e perdi minha vitalidade.	
Tenho dificuldade para ter ou manter uma ereção.	
Sou infértil ou tenho baixa contagem de espermatozoides.	
Tenho perda muscular.	
Tenho gordura abdominal excessiva.	

Vivo cansado ou indisposto.	
Me sinto perdido e sem propósito ou apático.	
Tenho perda óssea ou já sofri fraturas ósseas.	
Tenho histórico familiar de colesterol alto.	
Tenho histórico familiar de problemas de insulina ou açúcar no sangue.	
Me sinto fraco.	
Vivo desanimado.	
Estou exposto a pesticidas ou metais pesados (alimentos, água, ar).	
TOTAL	

Sua pontuação

Some o número de respostas assinaladas, divida pelo número de perguntas (13) e multiplique por 100.

Abaixo de 10%: Saudável.

De 10% a 50%: Desequilíbrios moderados. Siga as diretrizes do programa Young Forever, Capítulo 17.

Acima de 50%: Desequilíbrios graves. Procure um profissional de medicina funcional para realizar outros exames e fazer acompanhamento.

Desequilíbrios da tireoide

Para descobrir se sua tireoide está funcionando o melhor possível, assinale todos os itens que se aplicam a você:

Tenho pele e unhas grossas.	
Tenho pele seca.	
Meu cabelo está rareando, cai bastante ou está seco.	
Sou muito sensível ao frio.	
Tenho mãos e pés frios.	
Sinto fadiga, dor ou fraqueza muscular.	
Tenho sangramento menstrual intenso, TPM intensificada, outros problemas menstruais ou infertilidade.	
Minha libido diminuiu.	
Tenho retenção de líquido (inchaço das mãos e dos pés).	

Sinto muito cansaço (principalmente pela manhã).	
Minha pressão arterial e minha frequência cardíaca são baixas.	
Tenho problemas de memória e concentração.	
A parte externa das minhas sobrancelhas está afinando.	
Tenho dificuldade para emagrecer ou ganhei peso recentemente.	
Tenho constipação intestinal.	
Sinto desânimo e apatia.	
Tenho histórico familiar de doença autoimune (artrite reumatoide, esclerose múltipla, lúpus, alergias, supercrescimento de leveduras, etc.).	
Tenho histórico familiar de doença celíaca ou sou sensível ao glúten.	
Já fiz radioterapia.	
Sou exposto a toxinas ambientais.	
Consumo muito atum e sushi e/ou tenho várias restaurações dentais de amálgama de prata (mercúrio).	
Tenho histórico familiar de problemas de tireoide.	
Bebo água clorada ou fluoretada (no Brasil, a fluoretação da água de abastecimento público é obrigatória e disponibilizada na maioria dos municípios e o cloro costuma ser utilizado nas estações de tratamento como agente desinfetante).	
TOTAL	

Sua pontuação

Some o número de respostas assinaladas, divida pelo número de perguntas (23) e multiplique por 100.

Abaixo de 10%: Saudável.

De 10% a 50%: Desequilíbrios moderados. Siga as diretrizes do programa Young Forever, Capítulo 17.

Acima de 50%: Desequilíbrios graves. Procure um profissional de medicina funcional para realizar outros exames e fazer acompanhamento.

Exames laboratoriais para avaliar a saúde da comunicação intercelular e do equilíbrio hormonal

O Young Forever Function Health Panel inclui a maior parte dos testes de análise hormonal, como insulina (e açúcar no sangue e hemoglobina

A1c), função da tireoide, hormônios do estresse (DHEA-S e cortisol) e hormônios sexuais (estrogênio, progesterona, testosterona). Inclui também o painel lipídico completo, inclusive uma versão mais avançada do que os exames convencionais de colesterol, e é muito mais preciso na identificação da resistência à insulina e do risco de ataques cardíacos, medindo o número e o tamanho das partículas lipídicas.

Exames adicionais usados na medicina funcional podem ajudar a identificar desequilíbrios hormonais.

O perfil de estresse Adrenocortex, da Genova Diagnostics, mede os níveis salivares de cortisol, o hormônio do estresse, ao longo do dia. O exame pode identificar altos níveis de cortisol, marcadores de altos níveis de estresse, distúrbios nos ritmos circadianos e baixos níveis de cortisol, que indicam fadiga adrenal e burnout. É melhor testar o cortisol em vários momentos ao longo do dia para garantir que os níveis estejam normais e que haja um padrão normal de liberação (mais alto ao acordar e mais baixo antes de dormir). Intervenções no estilo de vida e suplementos diversos podem ajudar a restaurar o equilíbrio adrenal (consulte o Capítulo 17).

O Essential Estrogens, também da Genova, é um exame de urina de 24 horas que mede estrogênios e metabólitos de estrogênio, úteis na identificação de compostos de estrogênio cancerígenos e nocivos. Eles podem se formar devido a má alimentação, predisposição genética, deficiências nutricionais e toxinas ambientais. Algumas coisas que podem melhorar o metabolismo do estrogênio são alterações no estilo de vida, ervas e suplementos nutricionais.

Função fundamental 6: transporte

Para descobrir se seus sistemas circulatório e linfático estão funcionando bem, assinale os itens que se aplicam a você:

Já tive angina ou infartos ou tenho outra doença cardiovascular.	
Tenho pressão alta.	
Tenho má circulação nos pés.	

Minhas mãos e meus pés costumam inchar.	
Tenho edema.	
Tenho disfunção erétil.	
Tenho cãibras frequentes.	
Tenho mãos e pés frios.	
Tenho síndrome de Raynaud.	
Tenho infecções frequentes.	
Tenho varizes.	
Sinto dormência e formigamento nas extremidades.	
Tenho cicatrização lenta.	
Tenho coágulos sanguíneos.	
TOTAL	

Sua pontuação
Some o número de respostas assinaladas, divida pelo número de perguntas (14) e multiplique por 100.

Abaixo de 10%: Saudável.

De 10% a 50%: Desequilíbrios moderados. Siga as diretrizes do programa Young Forever, Capítulo 17.

Acima de 50%: Desequilíbrios graves. Procure um profissional de medicina funcional para realizar outros exames e fazer acompanhamento.

Exames laboratoriais para avaliar a saúde circulatória

A avaliação da saúde dos vasos sanguíneos é importante e cada vez mais fácil. A pressão arterial é um ótimo indicador de sua saúde vascular e pode ser aferida em casa.

Um exame cardíaco inovador desenvolvido recentemente (ver página 237) chamado Cleerly realiza uma tomografia computadorizada de alta velocidade e usa a inteligência artificial para medir placas macias e vulneráveis nas artérias.

Um ultrassom das carótidas pode detectar espessamento das paredes dos vasos sanguíneos e placas capazes de causar AVC. O exame avalia o espessamento médio-intimal das carótidas.

Uma ressonância magnética de corpo inteiro (ver página 236) pode ser usada para avaliar a saúde dos vasos sanguíneos do coração e do cérebro e verificar a presença de aneurismas.

A variabilidade da frequência cardíaca, que pode ser facilmente testada com um smartwatch, aplicativos de celular ou dispositivos de automonitoramento, mede a saúde do sistema nervoso autônomo, o que afeta diretamente sua saúde vascular. Exames de inflamação e estresse oxidativo indicam indiretamente danos potenciais aos vasos sanguíneos.

Função fundamental 7: estrutura musculoesquelética e celular

Para descobrir se sua estrutura está saudável, assinale todos os itens que se aplicam a você:

Venho perdendo massa muscular ao longo dos anos.	
Hoje em dia tenho mais dificuldade de realizar tarefas cotidianas que exigem força.	
Não faço musculação ou outro treino de força.	
Sou vegano.	
Como menos de 25 gramas de proteína por refeição.	
Não como peixe nem suplemento ômega-3.	
Como frituras com certa frequência.	
Tenho osteopenia ou osteoporose.	
Não faço suplementação de vitamina D_3.	
Tenho baixa energia e baixa resistência física.	
TOTAL	

Sua pontuação

Some o número de respostas assinaladas, divida pelo número de perguntas (10) e multiplique por 100.

    Abaixo de 10%: Saudável.

    De 10% a 50%: Desequilíbrios moderados. Siga as diretrizes do programa Young Forever, Capítulo 17.

Acima de 50%: Desequilíbrios graves. Procure um profissional de medicina funcional para realizar outros exames e fazer acompanhamento.

Exames laboratoriais para avaliar a saúde estrutural

Obter dados de qualidade sobre o sistema estrutural do corpo humano é complexo. A ressonância magnética de corpo inteiro, desenvolvida recentemente, pode ser uma boa aliada para esse fim.

O teste do índice de ômega-3 também analisa os níveis de ácidos graxos. As gorduras ômega-3 são blocos de construção essenciais de cada membrana celular e do cérebro. Níveis baixos delas causam doença.

No entanto, o exame mais importante para avaliar a saúde estrutural e metabólica geral é o DEXA, a densitometria de composição corporal, que utiliza raios X de baixa intensidade para medir a *densidade óssea* e assim detectar a perda progressiva que caracteriza a osteoporose. É um exame importante porque é possível reverter a osteoporose. Mas o teste mede também a *composição corporal*, e não apenas a quantidade de músculo e gordura, mas onde estão localizados. É verdade que muitas outras medidas de composição corporal analisam o corpo todo. Porém uma pessoa que tenha pernas e braços magros e muita gordura abdominal pode estar dentro da média normal segundo essas medidas e ainda assim ter alto risco de envelhecer rápido e adoecer. O DEXA analisa um dos prognosticadores mais importantes de doenças e morte: a gordura visceral.

Um teste fácil, que pode ser feito em casa, consiste em avaliar a proporção entre a circunferência da cintura e a do quadril. Basta medir o ponto mais largo ao redor do quadril e o ponto mais largo ao redor da cintura, geralmente na altura do umbigo. Em seguida, divida a medida da cintura pela do quadril. Se o resultado for maior que 0,8 (mulheres) ou 0,9 (homens), é provável que seus níveis de gordura visceral estejam perigosamente altos.

TESTANDO SEU ESTADO NUTRICIONAL

Estudos de grande porte revelam que mais de 90% dos americanos têm deficiência de um ou mais nutrientes. As carências mais comuns são de ômega-3, vitamina D, vitaminas do complexo B, magnésio e zinco. Há exames simples que detectam os níveis desses nutrientes no sangue, mas você também pode usar os breves questionários a seguir para avaliar seu risco de estar deficiente em um ou mais deles.

Deficiência de ácidos graxos essenciais (ômega-3)

Para saber se seus níveis de ácidos graxos estão equilibrados, assinale os itens que se aplicam a você:

Minhas unhas estão fracas, finas e quebradiças.	
Minha pele é seca e costuma descascar e coçar.	
Tenho cera de ouvido grossa.	
Tenho queratose pilar (pequenas protuberâncias ásperas e secas na parte posterior do braço ou no tronco).	
Tenho caspa.	
Sinto dor ou rigidez nas articulações.	
Sinto muita sede.	
Tenho prisão de ventre (não evacuo todo dia).	
Minhas fezes são claras ou duras ou cheiram muito mal.	
Sinto desânimo, dificuldade de atenção e/ou perda de memória.	
Tenho pressão alta.	
Tenho displasia mamária.	
Tenho TPM.	
Tenho histórico familiar de colesterol LDL alto, HDL baixo e triglicerídeos elevados.	
Tenho ascendência irlandesa, escocesa, galesa ou escandinava.	
TOTAL	

Sua pontuação

Some o número de respostas assinaladas, divida pelo número de perguntas (15) e multiplique por 100.

Abaixo de 10%: Saudável.

De 10% a 50%: Desequilíbrios moderados. Siga as diretrizes do programa Young Forever, Capítulo 17.

Acima de 50%: Desequilíbrios graves. Procure um profissional de medicina funcional para realizar outros exames e fazer acompanhamento.

Deficiência de vitamina D

Para saber se seus níveis de vitamina D estão adequados, assinale os itens que se aplicam a você:

Tenho histórico familiar de transtorno afetivo sazonal (TAS).	
Observei um declínio na minha acuidade mental e/ou memória.	
Tenho músculos doloridos ou fracos.	
Tenho ossos sensíveis (aperte o osso da canela e observe se dói).	
Trabalho em ambiente fechado (escritório, apartamento, estúdio, etc.).	
Evito me expor ao sol.	
Uso protetor solar a maior parte do tempo.	
Moro em uma região pouco ensolarada.	
Não como peixes pequenos e gordurosos, como cavalinha, arenque ou sardinha (a principal fonte alimentar de vitamina D).	
Tenho histórico familiar de osteoporose.	
Já fraturei mais de dois ossos ou o quadril.	
Tenho histórico familiar de doença autoimune (por exemplo, esclerose múltipla).	
Tenho osteoartrite.	
Tenho infecções frequentes.	
Tenho histórico familiar de câncer de próstata.	
Tenho pele escura (qualquer etnia que não seja caucasiana).	
Tenho 60 anos ou mais.	
TOTAL	

Sua pontuação
Some o número de respostas assinaladas, divida pelo número de perguntas (17) e multiplique por 100.

Abaixo de 10%: Saudável.

De 10% a 50%: Desequilíbrios moderados. Siga as diretrizes do programa Young Forever, Capítulo 17.

Acima de 50%: Desequilíbrios graves. Procure um profissional de medicina funcional para realizar outros exames e fazer acompanhamento.

Deficiência de magnésio

Para saber se seus níveis de magnésio estão adequados, assinale os itens que se aplicam a você:

Vivo desanimado.	
Sou irritável.	
Tenho dificuldade de me concentrar.	
Tenho histórico familiar de autismo.	
Tenho ansiedade.	
Tenho dificuldade de pegar no sono e/ou tenho sono muito leve.	
Tenho contrações musculares involuntárias.	
Costumo ter TPM.	
Tenho cãibras nas pernas ou nas mãos.	
Tenho síndrome das pernas inquietas.	
Tenho palpitação ou arritmia cardíaca.	
Tenho dores de cabeça ou enxaquecas frequentes.	
Tenho dificuldade de engolir.	
Tenho refluxo.	
Sou sensível a ruídos altos.	
Vivo cansado.	
Tenho histórico familiar de asma.	
Tenho constipação (não evacuo todo dia).	
Vivo sob muito estresse.	
Tenho cálculo renal.	
Tenho histórico familiar de doença cardiovascular ou insuficiência cardíaca.	
Tenho histórico familiar de prolapso da válvula mitral.	

Tenho histórico familiar de diabetes.	
Consumo pouco dos seguintes itens: algas, farelo ou gérmen de trigo, amêndoas, castanha-de-caju, trigo-sarraceno ou verduras verde-escuras.	
TOTAL	

Sua pontuação

Some o número de respostas assinaladas, divida pelo número de perguntas (24) e multiplique por 100.

Abaixo de 10%: Saudável.

De 10% a 50%: Desequilíbrios moderados. Siga as diretrizes do programa Young Forever, Capítulo 17.

Acima de 50%: Desequilíbrios graves. Procure um profissional de medicina funcional para realizar outros exames e fazer acompanhamento.

Deficiência de zinco

Para saber se seus níveis de zinco estão adequados, assinale os itens que se aplicam a você:

Tenho tido alterações no paladar.	
Tenho tido alterações no olfato.	
Minhas unhas estão fracas (finas, quebradiças, descascando).	
Tenho manchas brancas nas unhas.	
Tenho resfriados ou infecções respiratórias frequentes.	
Tenho diarreia com frequência.	
Tenho eczema ou outro tipo de erupção cutânea.	
Tenho acne.	
Minhas feridas demoram a cicatrizar.	
Tenho alergias.	
Meu cabelo está caindo.	
Tenho caspa.	
Tenho histórico familiar de disfunção erétil.	
Tenho inflamação ou inchaço da próstata.	

Tenho histórico familiar de doença inflamatória intestinal (colite ulcerativa, doença de Crohn).	
Tenho histórico familiar de artrite reumatoide.	
Bebo água dura (que causa deficiência de zinco).	
Consumo mais de três doses de álcool por semana.	
Transpiro demais.	
Tenho histórico familiar de doença renal ou hepática.	
Tenho mais de 65 anos.	
Uso diurético.	
Consumo pouco de: algas marinhas, gengibre fresco, gema de ovo, peixe, cordeiro, leguminosas e sementes de abóbora.	
TOTAL	

Sua pontuação
Some o número de respostas assinaladas, divida pelo número de perguntas (23) e multiplique por 100.

Abaixo de 10%: Saudável.

De 10% a 50%. Desequilíbrios moderados. Siga as diretrizes do programa Young Forever, Capítulo 17.

Acima de 50%: Desequilíbrios graves. Procure um profissional de medicina funcional para realizar outros exames e fazer acompanhamento.

Desequilíbrios de metilação: estado da vitamina B (B_{12}, folato, B_6)

Para descobrir se sua metilação (que depende das vitaminas B_6, B_{12} e folato) está adequada, assinale os itens que se aplicam a você:

Consumo proteína animal (carnes brancas e vermelhas, laticínios, queijos, ovos) mais de cinco vezes por semana.	
Como semanalmente mais de um alimento com gordura hidrogenada (margarina, gordura hidrogenada, alimentos processados ou industrializados).	
Como porções de proteína pesando mais que o tamanho da palma da minha mão (entre 115 e 170 gramas) por refeição.	

Como menos de uma xícara de verduras verde-escuras por dia.	
Como menos do que a porção de frutas e hortaliças recomendada por dia (5-9 porções, dependendo do seu peso corporal; ½ xícara = 1 porção).	
Consumo mais de três doses de álcool por semana.	
Vivo desanimado.	
Tenho histórico de infarto ou outra doença cardiovascular.	
Tenho histórico de AVC.	
Tenho histórico de câncer.	
Tenho histórico de Papanicolau anormal (displasia cervical).	
Tenho filho(s) com defeitos congênitos (defeitos do tubo neural ou síndrome de Down).	
Tenho histórico de demência.	
Tenho perda de equilíbrio ou sensibilidade nos pés.	
Tenho histórico de esclerose múltipla ou outras doenças que provocam danos ao sistema nervoso.	
Tenho histórico de síndrome do túnel do carpo.	
Não tomo multivitamínico.	
Tenho mais de 65 anos.	
TOTAL	

Sua pontuação
Some o número de respostas assinaladas, divida pelo número de perguntas (18) e multiplique por 100.

Abaixo de 10%: Saudável.

De 10% a 50%: Desequilíbrios moderados. Siga as diretrizes do programa Young Forever, Capítulo 17.

Acima de 50%: Desequilíbrios graves. Procure um profissional de medicina funcional para realizar outros exames e fazer acompanhamento.

Exames laboratoriais para avaliar a saúde nutricional

Os exames laboratoriais convencionais podem medir o nível de muitos nutrientes, detectando inclusive as deficiências mais comuns nos Estados Unidos, como as gorduras ômega-3, vitamina D, zinco e ferro.

O Painel NutrEval, da Genova Diagnostics, avalia aminoácidos, ácidos graxos, vitaminas e minerais, antioxidantes e ácidos orgânicos, fornecendo um quadro completo do seu estado nutricional.

Avaliação do estresse e da saúde mental

Os melhores testes para avaliar o estado mental e os riscos do estresse à saúde são o Questionário Internacional de Experiências Adversas na Infância (EAI-QI) e a Escala de Percepção do Estresse (EPS-10). Vale a pena dedicar alguns minutos do seu tempo para respondê-los. Tanto as experiências adversas do passado quanto os níveis de estresse percebido são altamente preditivos do risco de doenças e morte. Por quê? Porque a farmácia mais poderosa para gerar tanto saúde quanto danos está dentro da nossa cabeça.

Os micro- e macrotraumas que todos vivenciamos em decorrência dos acontecimentos da vida, bem como o estresse e o trauma de baixo grau porém de longo prazo de se viver em um mundo de conflitos, divisões, racismo, machismo, pobreza, isolamento social e enormes disparidades sociais e econômicas, são uma ameaça invisível à saúde. Não podemos acabar com a guerra, o racismo ou a pobreza da noite para o dia, mas podemos mudar nossa relação com o estresse e curar nossos traumas com novas ferramentas (consulte os Capítulos 16 e 17). Nosso mindset e nossa percepção de amor e segurança são determinantes da nossa saúde e nos afetam em tudo, desde o nível de felicidade e conexão que experimentos até nossa própria biologia, modificando a metilação do DNA, os telômeros, o nível de inflamação, o microbioma, os hormônios, a massa muscular, a produção de energia – todas as funções do corpo.

Dedique alguns minutos a responder à Escala de Percepção do Estresse e ao Questionário EAI.

Escala de Percepção do Estresse

Para cada pergunta, escolha uma das seguintes alternativas:[4]

0 = nunca; 1 = quase nunca; 2 = às vezes; 3 = com certa frequência; 4 = com muita frequência.

Nos últimos 30 dias, com que frequência...

1. Você se aborreceu com algo que aconteceu inesperadamente?
2. Você se sentiu incapaz de controlar coisas importantes na sua vida?
3. Você se sentiu nervoso e estressado?
4. Você se sentiu confiante na sua capacidade de lidar com seus problemas pessoais?
5. Você sentiu que as coisas aconteceram da maneira que esperava?
6. Você achou que não conseguiria dar conta de tudo que tinha para fazer?
7. Você conseguiu controlar a irritação?
8. Você sentiu que todos os aspectos da sua vida estavam sob controle?
9. Você se irritou com coisas que estavam fora do seu controle?
10. Você sentiu que os problemas se acumularam tanto que não conseguiria resolvê-los?

Resultado
Para computar sua pontuação na EPS, siga as instruções abaixo:

- Os itens 4, 5, 7 e 8 são positivos e por isso devem ter a pontuação invertida: 0 = 4, 1 = 3, 2 = 2, 3 = 1, 4 = 0.
- Agora some todos os itens. *Meu total é:* _____

As pontuações individuais na EPS podem variar de 0 a 40; quanto mais alta a pontuação, maior a percepção de estresse.

0 a 13: Estresse baixo.
14 a 26: Estresse moderado.
27 a 40: Estresse alto.

A Escala de Percepção do Estresse é importante porque sua *percepção* do que está acontecendo na sua vida é fundamental para avaliar como seu corpo responde a diferentes estressores. Duas pessoas poderiam passar por situações e experiências exatamente iguais na vida, mas, dependendo de suas percepções, a pontuação total poderia colocar uma delas na categoria de estresse baixo e a outra na categoria de estresse alto.

Questionário EAI

Some um ponto para cada resposta afirmativa. O total indica o número acumulado de experiências adversas na infância.

Nos primeiros 18 anos da sua vida...

1. Algum dos seus pais/responsáveis ou outro adulto que vivia em sua casa costumava xingar ou humilhar você ou agir de forma que lhe provocava medo de ser agredido fisicamente?
2. Algum dos seus pais/responsáveis ou outro adulto que vivia em sua casa o empurrava, agarrava, dava tapas ou lhe atirava algum objeto ou alguma vez já bateu em você a ponto de deixar marcas ou ferir?
3. Algum adulto ou outra pessoa pelo menos cinco anos mais velha alguma vez tocou ou acariciou você ou tocou seu corpo de forma sexual ou tentou ou teve relação sexual (oral, anal, vaginal) com você?
4. Você sentia com frequência que ninguém na sua família amava você ou achava você importante ou especial? Ou que as pessoas da sua família não cuidavam umas das outras, não se sentiam próximas ou não se apoiavam?
5. Você sentia com frequência que não tinha o suficiente para comer, precisava usar roupas sujas e não tinha ninguém que o protegesse? Ou seus pais/responsáveis não conseguiam cuidar de você ou levá-lo ao médico por estarem bêbados ou drogados?
6. Nesse período (até os seus 18 anos), seus pais alguma vez se separaram ou se divorciaram?
7. Sua mãe ou madrasta sofria frequentes empurrões, puxões, tapas ou lhe jogavam algum objeto; ou às vezes, ou mesmo com frequência ou muita frequência, ela recebia chutes, mordidas, socos ou agressões com algum objeto duro; ou alguma vez foi agredida repetidamente por pelo menos alguns minutos ou ameaçada com arma de fogo ou faca?
8. Você viveu com alguém que exibia comportamento agressivo quando consumia álcool ou que era alcoólatra ou usava droga?
9. Você viveu com alguém que sofria de depressão ou tinha algum outro transtorno psiquiátrico ou algum morador da casa tentou suicídio?
10. Alguma das pessoas que vivia com você já foi presa?

O Questionário EAI é uma variação das perguntas feitas no estudo original sobre Experiências Adversas na Infância, realizado por pesquisadores dos Centros de Controle e Prevenção de Doenças dos Estados Unidos (CDC).

Dois terços dos participantes do estudo original pontuaram pelo menos 1 e, dentre eles, 87% pontuaram 2 ou mais. Quanto mais alto for seu resultado no Questionário EAI, maior o risco de você desenvolver problemas emocionais e sociais e doenças. Com uma pontuação de 4 ou mais, as coisas começam a ficar bastante sérias. Por exemplo, o risco de depressão aumenta 460% e o risco de suicídio chega a 1.220%. A expectativa de vida de uma pessoa com pontuação de 6 ou mais no Questionário EAI pode ser até 20 anos menor. Todos nós corremos risco de algum nível de trauma. Não ser amado e aceito plenamente quando criança (ou mesmo na idade adulta) já é um microtrauma.

Quais elementos não são avaliados no Questionário EAI mas também são importantes?

- Estressores fora do domicílio (violência, pobreza, racismo, outras formas de discriminação, isolamento, ambiente caótico, falta de acesso a serviços básicos, etc.).
- Fatores de proteção (rede de apoio, acesso a serviços comunitários, oportunidades de desenvolvimento de habilidades, etc.).
- Diferenças individuais (ou seja, nem todas as crianças que tiveram experiências adversas na infância terão um escore ruim no questionário, e nem todas as crianças que não as vivenciaram deixarão de ter uma pontuação ruim – uma pontuação alta no EAI é simplesmente um indicador de risco maior).

Esses fatores podem criar traumas adicionais que são incorporados à sua biologia. Entender essas pontuações, seus níveis de estresse e suas experiências adversas na infância não é algo para gerar angústia, mas para ser abordado e curado. Nos Capítulos 16 e 17 você aprenderá novas estratégias para redefinir seus níveis de percepção do estresse e curar traumas.

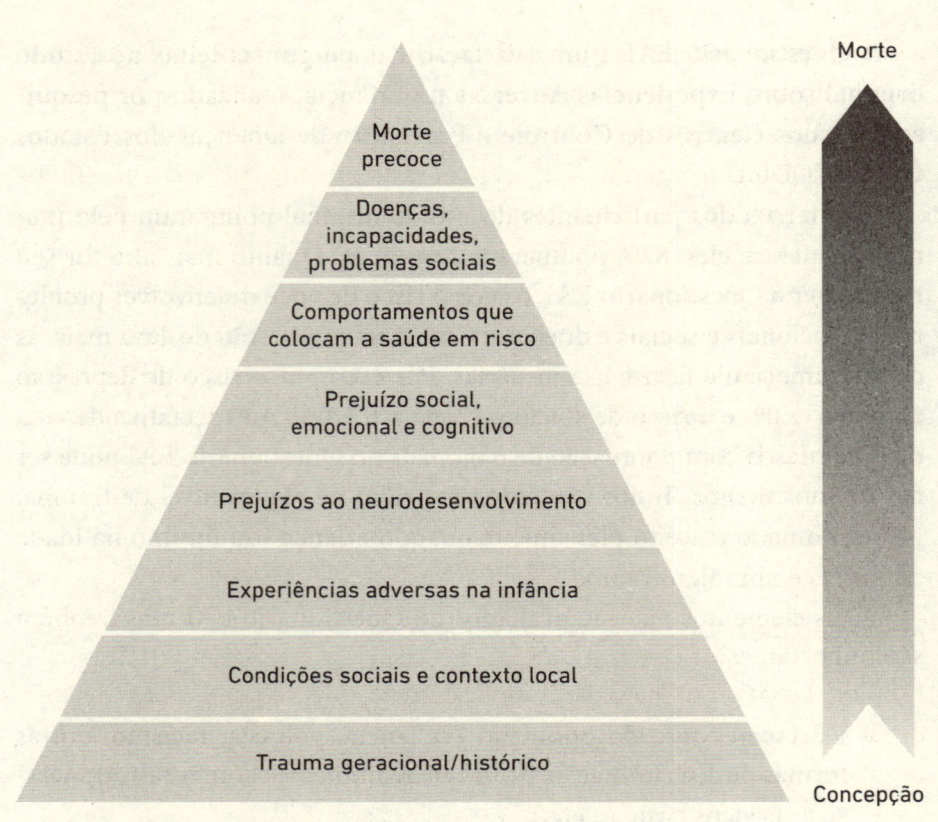

Pirâmide (da base ao topo):
- Trauma geracional/histórico
- Condições sociais e contexto local
- Experiências adversas na infância
- Prejuízos ao neurodesenvolvimento
- Prejuízo social, emocional e cognitivo
- Comportamentos que colocam a saúde em risco
- Doenças, incapacidades, problemas sociais
- Morte precoce

Seta lateral: Concepção → Morte

Mecanismo por meio do qual experiências adversas na infância influenciam a saúde e o bem-estar ao longo da vida

Fonte: Centros de Controle e Prevenção de Doenças dos Estados Unidos. "About the CDC-Kaiser ACE Study". Última revisão: 6 de abril de 2021. http://cdc.gov/violenceprevention/aces/about.html.

MEDIÇÃO DO ENVELHECIMENTO BIOLÓGICO, RASTREAMENTO DE DOENÇAS E DIAGNÓSTICO AVANÇADO

Muitas pesquisas sobre envelhecimento já foram prejudicadas pela falta de boas métricas ou de testes e exames capazes de rastrear a idade biológica. Felizmente, isso está mudando. Como vimos no Capítulo 3, atualmente já existem exames para detectar nosso ritmo de envelhecimento real. Embora não estejam amplamente disponíveis e seja improvável que um médico tradicional os solicite, nos Estados Unidos já existem kits de testes caseiros e kits que você pode levar a um laboratório, onde ocorrerá a coleta de sangue/fluido, e que podem ser solicitados sem receita médica e enviados a empresas especializadas em diagnósticos. A Function Health oferece esses exames, que incluem o teste Galleri para rastreamento do câncer por biópsia líquida, o teste de idade biológica por metilação do DNA da TruDiagnostic e o iAge, que avalia a idade imunológica.

Já fiz esses exames e já os prescrevi a pacientes meus. Embora ainda estejamos aprendendo a aplicá-los na medicina clínica, considero-os úteis para avaliar sua idade biológica atual e saber como andam seus telômeros e seu nível de *inflammaging*. Além disso, permitem rastrear doenças em estágio inicial e assim desenvolver uma estratégia de reversão da doença e monitorar intervenções ao longo do tempo.

Vamos fazer uma breve revisão de cada um desses exames.

Metilação do DNA: uma medida da idade biológica

Fiz o meu com o TruDiagnostic, um teste vendido diretamente ao consumidor nos Estados Unidos e disponível para importação. Na época minha idade cronológica era de 62 anos, mas minha idade biológica era de apenas 43!

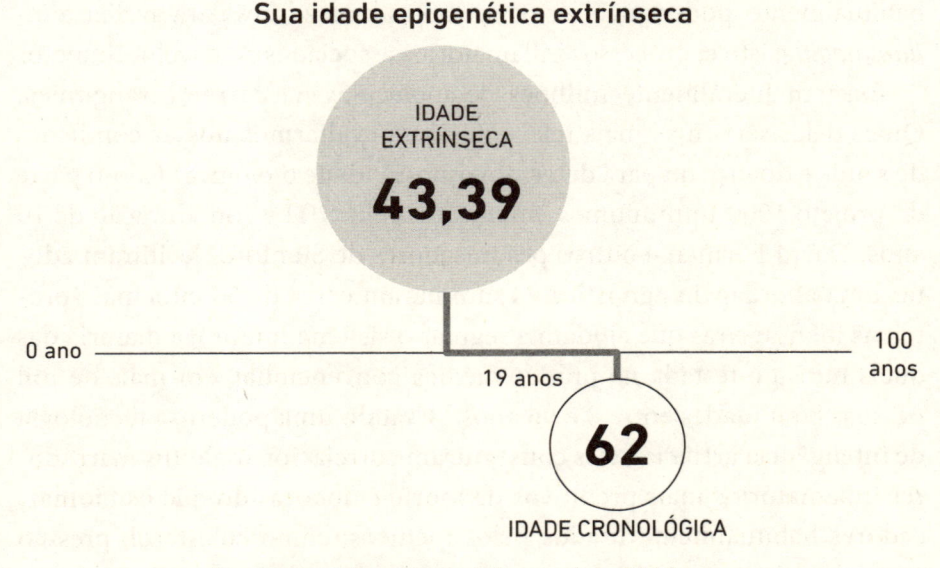

Sua idade epigenética extrínseca

IDADE EXTRÍNSECA
43,39

0 ano — 19 anos — 100 anos

62
IDADE CRONOLÓGICA

Sua idade epigenética extrínseca é de 43,39 anos

Telômeros: a idade dos cromossomos

Atualmente, existem exames capazes de medir o comprimento dos telômeros, calculando de maneira indireta a idade biológica. O comprimento dos telômeros é um bom biomarcador para a velocidade do envelhecimento, mas, isoladamente, pode não ser o fator mais importante. Se, no entanto, essa medida for associada à metilação do DNA, a marcadores de inflamação e a outros importantes biomarcadores que avaliam as condições de saúde ou o funcionamento das funções biológicas fundamentais, pode ser gerada uma imagem nítida da saúde biológica e do ritmo de envelhecimento. Mais importante, os telômeros podem ser monitorados ao longo do tempo para avaliar possíveis benefícios de intervenções de estilo de vida, suplementos ou medicamentos.

Idade inflamatória: o iAge e o índice de inflamação crônica sistêmica

Como aprendemos no "Marcador 10" (Capítulo 4), a inflamação é um marcador essencial do envelhecimento. Na verdade, esse talvez seja o marcador que mais fortemente promove o envelhecimento. Só que nossas medidas típicas de inflamação (como a proteína C-reativa), ainda que sejam usadas habitualmente, podem não ser os melhores marcadores para avaliar a *inflammaging*, isto é, processos inflamatórios associados ao envelhecimento.

Existem literalmente milhões de moléculas na corrente sanguínea. Quais delas seriam as mais relevantes para avaliarmos nossas condições de saúde e doença ou para determinar nossa idade biológica? Como parte do projeto 1000 Immunomes, financiado pelo NIH e com duração de 10 anos, David Furman e outros pesquisadores de Stanford decidiram adotar uma abordagem agnóstica e examinaram cerca de 50 citocinas (proteínas mensageiras que ajudam a regular o sistema imune), a maioria das quais nunca é testada na prática médica convencional, em mais de mil pessoas com idades entre 8 e 96 anos.[5] Usando uma poderosa tecnologia de inteligência artificial, eles conseguiram correlacionar alguns marcadores inflamatórios mais preditivos de morte e doenças do que os biomarcadores habitualmente usados pelos médicos, como colesterol, pressão arterial e glicose.

Esse painel de marcadores inflamatórios sanguíneos foi posteriormente disponibilizado comercialmente. Chama-se *iAge test* ou teste inflamatório da idade. A nova métrica prevê várias doenças crônicas e mede o declínio da função imunológica que ocorre com o envelhecimento. Felizmente, essa medida de disfunção imunológica e inflamação pode ser revertida com mudanças na alimentação e no estilo de vida, com o uso de suplementos e até de medicamentos, e pode ser acompanhada ao longo do tempo.

Os pesquisadores desse projeto desenvolveram duas métricas-chave para avaliar o nível de inflamação e a idade do sistema imune:

- **Índice de Inflamação Crônica Sistêmica (SCI, na sigla em inglês)** – obtido pela comparação entre os níveis de proteínas de função imunológica (citocinas) de pessoas com a mesma idade cronológica dos participantes do 1000 Immunomes
- **Relógio inflamatório do envelhecimento (iAge)** – mostra até que ponto uma pessoa aparenta ser mais velha ou mais jovem que sua idade cronológica

A Function Health inclui os exames iAge e SCI Index.

Diagnóstico precoce do câncer: o teste Galleri, uma biópsia líquida a partir do sangue

Você já deve ter ouvido falar nos exames mais comuns para detecção do câncer, como mamografia (para câncer de mama), colonoscopia (de cólon), Papanicolau (de colo do útero) e PSA (de próstata). Todos esses são importantes e detectam muitos casos em estágio inicial, quando a chance de cura é maior, porém mais de 70% das mortes por câncer são causadas por tipos da doença para os quais não havia recomendação de rastreamento (o rastreamento é uma estratégia de detecção precoce de determinados tipos de câncer em pessoas assintomáticas de uma população-alvo pré-definida). Isso agora é passado. Usando tecnologias avançadas, como sequenciamento genético de próxima geração (para o DNA do câncer) e aprendizado de máquina, os cientistas conseguiram encontrar no sangue fragmentos de DNA, chamados de DNA livre de células, de mais de 50 tipos de câncer bem antes do surgimento de sintomas. O teste avalia os padrões de metilação do DNA que são específicos para cada câncer. Se detectados precocemente, mais de 90% dos casos de câncer têm cura.[6]

O exame já está disponível comercialmente em alguns locais, mas ainda não no Brasil. É o chamado teste Galleri. Ele não detecta todos os tipos de câncer e deve ser complementado com exames regulares de rastreamento. Não é perfeito, mas é muito específico e pode detectar cerca de 76% dos mais de 50 tipos de câncer rastreados. Os cânceres detectáveis pelo teste Galleri representam 63% de todas as mortes pela doença. O Galleri indica o tipo de câncer e sua origem e orienta os exames diagnósticos de monitoramento. Embora esses tipos de teste sejam aprimorados com o tempo, essa é uma maneira eficiente de rastrear cânceres em estágio inicial que, de outra forma, poderiam ser fatais.

Ressonância magnética de corpo inteiro: uma análise detalhada

As inovações em exames de imagem também estão nos ajudando a detectar câncer e doenças em estágios muito precoces e curáveis. Ainda não temos a capacidade do médico de *Star Trek*, que usa um tricorder para diagnosticar tudo que acontece no corpo humano, mas estamos chegando lá. A assistência médica tradicional ainda não supriu a demanda das pessoas que desejam saber e armazenar dados sobre a própria saúde, além de solicitarem elas próprias os exames que desejam fazer, mas aos poucos estão surgindo empresas que permitem mergulhar fundo em nossas condições de saúde com testes de autocuidado antes disponíveis apenas com pedido médico.

Tive a oportunidade de fazer uma ressonância magnética de corpo inteiro para detecção precoce de câncer, aneurisma e muito mais. Foi uma experiência marcante, apesar do alto custo na época, e me proporcionou grande alívio, já que minha irmã e meu pai morreram de câncer.

Essas máquinas de ressonância magnética mais novas geram até 10 vezes mais imagens com resolução muito superior à dos equipamentos-padrão. As varreduras podem detectar mais de 500 doenças. Um amigo morreu recentemente de aneurisma cerebral aos 50 anos, o que poderia ter sido diagnosticado se ele tivesse feito uma ressonância magnética. A ressonância magnética de corpo inteiro em breve se tornará padrão de tratamento e economizará bilhões de dólares em custos de saúde decorrentes de mortes evitáveis. Há quem não queira saber o que está ocorrendo no próprio corpo, com receio de descobrir alguma condição irreversível, mas os avanços na ciência médica, na medicina de redes e na ciência da longevidade nos permitirão tratar, reverter e, muitas vezes, curar o que os exames detectarem. Melhor saber do que fingir que está tudo bem.

Um novo tipo de check-up cardiológico: o Cleerly Heart Scan

Qual é o primeiro sintoma em 50% dos casos de ataque cardíaco? Morte súbita. Durante décadas os médicos tentaram avaliar o risco de doenças cardiovasculares através de marcadores indiretos ou substitutos (como colesterol) e testes de rastreamento (como o ecocardiograma com estresse físico). Esses exames, infelizmente, não determinam o risco de a pessoa vir a sofrer um ataque cardíaco pois não informam a gravidade dos danos (caso haja) detectados nas artérias do coração.

Alguns médicos utilizam o escore de cálcio em busca de placas calcificadas – um exame útil, mas que não prevê com exatidão quem terá um ataque cardíaco. Mesmo com uma angiografia ou com sua versão mais avançada, o chamado ultrassom intravascular (procedimento invasivo e caríssimo), não conseguimos observar de perto o tipo de placa existente nas artérias.

É uma placa estável ou instável? As placas instáveis têm maior probabilidade de causar ataques cardíacos, mesmo que não haja um estreitamento significativo das artérias. Até 75% das lesões que levam a ataques cardíacos causam apenas um leve estreitamento das artérias e não são detectadas por exames convencionais que avaliam o estresse cardíaco.

Combinando ferramentas de inteligência artificial com tomografias computadorizadas de alta resolução, o Cleerly criou uma maneira de avaliar as placas instáveis. Elas podem ser transformadas em placas estáveis calcificadas (menos propensas a ruptura, que levaria à formação de coágulos) adotando-se mudanças no estilo de vida e terapias médicas, reduzindo assim o risco de ataques cardíacos. Exames como esse estão cada vez mais disponíveis nos Estados Unidos, e cardiologistas com visão de futuro os estão usando como o melhor rastreamento de doenças cardiovasculares. Precisam ser solicitados pelo médico.

Agora que aprendemos a mapear nossa biologia com questionários e exames, vamos nos aprofundar em nossa saúde e prolongar nossa vida com o programa Young Forever. Comecemos pelo pilar mais importante: alimentação!

CAPÍTULO 14

O plano alimentar Young Forever: alimento é remédio

Quando a alimentação está errada, não adianta se medicar.
Quando a alimentação está correta, não é necessário se medicar.
– Provérbio ayurvédico

O remédio mais poderoso está no seu prato, não no frasco de medicamento. O alimento é mais poderoso do que qualquer coisa que você possa encontrar na farmácia.
– Dr. Mark Hyman

Como profissional que pratica a medicina nutricional e funcional com meus pacientes há 30 anos, usando alimentos como remédio, pude constatar a diversidade da biologia humana e a necessidade de personalizar as recomendações nutricionais. Existem, porém, alguns princípios universais que podem nortear a escolha da alimentação correta para você.

1. Concentre-se na *qualidade*.
2. Adote como princípio norteador de tudo o que você come a ideia de que *alimento é remédio*.
3. *Personalize* sua alimentação de acordo com seu metabolismo, sua genética e suas preferências pessoais (consulte o Capítulo 17).

Chamo o plano alimentar que recomendo de Dieta Pegan. A ideia era zombar das guerras entre as dietas e surgiu durante uma conferência em que participei de uma mesa-redonda com um médico paleo e um cardiologista vegano. Os dois estavam debatendo qual era a melhor. Então eu disse, misturando as duas: "Se um é vegano e o outro é paleo, eu devo ser *Pegan*."

Mais tarde, ao refletir um pouco mais, percebi que a dieta paleo e a alimentação vegana são idênticas, exceto pela origem das proteínas (ou animais ou grãos e leguminosas). A Dieta Pegan é inclusiva e flexível e se baseia nos princípios da qualidade, do alimento como remédio e da personalização. Proporciona uma alimentação com baixo índice glicêmico (pouco amido e pouco açúcar) e muitas gorduras boas. É uma dieta anti-inflamatória e desintoxicante, que proporciona equilíbrio hormonal, aumento da energia e reparo intestinal. É rica em nutrientes e substâncias fitoquímicas, polifenóis, antioxidantes e fibras cicatrizantes do microbioma que contribuem para a longevidade. Foi desenvolvida para regenerar a saúde do ser humano e do planeta, duas coisas inseparáveis.

O QUE COMER

- **Muitas hortaliças.** Cerca de três quartos do seu prato deve ser composto de hortaliças. Prefira aquelas de cores intensas e que não contenham amido. Abóbora e batata-doce são boas opções desde que consumidas sem exagero. Quando possível, opte por alimentos orgânicos e de culturas regenerativas. Para se informar acerca dos níveis de contaminação de frutas e hortaliças, acesse o Food Safety Brazil (foodsafetybrazil.org) e consulte os resultados periódicos do Programa de Análise de Resíduos de Pesticidas em Alimentos, realizado pela Anvisa.
- **Delicie-se com frutas.** As de baixo índice glicêmico são as melhores, por isso prefira frutas vermelhas, kiwi e melancia. Consuma aquelas mais doces, como uva, melão e frutas de índice glicêmico mais alto, apenas ocasionalmente. Coma sempre a fruta inteira, *in natura*, e evite o suco. Frutas desidratadas devem ser consideradas doces; quanto menos, melhor. Na dúvida, adquira um monitor de glicose contínuo para acompanhar a reação do seu organismo a diferentes frutas.

- **Aproveite os alimentos ricos em gorduras saudáveis.** Alimentos como oleaginosas, sementes, azeite de oliva, abacate, ovos de galinhas caipiras (criadas soltas) e peixes silvestres pequenos e gordurosos (como sardinha, cavalinha, arenque, anchova e salmão selvagem) contêm gorduras boas. Óleos: use azeite de oliva extravirgem, mas não em fogo alto. Para cozimento em fogo mais alto, use o de abacate. Óleo de coco virgem orgânico também é bom. (Consulte "Gorduras Pegan" na página 244, que explica por que nem todas as gorduras são adequadas as todos.)
- **Inclua oleaginosas e sementes.** Elas ajudam no emagrecimento, no diabetes e nas doenças cardiovasculares e são boas fontes de minerais, proteínas, gorduras boas, fibras e muito mais. Amêndoas, nozes, nozes-pecã, avelãs, macadâmias e sementes de abóbora, cânhamo, chia e gergelim são ótimas opções.
- **Considere a carne e os produtos de origem animal condimentos,** não o principal do seu prato – que deve ser preenchido com hortaliças coloridas. Uma porção tem tamanho equivalente ao da palma da sua mão. Refeições à base de plantas são boas desde que a proteína venha de alimentos naturais, não de proteína em pó industrializada, barrinhas de proteína ou carne artificial. No entanto, para obter a quantidade de proteína adequada para a síntese muscular à medida que envelhece, você vai ter que complementar sua alimentação com proteína animal e/ou suplementos de aminoácidos ou proteína vegana em pó com adição de aminoácidos.
- **Compre produtos de origem animal de gado criado solto, em fazendas orgânicas regenerativas,** quando possível. São melhores para você (nutricionalmente) e também para o planeta. Além disso, são ricos nos fitonutrientes encontrados nas plantas silvestres e diversificadas consumidas pelos animais.
- **Escolha ovos de aves criadas soltas.** São uma fonte acessível de proteínas e vitaminas (entre elas a B_{12}, que as dietas veganas não têm como fornecer), minerais, antioxidantes e muito mais.
- **Coma peixes com baixo teor de mercúrio e toxinas, ricos em gorduras boas e de captura (que não são criados em tanques) ou criados de forma sustentável.** Sardinha, arenque, anchova, ca-

valinha e salmão têm altos níveis de ômega-3 e baixos níveis de mercúrio.

- **Coma apenas grãos integrais (não farinhas integrais) e evite glúten, em especial o trigo anão americano.** Considerando-se que todos os grãos elevam os níveis de açúcar no sangue, coma no máximo uma xícara por dia e opte por grãos com baixo índice glicêmico e sem glúten, como arroz-negro, quinoa, teff, trigo-sarraceno e amaranto. Experimente grãos como trigo-sarraceno do Himalaia ou formas ancestrais de trigo, como einkorn, emmer ou farro.

- **Coma leguminosas.** Lentilhas são as melhores. Fique longe de leguminosas ricas em amido. Esse tipo de alimento contém fibras, proteínas e minerais, mas algumas pessoas não o digerem bem, e as lectinas e fitatos nele presentes podem inibir a absorção de minerais e proteínas. Se você digeri-lo bem, pode consumir até uma xícara por dia.

- **Evite açúcar** e outros alimentos que elevam os níveis de glicose e insulina no sangue, como farinha, amidos refinados e carboidratos. Trate o açúcar como uma guloseima ocasional, seja ele em biscoitos, refrigerantes ou em qualquer outra forma. O corpo não distingue um pãozinho e um doce depois de ingeridos. As calorias de açúcar líquido (presentes em bebidas adoçadas, até mesmo em sucos de frutas) causam aumento da fome, obesidade e, com o tempo, podem até levar à morte. Fique longe do açúcar.

- **Elimine a maioria dos óleos de grãos, leguminosas e sementes.** Isso inclui óleos de canola, girassol, uva e, especialmente, soja e milho. Pequenas quantidades de óleos de nozes e sementes prensados a frio, como gergelim e macadâmia, podem ser usadas como condimento ou para saborizar pratos. O óleo de abacate é ótimo para cozinhar em temperaturas mais altas.

- **Evite ou limite o consumo de laticínios.** Os laticínios convencionais são danosos ao meio ambiente e não são bem digeridos pela maioria das pessoas. Têm sido associados a inflamação, câncer, osteoporose, doenças autoimunes, alergias, problemas digestivos e muito mais. Recomendo evitá-los, com exceção do consumo ocasional de laticínios provenientes de animais alimentados livres no

Pirâmide alimentar Pegan do Dr. Hyman

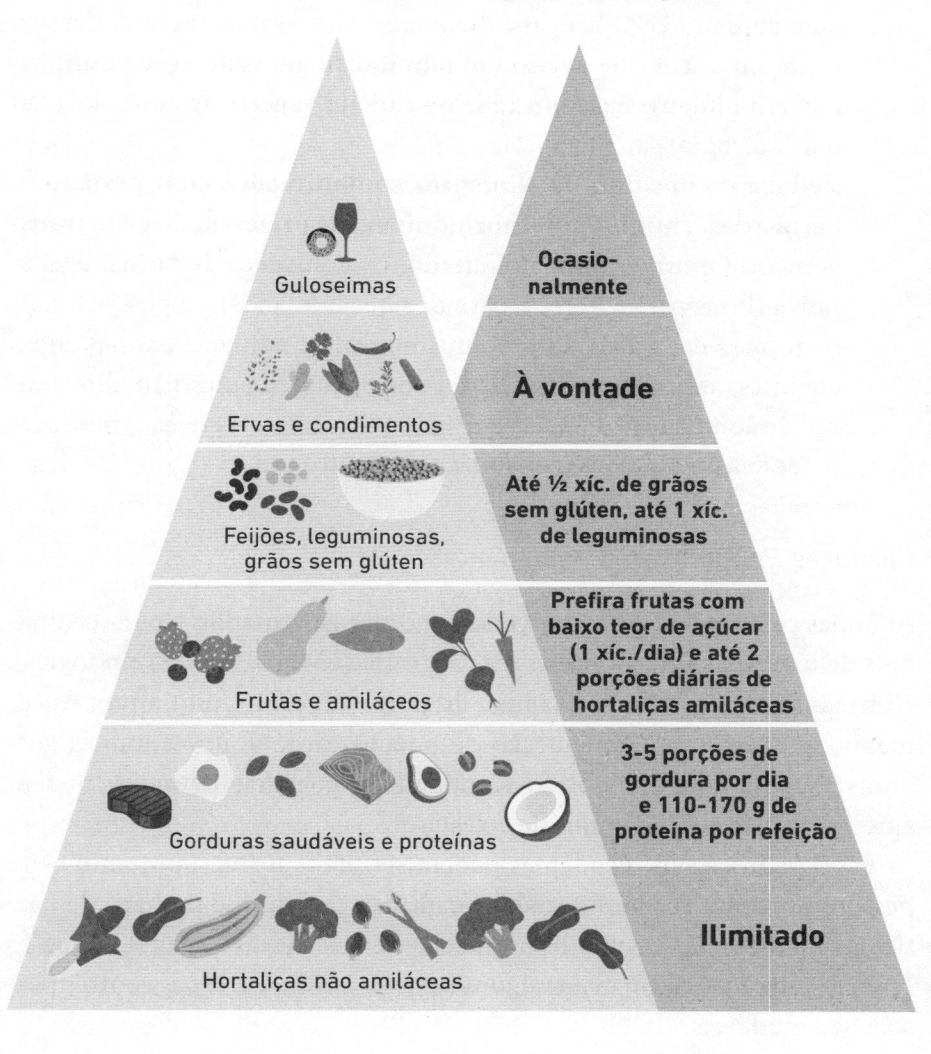

Guloseimas — Ocasionalmente

Ervas e condimentos — À vontade

Feijões, leguminosas, grãos sem glúten — Até ½ xíc. de grãos sem glúten, até 1 xíc. de leguminosas

Frutas e amiláceos — Prefira frutas com baixo teor de açúcar (1 xíc./dia) e até 2 porções diárias de hortaliças amiláceas

Gorduras saudáveis e proteínas — 3-5 porções de gordura por dia e 110-170 g de proteína por refeição

Hortaliças não amiláceas — Ilimitado

pasto, como iogurte, quefir, manteiga, ghee e até queijo, se não causar problemas para você. Experimente substituir por produtos de cabra ou ovelha, pois em geral esses animais são alimentados em pasto e seu leite contém caseína A2, que tem menor probabilidade de causar inflamação e problemas digestivos. E opte sempre que possível pela variedade orgânica, de animais de fazendas orgânicas e regenerativas. Algumas empresas produzem atualmente leite A2, que costuma ser mais bem tolerado. Alguns leites vegetais são bons, mas cuidado com açúcar adicionado, espessantes prejudiciais ao intestino e leites de aveia com alto índice glicêmico (que também contêm glúten). Faça em casa o seu leite vegetal de amêndoas ou outra oleaginosa.

- **Reduza o consumo de alimentos contaminados com pesticidas, herbicidas, antibióticos e hormônios e, de preferência, evite transgênicos.** Opte por alimentos criados ou cultivados de forma regenerativa (bons para a Terra e para os seres humanos), se possível. Leia os rótulos em busca de produtos químicos, aditivos, conservantes, corantes, adoçantes artificiais ou outros ingredientes não alimentares. Se contiver substâncias que você não utilizaria em casa para preparar sua comida, não consuma o alimento.

Gorduras Pegan

Algumas pessoas têm reação adversa às gorduras saturadas. Nós as chamamos de hiper-respondedores de massa magra (LMHR, na sigla em inglês). Normalmente são pessoas magras, de porte atlético, muito ativas fisicamente, que têm uma alimentação de poucos carboidratos e muitas gorduras. Quando ingerem grande quantidade de gorduras saturadas, podem apresentar padrões incomuns de colesterol.[1]

Esses padrões surpreendentes podem ser preocupantes, portanto essas pessoas precisam ser monitoradas quanto ao tamanho e número de partículas lipídicas. Criei uma lista especial de "Gorduras Pegan" porque os LMHRs talvez precisem evitar alguns tipos de gordura que para outras pessoas são saudáveis.

Se quiser saber se você se encaixa nessa categoria, visite o site Cholesterol Code (cholesterolcode.com) para se inteirar melhor sobre o assunto (em inglês). Outra opção é pedir a sua médica ou seu médico que solicite um perfil lipo NMR ou o exame Cardio IQ. Acredito também que é fundamental ouvir seu corpo. Há pessoas que ficam bem consumindo óleo de coco e outras gorduras saturadas, enquanto outras descobrem que só ficam bem consumindo gorduras como óleo de abacate e azeite de oliva. O melhor médico é o seu corpo.

Gorduras Pegan

Consuma	Consuma se não for LMHR	Elimine
Azeite de oliva extravirgem orgânico	Manteiga de leite de vaca ou cabra alimentada no pasto	Óleo vegetal
Óleo de abacate orgânico	Ghee de leite de animais alimentados no pasto	Óleo de soja
Óleo de nozes	Banha, gordura de pato ou gordura de frango orgânica e de animais criados soltos	Óleo de canola
Óleo de amêndoas		Óleo de milho
Óleo de macadâmia		Óleo de semente de uva
Óleo de gergelim não refinado	Óleo de coco ou óleo TCM (triglicerídeos de cadeia média)	Óleo de açafrão
Tahine		Óleo de girassol
Óleo de linhaça	Óleo de palma/azeite de dendê sustentável (procure óleo de palma sustentável certificado)	Óleo de amendoim
Óleo de cânhamo		Banha e gordura vegetal
Abacate, azeitonas e outras fontes vegetais de gordura		Margarina e substitutos da manteiga
		Qualquer coisa que diga "hidrogenado" ou "parcialmente hidrogenado"
Nozes e sementes		Fritura de imersão

Superalimentos da longevidade: o poder dos fitonutrientes

Incluo no plano alimentar Young Forever alimentos que proporcionam nutrição, vitalidade e nutrientes e deixo de lado o restante. Quando o assunto é longevidade, existem alguns alimentos que realmente brilham. Quer se sentir jovem em qualquer idade? Consuma com frequência os fitonutrientes a seguir:

Categoria de fitonutrientes	Fonte	Benefícios
Luteína e zeaxantina	Espinafre cozido Couve Folhas de nabo Folhas de dente-de-leão Folhas de mostarda	Antioxidantes Anti-inflamatórias Saúde dos olhos Filtram luz azul[2]

Categoria de fitonutrientes	Fonte	Benefícios
Licopeno	Tomate Melancia	Prevenção do câncer Ativação da Nrf2 Anti-inflamatório[3]

Alfacaroteno e betacaroteno	Hortaliças e frutas com pigmentação laranja, vermelha ou amarela, em especial:
	    Cenoura
	    Abóbora
	    Batata-doce
	    Espinafre cozido
	    Mamão papaia
		Antioxidantes
		Prevenção do câncer
		Cardioprotetores[4]

Curcumina	Cúrcuma	Anti-inflamatória Neuroprotetora Antitumoral Antioxidante Ativação da Nrf2 Síntese de glutationa[5]

Isotiocianatos	Vegetais crucíferos, em especial:
	    Broto de couve-de--bruxelas
	    Folhas de mostarda
	    Couve
	    Nabo
		Anticancerígenos
		Anti-inflamatórios
		Antioxidantes[6]

Sulforafano/glucorafanina	Broto de brócolis Brócolis	Anticancerígenos Anti-inflamatórios Antioxidantes Antienvelhecimento[7]

Indol-3-carbinol	Vegetais crucíferos, em especial:
	    Broto de couve-de--bruxelas
	    Folhas de mostarda
	    Couve
	    Nabo
		Anticancerígeno

Categoria de fitonutrientes	Fonte	Benefícios

Antocianinas	Frutas e hortaliças com pigmentação vermelha, roxa ou azul, em especial:
	    Mirtilo
	    Framboesa-preta
	    Batata-roxa
	    Amora-preta
	    Cereja
	    Groselha
		Anticancerígenas
		Antioxidantes
		Antidiabéticas
		Cardioprotetoras
		Saúde dos olhos
		Neuroprotetoras[8]

Flavonóis – catequinas, epigalocatequina-galato (EGCG)	Chá preto Chá verde Chá Oolong Chá branco Chocolate amargo	Antioxidantes Antienvelhecimento Anticancerígenos Reparam danos ao DNA Cardioprotetores[9]
Flavonóis – quercetina, fisetina, rutina, kaempferol	Cebola Espinafre Dill (endro ou aneto) Couve Rúcula Agrião Feijão-fradinho Pimenta chili Morango Maçã	Antioxidantes Anticancerígenos Ativam a AMPK Inibem a mTOR Síntese de glutationa[10]
Flavonas (apigenina)	Salsa Aipo Cebola Laranja Camomila Tomilho Orégano Manjericão Chás de ervas	Benefícios à cognição Anti-inflamatórias Antidiabéticas Anticancerígenas[11]
Flavanonas (hesperidina)	Limão Laranja	Antioxidantes Anti-inflamatórias Neuroprotetoras Estimulam a via Nrf2[12]

Categoria de fitonutrientes	Fonte	Benefícios
Isoflavonas (genisteína)	Soja Tofu Natto Leguminosas	Antioxidantes Anti-inflamatórias Anticancerígenas[13]
Ácido 5-cafeoilquínico	Café	Antioxidante Antidiabético Benefícios à cognição Desintoxicação
Resveratrol	Frutas vermelhas Uva roxa Mirtilo Vinho tinto	Antioxidante Anticancerígeno Cardioprotetor Ativa a AMPK Protege contra AGEs[14]

Ácido benzoico e ácido cinâmico	Cogumelos, especialmente:
	    Cordyceps
	    Reishi
	    Cogumelos Oyster
	    Shiitake
	    Juba de leão
	    Maitake
	    Chaga
	    Agaricus blazei Murrill (cogumelo do sol)
	    Antrodia cinnamomea
		Antioxidantes
		Ativam a via Nrf2
		Ativam sirtuínas
		Protegem as mitocôndrias
		Anticancerígenos
		Antidiabéticos[15]

Oleuropeína	Azeitona Azeite de oliva	Anticancerígena Antioxidante Cardioprotetora Anti-inflamatória Neuroprotetora[16]

Ácidos graxos ômega-3, ácido docosa-hexaenoico (DHA) e ácido eicosapentaenoico (EPA)	Algas
	Peixes que se alimentam de algas, em especial:
	    Peixes gordurosos
	    Salmão
	    Sardinha
	Óleo de peixe
	Ovas
	Krill
	Óleo de krill
		Anti-inflamatórios
		Cardioprotetores
		Benefícios à cognição

Categoria de fitonutrientes	Fonte	Benefícios
Ácido láurico	Óleo de coco não refinado Óleo TCM	Anti-inflamatório Benefícios ao microbioma Neuroprotetor[17]
Ácido caprílico	Óleo de coco não refinado Óleo TCM Óleo de palma (azeite de dendê) – somente óleo de palma sustentável certificado	Anti-inflamatório Neuroprotetor Cardioprotetor Equilíbrio do açúcar no sangue[18]

Miméticos de restrição calórica

A única coisa comprovada na ciência da longevidade é que ingerir menos calorias e provocar a resposta de fome no corpo a longo prazo traz benefícios significativos para a saúde e a longevidade.[19] Porém, na busca de como simular a restrição calórica a longo prazo sem morrer de fome, sem perder massa muscular e óssea, sem reduzir os hormônios sexuais e a libido e sem retardar a cicatrização, pesquisadores encontraram vários caminhos que levam a Roma.

Veja a seguir várias maneiras de simular restrição calórica sem passar fome, das mais simples e fáceis de implementar até as mais avançadas. Você pode começar pela primeira e aos poucos testar outras opções que lhe agradem.

1. **Alimentação com restrição de tempo** reduz a janela de alimentação para um período de 8 a 12 horas. Você pode fazer isso todos os dias ou três a quatro vezes por semana, dependendo da sua saúde e do seu peso. Por exemplo: termina de jantar às sete da noite e toma café da manhã às nove da manhã (14 horas em jejum). Deve haver pelo menos 12 horas de jejum por dia entre o jantar e o café da manhã do dia seguinte.
2. **Jejuns longos**, feitos periodicamente, são outra opção. Um jejum semanal de 24 horas, por exemplo, pode propiciar uma limpeza profunda. Jejuns de 24 horas ou mais devem ser feitos com supervisão médica.

3. **Dietas que simulam jejum.** Valter Longo, um dos principais pesquisadores de longevidade da Universidade do Sul da Califórnia, desenvolveu uma dieta de simulação do jejum (FMD, na sigla em inglês)[20] que se mostrou eficaz em reduzir a resistência à insulina e o envelhecimento do sistema imune. É uma dieta à base de vegetais que propõe 800 calorias por dia durante cinco dias e pode ser seguida mensal ou trimestralmente. Para saber mais, visite www.prolonfast.com.br.
4. **Dieta cetogênica.** Uma alimentação com 70-75% de gordura, 20-25% de proteína e 5% de carboidratos. No caso de pessoas com resistência à insulina, a dieta cetogênica de curto ou longo prazo pode reverter a disfunção metabólica e melhorar o perfil de colesterol. A partir daí, a transição para o plano alimentar Young Forever de longo prazo pode manter a saúde.

SHAKE DO ENVELHECIMENTO SAUDÁVEL DO DR. HYMAN

Este shake é ótimo para o café da manhã após um jejum de 12 a 16 horas, ou para ser tomado uma hora após a prática de exercícios, especialmente após treino de força. Contribui para a síntese de proteínas, a saúde e o reparo das mitocôndrias, além de fornecer suporte ao microbioma, suporte à desintoxicação e suporte hormonal e adrenal. Inclui compostos que auxiliam o envelhecimento saudável. Este shake me mantém equilibrado e com energia. O segredo é obter a quantidade e a qualidade certas de proteína após o treino (geralmente 30 gramas de proteína animal ou proteínas veganas suplementadas com aminoácidos de cadeia ramificada necessários para a síntese muscular). Uso whey de leite de cabra de fazendas regenerativas. Os outros ingredientes são opcionais, mas inclua o máximo que puder.

Tempo de preparo: 5 minutos
Rendimento: 1 a 2 porções

Ingredientes:
- 30 gramas (2 dosadores) de proteína animal, preferencialmente de cabras criadas em fazendas orgânicas ou regenerativas (Mt. Capra

e Naked Goat são boas marcas); ou, se for vegano, 42 gramas (2 dosadores) de Garden of Life Sport Organic Plant-Based Protein (com adição de aminoácidos de cadeia ramificada para síntese proteica)
- 5 gramas (1 dosador) de creatina para síntese muscular, preferencialmente a da Thorne
- 1 colher de sopa de óleo MCT ou óleo Brain Octane (para energia e função cerebral)
- 1 colher de chá de Stamets 7 Mushroom Powder (para energia, imunidade e resiliência ao estresse; o 7 Mushroom Powder é um suplemento em pó de cogumelo adaptógeno que inclui os cogumelos reishi, chaga, juba de leão, cordyceps e outros)
- 220-340 ml de leite de macadâmia sem açúcar ou outro leite de nozes ou de sementes sem emulsificantes ou adoçantes
- 1 punhado de frutas vermelhas congeladas

Ingredientes adicionais:
- 1 pacote de Mitopure (de romã), da Timeline Nutrition; é um suplemento de urolitina A em forma altamente pura, para mitofagia e construção muscular
- 9 gramas (1 dosador) de Gut Food, da Farmacy, para restauro e suporte intestinal; o Gut Food contém probióticos, prebióticos e polifenóis extensivamente pesquisados, funcionando como um multivitamínico para o intestino
- 1 dosador ou sachê de Athletic Greens (verduras em pó com vitaminas e minerais)
- 1 colher de sopa de Organic Pomegranate e 1 colher de sopa de Cranberry Concentrate, da Lakewood (polifenóis para a saúde do microbioma)
- 1 colher de chá de matcha em pó da Navitas (chá verde com EGCG, que auxilia no crescimento de um microbioma saudável)

Modo de fazer:
Leve todos os ingredientes ao liquidificador e bata até obter uma consistência homogênea. Beba e aproveite a delícia de se sentir mais jovem.

Além dessas estratégias, a ciência vem descobrindo também compostos promissores na simulação da restrição calórica, entre eles o resveratrol, os flavonóis quercetina, miricetina, kaempferol, buteína, a fisetina do morango, hesperidina, o piceatanol do ruibarbo, epigalocatequinas do chá verde, polifenóis da maçã, extratos do arroz-negro, extratos do mirtilo, proantocianidinas do caqui, ácido tânico (TA), ácido gálico (GA) e ácido elágico (EA), curcumina e gorduras ômega-3.[21] E certamente descobriremos mais. Podemos usar a alimentação para alcançar a longevidade e aprimorá-la com suplementos que contenham esses compostos. Essas substâncias fitoquímicas são encontradas em diversos alimentos, especiarias e bebidas.

Elas podem nos ajudar a regular nossos interruptores da longevidade sem ter que restringir calorias. No entanto, usar as estratégias simples de alimentação com restrição de tempo e jejum longo associadas a compostos fitoquímicos pode ser um excelente ponto de partida.

A alimentação é a base da saúde e da longevidade. Você pode se exercitar, meditar, dormir e tomar todos os suplementos do mundo; se não se concentrar em alimentos naturais de alta qualidade, nutritivos e que atendam às suas necessidades e preferências pessoais, não terá saúde nem longevidade. Comida é remédio. Otimize sua alimentação e seu software biológico a cada garfada. O garfo é a ferramenta mais poderosa que você tem para mudar sua saúde e sua vida. Use-o com sabedoria.

CAPÍTULO 15

Suplementos para longevidade do programa Young Forever

A ciência provou que, embora os genes controlem nossa biologia, uma fórmula simples, composta apenas de alimentos ricos em nutrientes, suplementos específicos para suprir os precursores ausentes e mudanças no estilo de vida, pode manter os genes eternamente em modo de "reparo".
– Dra. Sara Gottfried

Há muita confusão, desinformação, pesquisas incompletas e dados conflitantes em torno dos suplementos nutricionais e de ervas. Somando-se a isso a regulamentação inadequada dos padrões de qualidade na fabricação, ou de pureza e potência, a escolha de suplementos pode ser um campo minado.

A velha discussão sobre a necessidade de suplementos nutricionais para quem segue uma "alimentação equilibrada" com certeza vai continuar existindo. A bem da verdade, exceto em doenças como escorbuto ou raquitismo, a maioria das pessoas não entende o papel dos nutrientes em nossos processos bioquímicos básicos. Trilhões e trilhões de reações químicas ocorrem no corpo a cada segundo. Cada uma delas exige um ajudante (uma enzima), e cada enzima exige o próprio ajudante (coenzima). Vitaminas e minerais são as coenzimas essenciais para lubrificar as rodas de nossas vastas vias metabólicas.

Robert Heaney, o avô das pesquisas sobre a vitamina D, descreveu o que chamou de *deficiências nutricionais de longa latência*.[1] Pessoas que apresentam deficiência aguda de vitamina D têm raquitismo. A longo prazo, a deficiência ou insuficiência de vitamina D em baixo grau pode levar a osteoporose, câncer, depressão, fraqueza muscular, doenças cardiovasculares e demência. A atual IDR (ingestão diária recomendada) representa a quantidade *mínima* de vitaminas necessárias para evitar uma doença causada por deficiência, não a quantidade ideal. Qual a quantidade de vitamina D necessária para prevenir o raquitismo? Cerca de 30 UI (unidades internacionais) por dia. Qual a quantidade necessária para a saúde ideal? Entre 2.000 e 5.000 UI por dia. O mesmo se aplica à maioria dos nutrientes.

Depois de avaliar o estado nutricional de 10 mil pacientes ao longo de 30 anos, sendo a maioria deles parte de uma população preocupada com a saúde, posso garantir que as deficiências nutricionais se instalam com velocidade impressionante. De acordo com o NHANES, estudo nutricional realizado pelo governo dos Estados Unidos, mais de 90% dos americanos são deficientes em um ou mais nutrientes segundo os parâmetros da IDR.[2] É difícil acreditar, mas 10% dos americanos são deficientes em vitamina C e desenvolvem escorbuto. Mais de 90% são deficientes em ômega-3, 80% têm baixos níveis de vitamina D e 45% são deficientes em magnésio e ferro; folato e zinco não vêm muito atrás. A carência desses nutrientes nos leva rapidamente a trilhar o caminho da doença e do envelhecimento.

Você deve estar se perguntando: mas por que precisamos de suplementos se durante mais de 200 mil anos os seres humanos sobreviveram sem isso? Se vivêssemos como os nossos ancestrais, caçando e colhendo alimentos na natureza, como cogumelos e 800 espécies de plantas ricas em gorduras ômega-3, fitonutrientes, vitaminas e minerais; se nos alimentássemos de miúdos, tutano e peixes selvagens; se passássemos os dias ao sol, com pouca roupa; e se nunca tivéssemos sido expostos a toxinas ambientais ou estresse crônico e dormíssemos 8 a 9 horas por noite, acordando ao nascer do sol e dormindo ao pôr do sol... Bem, aí com certeza não, não precisaríamos de suplementos nutricionais. Se você faz tudo isso, pode ignorá-los. Para todo o restante das pessoas, os suplementos são um seguro essencial contra nossa atual alimentação desprovida de valor nutricional, a vida em ambientes tóxicos e o alto nível de estresse.

Eu encaro os suplementos nutricionais de duas maneiras: primeiro, como nutrientes fundamentais necessários à vida; segundo, como suplementos específicos às necessidades individuais (a depender de genética, idade, estilo de vida, exames e desequilíbrios nas funções biológicas). Todos precisam de uma boa suplementação de vitaminas e minerais, vitamina D_3, gorduras ômega-3, magnésio e suporte para metilação (formas especiais de folato, B_6 e B_{12} e outros nutrientes). E, como a vida que levamos em nada beneficia nosso intestino, é importante também tomar um bom probiótico.

Suplemento não é tudo igual. Não são produtos regulamentados; por isso, na hora da escolha, é fundamental procurar aqueles que passem por rigorosos processos de produção, sigam as boas práticas de fabricação, sejam submetidos a testes independentes/de terceiros para avaliação de pureza e potência, contenham as formas mais biodisponíveis e ativas de nutrientes e sejam livres de aditivos, corantes e conservantes. Quem precisa de uma vitamina com corante azul?

Em youngforeverbook.com/resources apresento uma lista completa dos produtos específicos, marcas e dosagens que recomendo. As empresas que mais recomendo a meus pacientes são Pure Encapsulations, Xymogen, Designs for Health, Metagenics, Big Bold Health, Thorne e Natural Factors. Todas estão disponíveis no Brasil, ainda que algumas sejam mais difíceis de encontrar e mais caras. Consulte um médico funcional ou um nutricionista que trabalhe na linha da medicina funcional para obter recomendações de marcas mais acessíveis na sua região, bem como produtos e dosagens de acordo com suas necessidades e restrições.

SUPLEMENTOS PARA LONGEVIDADE: O PLANO BÁSICO

Estes são os suplementos que costumo recomendar, assim como minhas marcas e produtos favoritos. Há marcas similares, e você encontrará mais opções em youngforeverbook.com/resources.

Este deve ser o plano-base para todos. Quem desejar algo mais elaborado pode acrescentar os suplementos para suporte avançado à longevidade, na página 257, que inclui mais dados para ativar as vias de longevidade. O suporte nutricional adicional, na página 259, pode ser acrescentado para otimizar as mitocôndrias.

Suplementação básica

- **Vitamina D_3, 2.000-5.000 UI por dia** com vitamina K_2 (incluindo a forma MK-7), como a Vitamin D Supreme, da Designs for Health (ainda não disponível no Brasil).
- **EPA/DHA (suplementos de ômega-3), 1-2 gramas por dia.** O Dutch Harbor Omega, da Big Bold Health, é processado a frio, o que impede a oxidação das gorduras, além de preservar os compostos anti-inflamatórios ativos chamados *resolvinas*. Recomendo 2 cápsulas gelatinosas por dia.
- **Multivitamínico e mineral.** Obter uma gama completa de todos os micronutrientes, vitaminas e minerais é importante para otimizar o metabolismo. Tais suplementos devem incluir todas as vitaminas do complexo B nas formas corretas para metilação, como 5-metil-folato em vez de folato, ou metilcobalamina em vez de hidroxicobalamina, ou piridoxal-5-fosfato em vez de B_6. Recomendo o Multi t/d, 2 cápsulas por dia, da Pure Encapsulations, ou o Polyphenol Nutrients, do mesmo fabricante, 3 cápsulas por dia.
- **Suporte adicional de metilação.** Talvez você precise desse suporte adicional caso seus exames apontem níveis altos de homocisteína (acima de 10 mcmol/L). Nesse caso, recomendo o Homocysteine Supreme, da Designs for Health, 2 cápsulas por dia.
- **Glicinato ou citrato de magnésio, 200-600 mg por dia** para melhorar o sono, o relaxamento e a função muscular. Costumo recomendar o glicinato de magnésio para quem não sofre de constipação intestinal e o citrato de magnésio para quem tem tendência a constipação intestinal. Recomendo os suplementos da Pure Encapsulations, 2 a 4 cápsulas por dia.
- **Probióticos** para um microbioma saudável. O 50B, da Pure Encapsulations, é um bom probiótico básico; recomendo 1 cápsula por dia. Dependendo de suas necessidades pessoais, algumas pessoas talvez precisem de produtos mais especializados.

SUPLEMENTOS PARA SUPORTE AVANÇADO À LONGEVIDADE

Esses compostos são seguros, eficazes, fundamentados em pesquisas e atuam em várias vias que promovem a longevidade, entre elas mTOR, AMPK, sinalização da insulina, sirtuínas e sistemas de inflamação e antioxidantes, e como senolíticos (compostos que matam células-zumbis, que produzem inflamação). Muitos desses compostos atuam em múltiplas vias. Por exemplo, fisetina, resveratrol e quercetina são ativadores da sirtuína. Ativadores de Nrf2 regulam nossos principais sistemas antioxidantes, incluindo a glutationa, e otimizam a função mitocondrial. Mas também oferecem suporte à desintoxicação e reduzem a inflamação. Entre esses ativadores de Nrf2 estão sulforafano (um extrato de brócolis), pterostilbeno (uma forma mais biodisponível de resveratrol encontrada em frutas vermelhas, amêndoas e uvas), curcumina e extrato de chá verde (EGCG), entre outros.

Apresento a seguir os suplementos para suporte avançado à longevidade que recomendo tomar diariamente. Incluí as dosagens básicas. Dependendo da sua idade, suas condições de saúde e sua genética, talvez você precise tomar menos ou mais, por isso o ideal é consultar um profissional conhecedor da medicina funcional para avaliar seus níveis atuais e a dosagem recomendada.

- **NMN ou NR, 1.000 mg por dia** para auxiliar na produção e na função da NAD+. O suplemento MIB-626, desenvolvido pela Metro International Biotech, é um NMN de qualidade farmacêutica que passa por testes clínicos no momento; pode ser mais eficaz do que outras preparações.[3] O Signal, da Elysium, e o NMN, da Renue by Science, são suplementos de NMN que já se encontram disponíveis. Outros fabricantes têm diferentes formas de compostos que estimulam a NAD+. O Tru Niagen e o Basis, da Elysium, bem como o NAD3, um nutracêutico de *Wasabia japonica* disponível em alguns suplementos, também estão sendo usados para estimular a NAD+. O suplemento de NAD+ também pode ser administrado por via subcutânea (geralmente 100 mg por dia) ou venosa, geralmente em doses de 500 mg. Será necessário realizar mais pesquisas para determinar a melhor forma e via de administração. Existem evidências iniciais, provenientes de modelos animais, de que a NAD+ pode alimentar o crescimento de alguns tipos de câncer em tubos de ensaio. Quem tem câncer deve, portanto, adiar essa terapia até que existam mais dados.

- **Fisetina, 500-1.000 mg por dia.** Encontrada no morango, na maçã e no caqui, é o flavonoide com os efeitos senolíticos mais potentes; além disso, estimula a autofagia e ativa sirtuínas e a AMPK.[4] Pode ser mais eficaz do que a combinação de quercetina e dasatinibe (um quimioterápico) na reversão da idade biológica. O Senolytic Synergy, da Designs for Health, contém uma mistura de compostos fitoquímicos, entre eles curcumina, quercetina, pó de uva roxa, fisetina e ginseng; tome 2 cápsulas duas vezes ao dia.

- **Quercetina e outros flavonóis.** O HTB Rejuvenate, da Big Bold Health, contém altos níveis de quercetina, luteolina, hesperidina e outros bioflavonoides que contribuem para a função imunológica saudável e a longevidade. É feito de trigo-sarraceno do Himalaia. Tome 2 cápsulas uma ou duas vezes ao dia. Seus efeitos de rejuvenescimento imunológico são excelentes. Recomendo.

- **Pterostilbeno, 100 mg uma ou duas vezes ao dia.** Mais eficaz do que o resveratrol como ativador da sirtuína.[5] O PolyResveratrol-SR, da Thorne, é uma boa combinação de pterostilbeno, quercetina, curcumina e EGCG; tome 2 cápsulas duas vezes ao dia.

- **Curcumina, 500-1.000 mg por dia,** da cúrcuma (especiaria também conhecida como açafrão-da-terra). É ativada pela pimenta-do-reino, que costuma ser acrescentada às formulações de curcumina. A curcumina com bioperina (da pimenta-do-reino), da Pure Encapsulations, é uma boa fonte; tome 1 a 2 cápsulas duas vezes ao dia.

- **Galato de epigalocatequina (EGCG), 500-1.000 mg por dia,** do chá verde. Pode ser tomado em combinação com outros nutrientes (como no PolyResveratrol-SR), ou como ingrediente único, como no EGCG da Designs for Health; tome 1 a 2 cápsulas por dia.

- **Glucorafanina,** que é convertida em sulforafano no corpo. Contida no extrato de semente de brócolis, é um poderoso desintoxicante, antioxidante e modulador da expressão gênica. Uma marca que investe bastante em pesquisas é a OncoPLEX, da Xymogen; tome 30 mg duas vezes ao dia.

- **Urolitina A,** que está disponível em produtos como o Mitopure, da Timeline Nutrition. Tome 1 sachê ou 2 cápsulas por dia.

Suporte para sarcopenia

- **Aminoácidos de cadeia ramificada** (leucina, isoleucina, valina) são essenciais para a síntese muscular.[6] O Amino Acid Complex, da Thorne (1 dosador por dia, entre as refeições), é rico em leucina, fruto de amplas pesquisas e contém todos os aminoácidos essenciais para suporte à prática de esportes, condicionamento físico e atividades físicas, sendo capaz de promover o crescimento da massa muscular em pessoas que precisam preservá-la, inclusive idosos. É um suplemento especialmente importante para veganos. Outra alternativa seria o BCAA, da Pure Encapsulations, na dosagem de 3.000 mg ou 1 dosador por dia.
- **Creatina, 5-10 g diariamente.** Aumenta a síntese muscular e a função mitocondrial quando associada a exercícios e treino de força.[7] Recomendo a da Thorne, 5 gramas (1 dosador) a 10 gramas (2 dosadores) todos os dias.

SUPORTE NUTRICIONAL ADICIONAL

Apresento a seguir suplementos importantes para a função mitocondrial, produção de energia, desintoxicação e, para aqueles que desejem aumentar o suporte nutricional, redução da inflamação. Obviamente, tudo dependerá das suas condições de saúde e seus objetivos. Eles podem ser tomados juntos ou isoladamente:

- **RegenerLife, da Natural Factors, 1 dosador ou 4 cápsulas por dia.** Inclui os nutrientes acetil-L-carnitina, coenzima Q10, L-glutationa, superóxido dismutase e uma fórmula especializada de ATP, que contribui para a função mitocondrial e reduz o estresse oxidativo e a inflamação.
- **Acetil-L-carnitina, 500-1.000 mg por dia.** Colabora para a função mitocondrial.

- **N-acetilcisteína, 600 mg duas vezes por dia.** Colabora para a produção de glutationa.
- **PQQ, um derivado da coenzima Q10, 100-200 mg por dia.** Auxilia na função mitocondrial.
- **Ácido alfalipoico, 300-600 mg por dia.** Antioxidante e desintoxicante, é útil para melhorar a sensibilidade à insulina e o controle da glicose. O ALAmax CR, da Xymogen (600 mg por dia), é a minha recomendação.

Buteína: um composto fitoquímico promissor

A buteína possui uma ampla gama de propriedades biológicas. Atua como antioxidante, anti-inflamatório, anticancerígeno, antidiabético e hipotensivo e possui também efeitos neuroprotetores. Foi demonstrado que ela afeta vários alvos moleculares, entre eles o fator de transcrição nuclear KB (NfKB), o principal promotor da inflamação.[8] É provável que em breve esteja disponível como suplemento.

MEDICAMENTOS PARA A LONGEVIDADE: FIQUE DE OLHO NESTES

A descoberta de medicamentos para a longevidade vem se acelerando rapidamente. Bilhões de dólares são investidos em pesquisas na busca de medicamentos capazes de otimizar as vias de longevidade, como mTOR, AMPK e sirtuínas, ou que atuem como senolíticos. Embora o programa Young Forever use a alimentação, o estilo de vida e a hormese, juntamente com nutrientes e fitonutrientes, para fazer as mesmas coisas, não raro melhor do que a maioria dos remédios, pode haver um lugar para medicamentos existentes ou outros, novos, capazes de otimizar a saúde e o envelhecimento. Recomendo que você só os utilize depois que houver mais dados sobre eles ou depois de consultar seu médico.

- **A metformina vem sendo usada na dosagem de 500 mg duas vezes por dia,** antes do almoço e do jantar, por quem deseja testar seus

benefícios para a longevidade (como vimos no Capítulo 4). O estudo TAME revelará em breve seu grau e eficácia, mas, até o momento, intervenções no estilo de vida têm sido muito mais eficazes do que a metformina no tratamento da resistência à insulina.
- **Rapamicina, na dosagem de 2 mg três vezes por semana, alternando cinco semanas de medicação e oito semanas sem,** é um regime usado pelos entusiastas da longevidade, mas ainda exige muitas pesquisas para se determinar a dose mais segura, mais eficaz e o regime de administração. Hackers da longevidade vêm experimentando uma variedade de regimes de dosagem. Análogos da rapamicina podem vir a ser tão ou mais eficazes, talvez com menos efeitos colaterais. Em camundongos, a rapamicina aumenta em 60% a expectativa de vida na meia-idade e reverte todas as disfunções relacionadas à idade. São dados bastante empolgantes, mas as pesquisas precisam ser replicadas em seres humanos.

Embora a alimentação seja a base do programa Young Forever, o uso criterioso de suplementos nutricionais baseados em evidências pode auxiliar, e muito, sua saúde e seu bem-estar. E estão sendo realizadas pesquisas sobre medicamentos potenciais, como rapamicina e metformina, que em breve podem se tornar parte do arsenal da longevidade para todos. No próximo capítulo veremos os poderosos efeitos de mudanças simples no estilo de vida sobre nossa expectativa de vida e nossa expectativa de vida saudável.

CAPÍTULO 16

Estilo de vida Young Forever: como se exercitar, desestressar, dormir, encontrar seu propósito e ativar a hormese

O médico do futuro não prescreverá nenhum remédio, mas despertará no paciente o cuidado com a estrutura física, a alimentação e a causa e a prevenção de doenças.
– Thomas Edison

Muitas práticas de estilo de vida simples e baratas contribuem para a saúde e ativam as vias de longevidade. Aprender a otimizar o exercício físico, a redução do estresse e o sono é fundamental para alcançar uma vida longa e saudável.

Explorar maneiras de encontrar sentido e propósito pode ajudar você a aprofundar sua conexão consigo mesmo, sua família e seu trabalho e a viver mais!

Por fim, adotar algumas práticas simples de hormese regularmente pode ajudar a manter o corpo jovem, forte e saudável.

EXERCÍCIOS: A FONTE DA JUVENTUDE

Quem não se mexe não sai do lugar. De fato, os maiores ganhos em saúde e longevidade ocorrem quando a pessoa abandona o sedentarismo e começa a fazer alguma coisa, como uma caminhada de 30 minutos por dia. No entanto, para ter o máximo de benefícios, concentre-se em três aspectos principais:

1. Condicionamento aeróbico (para otimizar o VO_2max)
2. Força e massa muscular e função
3. Flexibilidade e mobilidade

Felizmente, são muitas opções para manter o corpo em movimento, e algumas delas oferecem mais diversão do que imaginaríamos obter de exercícios. Ciclismo, natação, dança, esqui e tênis, por exemplo, são atividades prazerosas.

Mas o que é essencial?

Condicionamento aeróbico.

Se você não se exercita nem um pouco, basta começar a caminhar.

Se quiser otimizar seu VO_2max e seu condicionamento físico, opte por exercícios mais vigorosos três ou mais vezes por semana, como corrida, ciclismo, tênis, dança, remo, esteira ou elíptico (transport), modalidades que vão colocar em movimento o sistema linfático.

Se quiser otimizar ainda mais a prática de exercícios, inicie um programa de treino intervalado de alta intensidade (HIIT), no qual você se esforça até sua capacidade máxima, como se estivesse correndo para fugir de um tigre, por 45 a 60 segundos e em seguida desacelera, fazendo uma caminhada lenta de três minutos ou uma leve corrida. Fazer alguns ciclos por meia hora três vezes por semana pode proporcionar enormes benefícios, como acelerar o metabolismo, reduzir o peso corporal e aumentar o VO_2max.

Como se exercitar para ter saúde e longevidade

Não faltam programas, aplicativos e ferramentas para ajudar você a começar e criar hábitos saudáveis. Algumas ideias:

- Faça uma caminhada de 20 minutos logo pela manhã.
- Pratique um esporte. Jogue bola com seus filhos, frisbee, futebol com amigos, etc.
- Invista em uma mesa de trabalhar em pé, com regulagem de altura, esteira ou transport acopladas à escrivaninha. O simples movimento de ficar em pé por mais tempo pode reduzir o risco de morte.[1]

- Escolha um hobby que possa ser praticado ao ar livre. Jardinagem, paisagismo, caminhadas, observação de pássaros, fotografia, pesca, caça, canoagem ou caiaque são boas opções.
- Convide os amigos para participar de uma atividade em grupo que envolva movimentar o corpo. Manter-se saudável é um esporte coletivo. As academias normalmente oferecem diversas aulas coletivas: spinning, zumba, etc. A probabilidade de manter uma rotina de exercícios aumenta quando vamos acompanhados por um amigo.
- Divirta-se! Não é preciso frequentar uma academia para incorporar o movimento ao seu dia a dia.

Treino de força

Preservar músculo, construir músculos e otimizar a função muscular é o segredo para a fonte da juventude.[2] Como se faz isso? Botando os músculos para trabalhar.

Experimente levantamento de peso, exercícios com bandas elásticas ou com o peso do próprio corpo (calistenia). Só comecei a fazer musculação aos 60 anos porque dizia a mim mesmo que ciclismo, tênis e yoga eram suficientes. Engano meu. Minha saúde geral, massa muscular, equilíbrio, agilidade e força, e minhas dores nas costas (após duas cirurgias) melhoraram muito. Meu corpo está mais em forma e musculoso aos 63 do que aos 20, 30, 40 ou 50 anos. Descubra o que funciona para você. Eu, pessoalmente, não gosto de academia. Iniciei um programa de treinamento em casa com o método TB12, o programa de exercícios de resistência com faixas elásticas de Tom Brady. Faço 30 minutos de treinos intensos desse tipo três a quatro vezes por semana. O custo das faixas é baixo, e um aplicativo orienta a prática em um programa de treino abrangente. Levo as minhas quando viajo e as uso em toda parte. O risco de causarem lesões é menor que o dos pesos.

Se o treino de força é novidade para você, é melhor procurar um personal experiente para aprender a executar corretamente os exercícios e evitar lesões. Nunca é tarde para começar. Fiz meu pai de 89 anos começar a treinar porque ele estava com dificuldade de se levantar da poltrona. Muitas pessoas acabam indo para lares de idosos em decorrência da sarcopenia e da incapacidade de realizar tarefas corriqueiras.

O ideal é fazer três dias de treino de força por semana para construir e manter músculos e fortalecer as mitocôndrias, o que, por sua vez, aumentará a energia, a queima de gordura e a longevidade.

Flexibilidade e mobilidade

Assim como o Homem de Lata de *O Mágico de Oz*, tendemos a enferrujar à medida que envelhecemos, por isso precisamos de lubrificação. Flexibilidade e agilidade são fundamentais para nos mantermos ativos e sem dor. Yoga é a terapia mais eficaz para ajudar os idosos a se manterem funcionais e sem dores.[3]

Uma intervenção de 12 semanas, incorporando posturas clássicas de yoga, exercícios respiratórios e meditação, foi associada a mudanças positivas nos níveis de biomarcadores do envelhecimento celular (entre eles 8-OH2dG, produto de danos ao DNA), nos marcadores de estresse oxidativo e nos telômeros. Melhora também as conexões neurais, a memória e reduz a inflamação. Nada mau!

Com aulas on-line e estúdios em praticamente todos os cantos, a yoga é uma prática simples que ajudará você a se manter flexível e feliz. Minha modalidade preferida é hot yoga, que me dá o quíntuplo de benefícios em termos de alongamento, força, condicionamento aeróbico, redução do estresse e terapia de calor.

CURANDO A MENTE, O CORAÇÃO E A ALMA: O ANTÍDOTO PARA OS PERIGOS DO ESTRESSE CRÔNICO

Durante a maior parte dos séculos XX e XXI, os meios disponíveis para curar mente, coração e alma eram limitados a modelos variados de psicoterapia e medicamentos psiquiátricos. Hoje, porém, até as instituições de primeira linha têm departamentos dedicados ao estudo dos efeitos da nutrição e da saúde metabólica na saúde mental e nos transtornos psicológicos. Os estudos se concentram nas causas biológicas, entre elas desnutrição e deficiências nutricionais, toxinas ambientais, desequilíbrios hormonais, disbiose intestinal e inflamações.

Existe hoje uma revolução em curso no tratamento de transtornos mentais, traumas e estresse. Ela investiga, de novas maneiras, as raízes psicológicas subjacentes da saúde ou transtorno mental. Gabor Maté, médico que dedicou a vida a reimaginar a saúde mental pelas lentes do trauma, nos ajudou a repensar nossa abordagem à disfunção psicológica e emocional. Tendo sido dado a um estranho pela mãe pouco antes do fim da Segunda Guerra Mundial, ele sofreu o trauma do abandono e nos convida a examinar os traumas que vivemos, grandes ou pequenos. Podem ser o que ele chama de microtraumas, como não ser amado o suficiente pelos pais, ser negligenciado ou viver em nossa cultura tóxica, rodeados de estresse, ou macrotraumas, como abuso sexual, físico ou coisa pior. No livro *O mito do normal* (Sextante, 2023), ele nos apresenta um novo roteiro para a cura dos traumas que interferem em nossa capacidade de ter uma vida plena, deixando de lado antigos condicionamentos.

No Capítulo 17 exploraremos os avanços no tratamento de traumas e transtornos mentais com substâncias psicodélicas. Veja a seguir algumas maneiras simples de priorizar o autocuidado e redefinir sua resposta ao estresse.

- Experimente práticas de respiração simples: cinco inspirações e expirações profundas e lentas ao acordar, antes de cada refeição e antes de dormir.
- Aprenda a meditar. A meditação foi um divisor de águas para mim. Experimente a Meditação Ziva (zivameditation.com), uma prática simples de 20 minutos que você pode fazer em qualquer lugar.
- Experimente a meditação guiada ou práticas de yoga nidra (o sono yóguico) diariamente, mesmo que sejam apenas 10 minutos. Se você não tem sequer 10 minutos por dia, está na hora de reavaliar seu estilo de vida!
- Comece ou continue a praticar yoga regularmente. Quinze minutos por dia de respiração e alongamento podem "resetar" o sistema nervoso.
- Dê um passeio no parque!
- Coloque no papel seus sentimentos e pensamentos mais profundos – está provado que a prática reduz a inflamação e melhora o bem-estar e a saúde em geral.[4]

- Deixe um caderno na cabeceira e escreva três coisas diferentes pelas quais você é grato todo dia ao acordar. Tente não repetir nada! No livro *Florescer*, Martin Seligman desvenda a ciência da gratidão e seus efeitos sobre sua saúde e felicidade. É uma prática simples, que envolve concentrar-se no que é certo e bom e deixar de lado o que é errado ou ruim.
- Desenvolva uma rede de amigos próximos. Monte um grupo de apoio presencial ou via Zoom para criar seu próprio ambiente de cura seguro e compartilhar sua vida, com todos os seus altos e baixos. Ser conhecido, visto e amado é o melhor remédio.
- Pratique massagem com seu par ou com amigos ou receba uma massagem profissional semanalmente, se puder.
- Inicie uma rotina de exercícios e treino de força; não só os exercícios liberam os neurotransmissores serotonina e dopamina,[5] como também o treino de resistência se mostrou capaz de ajudar a reduzir o declínio da testosterona relacionado à idade.[6] É uma forma de autocuidado e suporte hormonal!

Otimizando o sono para a longevidade

Veja a seguir como restaurar o ritmo natural de sono. Pode levar semanas ou meses, mas o uso coordenado destas ferramentas acabará ajustando seu ritmo biológico.

- Pratique os ritmos regulares do sono. Durma e acorde no mesmo horário todos os dias.
- Use a cama apenas para dormir e namorar, não para ler ou ver televisão.
- Crie um ambiente que estimule o sono: cores serenas e tranquilizadoras, sem bagunça nem distração.
- Escuridão total e silêncio são fundamentais. Se for preciso, use uma máscara de dormir e protetor auricular.
- Desconecte-se. As frequências eletromagnéticas podem prejudicar o sono. Recomendo desligar o wi-fi e manter todos os dispositivos eletrônicos longe da cama. Crie uma estação de carregamento em uma

área comum de sua casa e incentive todos os membros da sua família a deixar lá seus dispositivos antes de se deitarem.
- Elimine a exposição à luz azul duas a três horas antes de dormir. Evite computador, celular, tablet e televisão por ao menos duas horas antes de dormir. Evitar a luz de espectro azul depois que o sol se põe ajuda o cérebro a resetar o sono e aumenta a melatonina – hormônio que ajuda a regular o ritmo circadiano e contribui para um sono restaurador. O ideal é usar óculos bloqueadores de luz azul após o pôr do sol, um truque simples que traz benefícios para o sono e a saúde.
- Evite cafeína. Embora ajude você a se manter acordado durante o dia, ela interfere no seu sono.
- Evite consumir álcool. Ele até ajuda a adormecer, mas será um sono de má qualidade e interrompido. Vi isso em primeira mão nos dados do meu Oura Ring.
- Exponha-se regularmente à luz do dia durante pelo menos 20 minutos diários. A luz do sol entra pelos olhos e leva o cérebro a liberar substâncias químicas e hormônios específicos, como a melatonina, que são vitais para o sono, o humor e o envelhecimento saudável.
- Coma o mais tardar três horas antes de dormir. Fazer uma refeição pesada antes de se deitar contribui para uma noite de sono ruim.
- Não se exercite vigorosamente após o jantar. Isso excita o corpo e dificulta o sono.
- Coloque suas preocupações no papel. Uma hora antes de dormir, anote tudo o que lhe está causando ansiedade e avalie o que você poderia fazer no dia seguinte para reduzir suas preocupações. Isso libera recursos mentais e energia, o que ajuda a ter um sono profundo e restaurador.
- Tome um banho quente com sais de Epsom e óleo de lavanda. Aumentar a temperatura corporal antes de dormir ajuda a induzir o sono. Um banho quente também relaxa os músculos e reduz a tensão física e psíquica. Ao adicionar duas xícaras de sais de Epsom (sulfato de magnésio) e 10 gotas de óleo de lavanda, você ganhará os benefícios do magnésio absorvido pela pele para relaxar os músculos, bem como os efeitos de redução do cortisol da lavanda.

- Receba uma massagem ou alongue-se antes de dormir. Isso ajuda a relaxar o corpo, tornando mais fácil adormecer.
- Aqueça a parte central do corpo. Uma garrafa de água quente, bolsa de água quente ou o aquecimento do próprio corpo são ótimas opções. Elevam a temperatura corporal e ajudam a desencadear a química adequada ao sono.
- Evite tomar medicamentos que interfiram no sono. Entre eles estão: sedativos (são usados para tratar a insônia, mas, em última análise, levam à dependência e interferem nos ritmos normais de sono e vigília), anti-histamínicos, estimulantes, remédios para gripe, corticoides, e analgésicos para dor de cabeça que contenham cafeína.
- Use fitoterápicos. Experimente tomar 100-200 mg de passiflora ou 320 a 480 mg de extrato padronizado de raiz de valeriana (*Valeriana officinalis*) a 0,2% de ácido valerênico uma hora antes de dormir.
- Tome 200-400 mg de citrato ou glicinato de magnésio antes de dormir. O magnésio é um poderoso mineral que auxilia o relaxamento do sistema nervoso e dos músculos.
- Experimente tomar 0,5-2 mg de melatonina antes de dormir.
- Outros suplementos e ervas podem ser úteis. Experimente cálcio, L-teanina (um aminoácido do chá verde), GABA, 5-HTP e magnólia.
- Busque opções de relaxamento guiado, yoga nidra, meditação e imaginação guiada e escute-as antes de dormir. Qualquer um desses pode ajudar você a dormir.
- Experimente a meditação sonora com frequências binaurais, que sincronizam as ondas cerebrais para o sono profundo. No YouTube você vai encontrar vários vídeos desse tipo. Ouça para adormecer ou voltar a dormir com mais facilidade.
- Assista à minha master class gratuita, disponível em drhyman.com/sleep (em inglês).

Se você continuar com dificuldade para dormir mesmo depois de tentar essas estratégias, consulte um profissional de medicina funcional para avaliar se a causa da insônia é alguma sensibilidade alimentar, problema de tireoide, menopausa, fibromialgia, síndrome da fadiga crônica, toxicidade por metais pesados, estresse ou depressão. Seria bom também fazer exames que ajudem a diagnosticar possíveis distúrbios do sono, como apneia. Dormir bem é essencial para a saúde e longevidade.

COMO ENCONTRAR SENTIDO E PROPÓSITO

Quer conhecer algumas maneiras de se conectar ao seu propósito?

1. **Desenvolva um mindset de crescimento.** Explore formas de se conhecer melhor e aprender mais sobre o mundo. Investigue quais partes de você e de sua vida podem não estar funcionando e explore caminhos para o desenvolvimento pessoal.
2. **Estabeleça suas expectativas.** O que mais importa para você? Quais são seus objetivos pessoais? Quais são os seus sonhos?
3. **Pratique o altruísmo e ajude o próximo.** Os mesmos circuitos cerebrais que são recompensados com drogas como cocaína ou heroína também são estimulados pelo altruísmo, que é muito mais seguro e saudável! Descubra uma causa à qual queira se dedicar e faça sua parte para tornar o mundo um lugar melhor. Um famoso guru indiano, Neem Karoli Baba, tinha um ensinamento muito simples para quem deseja alcançar o despertar: Amar a todos, servir a todos. E acrescentou: Alimentar a todos! Ofereça-se para trabalhos voluntários; encontre maneiras de se doar na comunidade. Pratique atos aleatórios de bondade.
4. **Transforme dificuldades e sofrimento em propósito.** Levante a mão quem nunca passou por traumas na vida. Usar essas experiências para ajudar os outros é um excelente caminho para o bem-estar e a felicidade. Quando eu tinha 30 e poucos anos, desenvolvi a síndrome da fadiga crônica em decorrência de intoxicação por mercúrio e doença de Lyme. A medicina funcional me curou, o que me levou a querer ajudar outras pessoas que sofrem desnecessariamente com males como esse. Encontrei o propósito da minha vida por meio do sofrimento.
5. **Descubra suas paixões.** Dedique-se a fazer o que lhe dá prazer e lhe traz felicidade. Reserve um tempo para descobrir suas paixões, que

podem estar enterradas sob as expectativas da sociedade. Muitas vezes, vivemos segundo *o que se espera de nós* e deixamos de seguir ou explorar os nossos sonhos. Você pode reinventar sua vida em qualquer idade. Avalie sua rotina e implemente as mudanças necessárias para levar mais paixão e alegria ao que faz.

6. **Integre-se a uma comunidade.** A melhor maneira de se manter saudável e se conectar ao seu propósito é fazer parte de algum tipo de comunidade. Pode ser um clube do livro, um grupo que faz trilhas, o que for. Quem desenvolve conexões vive mais. Durante a epidemia de covid-19, entrei em contato com meus amigos mais próximos para formar um grupo. Até hoje, toda semana temos encontros de duas horas via Zoom, o que enriqueceu imensamente minha vida.

7. **Cultive a relação com amigos ou colegas que lhe sirvam de inspiração.** Para ser saudável, as pessoas ao lado de quem você passa a maior parte do tempo também devem ser saudáveis. Se seus amigos estão fazendo yoga e tendo uma alimentação balanceada, ou estão focados no crescimento e desenvolvimento pessoal, você será mais saudável do que se seus amigos estiverem se entupindo de fast-food e vendo Netflix o tempo todo.

8. **Nutra a mente com a leitura.** Aprenda sobre o mundo e sobre si mesmo. Leia tanto não ficção quanto ficção para explorar diferentes maneiras de ver, ser e saber que o conectem a algo maior do que você mesmo.

9. **Aprenda a se amar e a se tratar com gentileza.** Não é tão fácil quanto parece. Se falássemos com nossos amigos da mesma forma que falamos conosco, não sobraria ninguém ao nosso lado. O professor de espiritualidade Ram Dass nos encoraja a nos engajarmos na autoconsciência amorosa sem julgamentos. Aprenda a reconhecer seu diálogo interior negativo, ou o que o psiquiatra Daniel Amem chama de pensamentos negativos automáticos, e a deixá-los passar como se fossem uma nuvem carregada.

10. **Reserve um tempo para o autocuidado.** Quando nutre seu bem-estar, você se torna uma fonte de energia e luz para si e para os outros. Vivemos em uma cultura em que a produtividade é valorizada em detrimento de coisas que enchem o coração e a alma. Reserve

um tempo para desenvolver práticas simples que o levem de volta ao seu verdadeiro eu e contribuam para a saúde do corpo, da mente e do coração.

ATIVANDO A HORMESE: PRÁTICAS PARA A SAÚDE E LONGEVIDADE

O ser humano evoluiu em um ambiente estressante, onde a temperatura não era cuidadosamente regulada a 20ºC, onde não havia comida disponível o tempo todo em toda parte, onde nosso corpo era forçado a se mexer, levantar objetos, abaixar-se e correr.

A vida moderna nos isola da maioria das dificuldades físicas que nossos ancestrais enfrentaram. Confira algumas maneiras simples de estressar seu sistema com segurança de modo a torná-lo mais forte, mais feliz, mais resiliente e mais jovem.

Truques de restrição calórica

Estudos indicam que a restrição calórica ou o jejum por variados períodos de tempo prolonga a expectativa de vida e a expectativa de vida saudável.[7] Vimos no Capítulo 14 detalhes sobre alimentação com restrição de tempo, jejum longo, dietas que simulam o jejum e dieta cetogênica (que simula a fome). Comece com um jejum noturno de 12 a 14 horas, limitando a janela de alimentação a um período de 10 a 12 horas. Experimente os compostos fitoquímicos que imitam a restrição calórica citados no Capítulo 14.

Exercícios para a longevidade

Se houvesse uma pílula da longevidade, seria a atividade física. Como vimos anteriormente, certas formas de exercícios são mais eficazes na otimização da saúde, do metabolismo e da longevidade. Condicionamento aeróbico, força, massa muscular, flexibilidade e agilidade são essenciais para nos mantermos saudáveis e envelhecermos bem. A hormese é uma das principais razões pelas quais o exercício é tão eficaz em nos manter jovens. Vimos detalhes sobre esse assunto no Capítulo 15, mas gostaria de relembrar aqui as melhores práticas para ativar a hormese via atividade física.

1. **Aumente seu VO_2max.** Trata-se de uma medida do seu metabolismo, suas mitocôndrias e seu nível de condicionamento físico. Quanto mais alto, mais tempo você vai viver.[8] A prática simples e poderosa do treino intervalado de alta intensidade (HIIT) é a melhor maneira de aumentar seu VO_2max.
2. **Crie e preserve os músculos.** Falou em envelhecimento saudável, falou em massa muscular magra, de alto desempenho. Não há como contornar isso, mas felizmente bastam 30 minutos três vezes por semana. Descubra o que funciona para você e pratique regularmente.
3. **Seja flexível.** Manter os músculos, tendões e ligamentos flexíveis é fundamental para preservar a mobilidade, a agilidade e o equilíbrio e para ter uma vida sem dores à medida que envelhecemos. Praticar yoga é a melhor maneira de obter tudo isso.

Terapia a frio e terapia de calor

Sair de vez em quando dos ambientes termorregulados em que vivemos produz uma resposta física muito benéfica à saúde e à longevidade. Existem terapias de frio e de calor disponíveis para quase todos, a baixo ou nenhum custo. Em caso de imersão em água gelada, associe com trabalho de respiração, como a técnica de respiração de Wim Hof, para ajudar na adaptação, já que temperaturas muito baixas são de tirar o fôlego.

1. Comece deitado ou sentado confortavelmente.
2. Respire fundo 30 a 40 vezes. Inspire pelo nariz ou pela boca e expire passivamente pela boca. Encha a barriga e o peito.
3. Após a última expiração, mantenha os pulmões vazios o máximo possível, até sentir a necessidade de respirar novamente.
4. Quando respirar novamente, encha os pulmões ao máximo, segure por 15 segundos e só então solte o ar.

5. Repita todo o ciclo (passos 1 a 4) três a quatro vezes antes de mergulhar em água gelada ou apenas como uma prática de respiração simples e restauradora.

Terapia a frio

A terapia a frio não só ativa o metabolismo como também estimula a liberação de dopamina, neurotransmissor responsável pelo foco, pela atenção, pela recompensa e pelo prazer. Pratique terapia a frio diariamente, por 1 a 4 minutos. Veja algumas opções:

1. Antes da terapia, pratique a respiração Wim Hof.
2. Tome um banho gelado de 1 a 2 minutos pela manhã.
3. Caso tenha banheira, encha com água bem gelada e fique imerso por 1 a 4 minutos.
4. Se quiser potencializar o processo, acrescente gelo na água da banheira.
5. Caso seja do seu interesse e acessível para você, compre uma banheira própria para a imersão em água gelada, que mantém a temperatura regulada sem a necessidade de gelo.

Terapia de calor

Os benefícios de aumentar a temperatura corporal para o bem-estar, o humor, a saúde cardiovascular e a longevidade já foram comprovados. Assim, o estresse térmico é uma estratégia simples para se sentir melhor e viver mais.

1. Tome um banho de imersão quente três a quatro vezes por semana. Experimente colocar na água duas xícaras de sais de Epsom e 10 gotas de óleo de lavanda para ajudar no sono, na recuperação muscular e na redução dos níveis de cortisol.
2. Tenha sauna em casa. Existem hoje muitas opções, entre elas mantas térmicas, sauna infravermelha individual portátil e outros tipos. Existem também chuveiros a vapor para uso doméstico. Esse talvez

seja um dos melhores investimentos para a saúde. Procure saber também se no clube ou na academia que você frequenta tem sauna. O ideal é fazer sauna por períodos de meia hora, quatro a cinco vezes por semana.
3. A prática de hot yoga e exercícios vigorosos também eleva a temperatura corporal.

Fito-hormese: usando os recursos da Mãe Natureza em prol da longevidade

Incluir vegetais estressados na alimentação faz com que você seja mais saudável e viva mais. As hortaliças modernas são excessivamente alimentadas, regadas a fertilizantes, herbicidas e pesticidas e desenvolvidas de modo que produzam mais rendimento e mais amido, o que gera efeitos colaterais terríveis. Eliminamos da nossa alimentação a maior parte dos fitonutrientes curativos, e a quantidade de proteínas, vitaminas e minerais também diminuiu. Tente incorporar alimentos silvestres na sua alimentação, como verduras selvagens, cogumelos selvagens, algas marinhas, folhas de dente-de-leão e variedades de hortaliças cultivados à moda antiga. Os segundos melhores depósitos de fitonutrientes são culturas regenerativas; em seguida vêm os alimentos orgânicos. Opte por alimentos frescos, adquiridos em mercados de produtores. Priorize alimentos que já foram estudados e que comprovadamente ativam todos os interruptores da longevidade, o que inclui:

- O resveratrol, presente nas uvas escuras
- A alicina do alho
- A capsaicina, da pimenta
- O sulforafano, da família dos brócolis
- A curcumina, da cúrcuma
- As antocianinas, das frutas vermelhas e do arroz-negro
- A quercetina e os flavonoides, do trigo-sarraceno, da cebola e da maçã
- O galato de epigalocatequina (EGCG), do chá verde
- A oleuropeína, do azeite extravirgem

- Os ácidos fenólicos, de cogumelos (das variedades shiitake, maitake e juba de leão, entre outras)

Tente incorporar ao seu dia a dia esses poderosos compostos vegetais que promovem a hormese. Tome chá verde pela manhã. Coma brócolis com alho e cebola. Prepare panquecas de trigo-sarraceno com maçã. Faça uma salada de verduras verde-escuras com azeite extravirgem. Prepare cogumelos assados. E tempere um bom curry com cúrcuma.

TERAPIAS AVANÇADAS DE HORMESE

Pode ser um pouco mais difícil encontrar ou usar determinados tratamentos horméticos promissores, mas, se você tiver tempo e recursos, o esforço compensa. Estas terapias podem ser feitas apenas mensal ou semanalmente.

Oxigenoterapia hiperbárica: oxigênio sob pressão

Os dados sobre o uso periódico de câmaras de oxigênio hiperbárico são animadores. Alguns países têm centros que oferecem esses tratamentos. Podem ser caros, mas há indícios de que fazer 30 a 60 sessões uma vez por ano pode ser um excelente acréscimo a um regime avançado de longevidade.

Hipóxia: escalando o Everest

A menos que você viva em altitudes mais elevadas, talvez sinta dificuldade de suportar estados de baixa oxigenação, excelentes para eliminar mitocôndrias velhas e intensificar a limpeza celular. Existem equipamentos que simulam estados de alta e baixa oxigenação. Costumam ser usados por atletas para treinar. Se tiver alguma doença cardíaca ou pulmonar, consulte seu médico antes de experimentar essa terapia.

Ozonoterapia

A ozonoterapia soa estranha, mas, como vimos no Capítulo 10, seu uso na prática médica vem sendo debatido, e pesquisadores vêm tentando comprovar seus benefícios.

Fotobiomodulação

Diversas pesquisas vêm comprovando os benefícios da exposição à luz vermelha para cicatrização, alívio da dor, recuperação muscular, melhora do fluxo linfático, função imunológica, produção de colágeno, saúde da pele e saúde mitocondrial e energia celular. Vários dispositivos domésticos podem ser usados diariamente ou sempre que for conveniente. Consulte youngforeverbook.com/resources para ver os melhores.

Abordamos todas as práticas fundamentais para ampliar a expectativa de vida e a expectativa de vida saudável: a alimentação do programa Young Forever, os suplementos certos e as melhores práticas de estilo de vida. Agora vamos ver melhor como personalizar sua abordagem à saúde e à longevidade, tratando os seus desequilíbrios subjacentes em nossas sete funções biológicas.

CAPÍTULO 17

O programa Young Forever para otimização das sete funções biológicas fundamentais

Estudando a interação de muitos níveis de informações biológicas, a biologia de redes permitirá não apenas curar doenças complexas como prever a expectativa de vida e a expectativa de vida saudável de um indivíduo por meio da medicina preventiva e personalizada – representando uma mudança na prática da medicina que alcançará muitas áreas de nossa vida.
– Leroy Hood, ganhador dos prêmios Lasker, Kyoto e Lemelson-MIT e fundador do Institute for Systems Biology

O programa Young Forever ajuda a corrigir a maioria dos desequilíbrios em nossas sete funções biológicas, mas algumas pessoas precisam de ajuda adicional para tratar problemas de saúde mais profundos. No Capítulo 6 vimos que os desequilíbrios em nossas funções biológicas estão na raiz dos marcadores do envelhecimento. Como corrigi-los? Com mudanças na alimentação e no estilo de vida, suplementos, medicamentos e terapias hormeticas que otimizem nossas funções biológicas.

Veja como usar esta seção do livro para personalizar seu plano de saúde e longevidade:

1. Assinale os itens nos quadros do Capítulo 13 e contabilize sua pontuação para saber quais das suas funções biológicas estão em desequilíbrio. Se você pontuar entre 10% e 50%, concentre-se em

melhorar essa função seguindo as recomendações deste capítulo. Se sua pontuação for superior a 50%, você pode aplicar os princípios deste capítulo, mas, se não baixar de 50% mesmo depois de implementar as estratégias aqui apresentadas, procure um bom médico especializado em medicina funcional para ajudá-lo a lidar com os desequilíbrios restantes.
2. Adote o Young Forever Function Health Panel como um roteiro básico dos exames que deve fazer.
3. Talvez você queira realizar os exames adicionais descritos no Capítulo 13 para diagnosticar desequilíbrios nas funções em que teve pontuação superior a 50%. Procure uma médica ou médico especializado em medicina funcional para solicitá-los.
4. Implemente as recomendações de alimentação, estilo de vida e suplementos que auxiliam na cura das funções em desequilíbrio.
5. Comece pelas Funções 1 (intestino) e 2 (sistema imune), pois costumam ajudar a corrigir desequilíbrios em todas as outras.
6. Se ainda não estiver se sentindo bem ou não conseguir reduzir a pontuação nos questionários para menos de 10%, é importante fazer o acompanhamento com uma médica ou médico especializado em medicina funcional.

O restante do capítulo vai ajudar você a corrigir os desequilíbrios em suas sete funções biológicas. As orientações podem ser implementadas por conta própria, mas algumas pessoas talvez precisem da ajuda de um profissional.

FUNÇÃO 1: ABSORÇÃO DE NUTRIENTES, DIGESTÃO E MICROBIOMA

Restaurar o intestino é o caminho de volta à saúde para muita gente. É um equilíbrio essencial para o envelhecimento saudável e a longevidade, tanto que uso como ponto de partida com a maioria dos meus pacientes.

Como curar o intestino? Estas são as medidas básicas. O processo consiste em arrancar as ervas daninhas, lançar boas sementes e colher os frutos: elimine o que é nocivo, semeie probióticos e alimente bactérias benéficas para curar o revestimento do intestino e restaurar a permeabilidade intestinal.

1. **Elimine possíveis alérgenos e alimentos inflamatórios.** Normalmente, chamamos esse processo de dieta de eliminação. Os principais culpados são: glúten, laticínios, açúcar e álcool. Grãos e leguminosas são os próximos da lista. Aditivos alimentares – em especial emulsificantes e espessantes, álcoois de açúcar (eritritol, sorbitol, xilitol, etc.) e adoçantes artificiais – são os piores.
2. **Pare de tomar medicamentos que destroem o intestino.** A lista inclui anti-inflamatórios não esteroides (AINEs), como ibuprofeno e aspirina; antibióticos; corticoides e antiácidos. Talvez você precise tomá-los de tempos em tempos para alívio imediato dos sintomas, mas não devem ser considerados para tratamentos de longo prazo.
3. **Faça exames para detectar parasitas e crescimento excessivo de bactérias nocivas e leveduras.** Consulte o Capítulo 13.
4. **Reabasteça as enzimas digestivas** com comprimidos ou cápsulas. Consulte um nutricionista ou um médico para obter recomendações.
5. **Consuma suplementos e alimentos prebióticos,** como banana, alcachofra, aspargos, algas, jicama, folhas de dente-de-leão, cebola e radicchio. Consulte um nutricionista ou um médico para obter recomendações de suplementos.
6. **Reforce o microbioma com probióticos.** Existem muitos probióticos importantes que podem ajudar em diferentes aspectos da saúde intestinal e no tratamento de doenças. Consulte youngforeverbook.com/resources para ver opções. Você também pode aumentar o consumo de alimentos probióticos, como missô, natto, tempeh, kimchi, chucrute, iogurte e picles.
7. **Aumente a ingestão de polifenóis** que auxiliam no microbioma: romã, cranberry, chá verde, curcumina, azeite e figo-da-índia – na verdade, qualquer alimento de origem vegetal que seja colorido.
8. **Avalie o uso de imunoglobulinas bovinas** (como colostro) para promover a cura intestinal. Existem também versões sem lactose. Consulte um profissional a respeito.

9. **Experimente o Gut Food,** produto que desenvolvi. Contém probióticos e polifenóis extensamente pesquisados e promove a saúde do microbioma intestinal a longo prazo (gutfood.com).
10. **Os transplantes de matéria fecal** podem, em breve, ser rotineiros no tratamento de muitas doenças e para a promoção da saúde do microbioma intestinal à medida que envelhecemos, mas ainda será necessário realizar muitas pesquisas para torná-lo seguro e eficaz.

FUNÇÃO 2: DEFESA E REPARO

A inflamação é um dos marcadores do envelhecimento e está na origem de muitos outros. A melhor maneira de tratar as causas profundas da inflamação é seguir o programa Young Forever: restaurar o intestino, minimizar alérgenos ou sensibilidades alimentares, reduzir ou eliminar toxinas ambientais, tratar infecções latentes, aprender a restaurar o equilíbrio e reduzir o estresse.

Além disso, determinadas terapias podem ser eficazes no tratamento da inflamação crônica e de doenças autoimunes. Aqui estão as principais ferramentas que usamos na medicina funcional para tratar as raízes do problema e restaurar a função imunológica.

1. **Siga uma dieta de eliminação anti-inflamatória.** A melhor maneira de reduzir drasticamente a inflamação é eliminar os alimentos inflamatórios mais comuns. Escrevi extensivamente sobre esse assunto e desenvolvi uma dieta clinicamente eficaz para tratar a inflamação. Tudo isso pode ser encontrado no meu livro *The Blood Sugar Solution 10-Day Detox Diet*, que elimina açúcar, amido, alimentos processados, glúten, laticínios, grãos, leguminosas, café e álcool. Em 10 dias já se notam os resultados. Ocorre uma redução média de 70% nos sintomas em todas as doenças em apenas 10 dias. O ideal é continuar a dieta por três meses ou, se você achar que funciona para aliviar seus sintomas e doenças, indefinidamente.
2. **A dieta paleo autoimune** também elimina nozes e similares, sementes, ovos e solanáceas e pode ser útil para doenças autoimunes,

embora a dieta detox de 10 dias, menos restritiva, seja eficaz para a maioria das pessoas.

3. **Trate infecções.** Em geral, o ser humano convive com uma série de vírus, bactérias e parasitas que nosso sistema imune gerencia. Esse equilíbrio pode ser afetado em períodos de imunidade baixa. É semelhante ao que acontece com o vírus do herpes, que está ali, latente, mas pode se manifestar sob estresse. As infecções transmitidas por carrapatos, como a doença de Lyme, constituem a causa mais comum de inflamação crônica diagnosticada ou não diagnosticada. Às vezes é necessário recorrer a medicamentos e/ou antimicrobianos à base de plantas para tratar essas infecções.
4. **Trate a intoxicação por mofo.** A exposição ao mofo e a intoxicação não diagnosticada são extremamente comuns e tratáveis com a ajuda de um médico especializado em medicina funcional com experiência nesses problemas.
5. **Use senolíticos.** As células-zumbis produzem uma cascata inflamatória que acelera o adoecimento e o envelhecimento. Compostos vegetais como quercetina, fisetina e curcumina e drogas novas, ainda em desenvolvimento, são capazes de detectá-las e eliminá-las.
6. **Experimente o tratamento com peptídeos.** Os peptídeos também podem apoiar a função imunológica, ajudar a tratar infecções e auxiliar em muitos aspectos do envelhecimento saudável (consulte o Capítulo 11).
7. **Estudos experimentais com a ozonoterapia** indicam que ela pode ser útil no tratamento de infecções crônicas, doenças autoimunes e no processo conhecido como *inflammaging*.[1]
8. **A oxigenoterapia hiperbárica** é outra estratégia eficaz para ajudar a tratar infecções crônicas (a maioria das bactérias não gosta de oxigênio) e há indícios de que é uma das terapias senolíticas mais poderosas, eliminando as células-zumbis.
9. Na Europa e na América Latina, um procedimento médico que vem sendo testado no tratamento de infecções crônicas, incluindo as transmitidas por carrapatos,[2] consiste em aumentar a temperatura corporal. Nosso corpo produz naturalmente febre para eliminar agentes infecciosos. Elevar a temperatura do corpo a quase 42°C e

usar antimicrobianos ao mesmo tempo pode ser eficaz no tratamento de infecções resistentes.
10. **Avalie o uso de exossomos.** Exossomos são pequenas vesículas ou pacotes de moléculas produzidas por células, entre elas células--tronco, que se mostraram promissoras no tratamento de doenças autoimunes, infecção, câncer, inflamação e envelhecimento.[3] Ainda é necessário realizar mais pesquisas, mas os exossomos provavelmente serão um agente terapêutico fundamental na medicina para uma série de doenças e talvez para o próprio envelhecimento. Tive excelentes resultados quando usei essa estratégia para tratar meus problemas de coluna e para me recuperar da covid-19. Consulte o Capítulo 11.

FUNÇÃO 3: GERAÇÃO DE ENERGIA

Agora você já sabe que a alimentação moderna, altamente processada, carregada de açúcar e amido, é mortal para nossas mitocôndrias e desliga os interruptores da longevidade. Em função de seus efeitos nocivos sobre as mitocôndrias, ser sedentário e não praticar treino de força são dois fatores que certamente aceleram o envelhecimento. Reviva suas mitocôndrias, incremente-as em quantidade e eficácia e ganha mais energia e longevidade com as seguintes opções:

1. **Siga o plano alimentar Young Forever** (consulte o Capítulo 14) para consumir pouco amido e açúcar mas muitas gorduras benéficas e muitos fitonutrientes.
2. **Elimine ou reduza as toxinas ambientais** (consulte "Função 4: Desintoxicação", a seguir).
3. **Pratique a hormese diariamente** (consulte o Capítulo 16). Alimentação com restrição de tempo, jejum longo, dietas cetogênicas, alimentos fito-hormesianos e especiarias, HIIT e musculação, terapias a frio e de calor, terapia de oxigenação hiperbárica, práticas de hipóxia, práticas respiratórias e ozonoterapia auxiliam no funcionamento das mitocôndrias.

4. **Considere os suplementos para longevidade do programa Young Forever** (que vimos no Capítulo 15).
5. **Avalie a necessidade de terapia mitocondrial adicional,** dependendo do seu estado de saúde e dos exames (com um médico especializado em medicina funcional): coenzima Q10 ou PQQ, ácido alfalipoico e acetil-L-carnitina. Ver suplementos para suporte avançado à longevidade (Capítulo 15).
6. **Considere também NMN, pterostilbeno e urolitina A** (consulte o Capítulo 15).
7. **Use a terapia de luz vermelha** (consulte o Capítulo 10) para aumentar a energia produzida pelas mitocôndrias.
8. **Avalie o uso da terapia peptídica,** como SS 31, humanina e MOTs-C. Peptídeos são pequenas proteínas que modulam a maioria dos aspectos da nossa biologia, inclusive as mitocôndrias. Estão disponíveis principalmente sob a forma de injeções subcutâneas (consulte o Capítulo 11).
9. **Considere terapias que imitam a restrição calórica,** como o uso de rapamicina e metformina. (Não as prescrevo rotineiramente e acredito que ainda precisamos de mais dados sobre seu uso em seres humanos, mas há fortes indícios de que produzam os mesmos benefícios sobre as mitocôndrias que a restrição calórica, sem necessidade de comer menos. Consulte o Capítulo 15.)

FUNÇÃO 4: DESINTOXICAÇÃO

Infelizmente, vivemos em um mundo abarrotado de toxinas – nos alimentos que ingerimos, na água que bebemos, no ar que respiramos, nos produtos de limpeza doméstica e de higiene pessoal que usamos... Estas são algumas estratégias simples para reduzir a quantidade que absorvemos de tais substâncias tóxicas e ajudar nossos mecanismos biológicos de desintoxicação a eliminar aquelas que não conseguimos evitar.

1. **Reduza a exposição a fontes de toxinas.**
   - Na medida do possível, consuma alimentos orgânicos ou cultivados em culturas regenerativas.

- Procure se informar a respeito de quais alimentos disponíveis na sua região são mais contaminados por agrotóxicos, para evitá-los, e quais são menos contaminados, para preferi-los na impossibilidade de adquirir orgânicos.
- Beba água filtrada, de preferência com um filtro de osmose reversa, e adquira um purificador de ar para sua casa.
- Elimine da sua mesa peixes com alto teor de mercúrio.
- Elimine produtos de limpeza doméstica e produtos de higiene pessoal que sejam tóxicos.

2. **Melhore os sistemas de desintoxicação do seu corpo.**
- Beba 8 a 10 copos de água filtrada por dia.
- Procure evacuar duas vezes ao dia. Em caso de constipação, experimente usar citrato de magnésio, vitamina C em comprimidos de liberação prolongada, probióticos e fibras, como sementes de linhaça e de chia. Se ainda assim não conseguir resolver seu problema, consulte um médico especializado em medicina funcional, que poderá realizar uma avaliação mais aprofundada.
- Transpire diariamente com exercícios, saunas ou banhos quentes.

3. **Regule as vias de desintoxicação.**
- *Consuma alimentos desintoxicantes diariamente*, 1 a 2 xícaras. Vegetais crucíferos, alho, cebola, alcachofra, agrião, beterraba, abacate, limão, chá verde, gengibre, alecrim, cúrcuma, etc.
- *Tome suplementos que ajudem na desintoxicação*. O fígado tem muitas vias de desintoxicação que necessitam de vitaminas, minerais e aminoácidos. As mais importantes são as vitaminas do complexo B (especialmente folato, B_{12} e B_6), selênio, zinco e magnésio.
- *Inclua suporte à glutationa*, a molécula desintoxicante mais importante, que é produzida pelo corpo a partir dos aminoácidos glicina, cisteína e glutamina. O soro (whey) de leite A2 de cabra ou de vaca de fazendas regenerativas, os vegetais crucíferos, o alho e a cebola aumentam a produção de glutationa. Entre os suplementos e ervas que promovem a desintoxicação estão n-acetilcisteína, ácido alfalipoico, cardo-mariano e curcumina.

- O uso de glutationa por via venosa pode ser uma maneira de auxiliar periodicamente o sistema de desintoxicação do corpo. Deve ser feito em hospitais ou clínicas.

4. **Trate a carga de metais pesados.** Em caso de alto risco de metais provenientes da ingestão de peixes ou restaurações dentárias de amálgama ou para quem vive em ambientes poluídos por metais, a realização de um teste provocativo é importante para avaliar a carga corporal total. Muitas vezes é necessário usar um agente quelante, como o EDTA (ácido etilenodiamino tetra-acético), para "sequestrar" e eliminar metais. Procure uma médica ou médico especializado em medicina funcional para avaliar e tratar altos níveis de carga tóxica.

5. **Trate a intoxicação por mofo.** Se suspeitar desse problema, procure um profissional especializado em medicina funcional para realizar exames específicos e fazer um tratamento com antifúngicos e aglutinantes. É importante também identificar e eliminar a origem do mofo, o que pode exigir um especialista para avaliar sua casa, e adotar as medidas necessárias para eliminar o foco.

FUNÇÃO 5: COMUNICAÇÃO INTERCELULAR E EQUILÍBRIO HORMONAL

Otimize o metabolismo de glicose e insulina

A coisa mais importante que você pode fazer para prevenir e reverter doenças e aumentar a expectativa de vida saudável é manter a insulina baixa e a glicose equilibrada. Qual a melhor forma de fazer isso?

1. **Siga uma alimentação** rica em gorduras, fibras e fitonutrientes e pobre em carboidratos refinados.
2. **Considere adquirir meu livro** *The Blood Sugar Solution 10-Day Detox Diet* para aprender a lidar com o vício em açúcar e redefinir sua biologia.

3. **Considere a dieta cetogênica** se tiver diabetes tipo 2, até conseguir reverter o diabetes.
4. **Exercite-se.** Construa músculos e otimize seu VO_2max.
5. **Tome os suplementos indicados no plano básico de suplementação Young Forever** (consulte o Capítulo 15), que inclui magnésio, cromo, biotina, vitamina D e ômega-3, que auxiliam no controle da glicose.
6. **Acrescente os suplementos para suporte avançado à longevidade** (Capítulo 15), que beneficiam a via de sinalização da insulina, a via da sirtuína e a AMPK para melhorar a sensibilidade à insulina e o controle da glicose.
7. **Acrescente ácido alfalipoico,** 600 mg duas vezes por dia, e berberina, 1 g por dia.
8. **Trate as causas de inflamação,** que incluem disbiose e toxinas ambientais.
9. **Avalie tomar metformina,** 500 mg antes do almoço e do jantar. No entanto, para quem tem níveis de glicose na faixa ideal, os benefícios da metformina para a longevidade ainda não foram comprovados.
10. **Use um dispositivo CGM (monitoramento contínuo da glicose)** para acompanhar sua reação aos alimentos.

Terapia de otimização hormonal

A vida moderna é um desastre para nossos hormônios, especialmente os sexuais, da tireoide e adrenais ou do estresse. Seguir o programa Young Forever ajudará seu corpo a otimizar a maioria dos hormônios, mas pode ser que algumas pessoas precisem de suporte adicional à medida que envelhecem.

Reposição hormonal bioidêntica

Tanto mulheres quanto homens vivenciam as mudanças hormonais que ocorrem com a idade cronológica: a menopausa e a andropausa. Açúcar e amido, álcool, cafeína, sedentarismo, estresse e toxinas ambientais se manifestam como desequilíbrios hormonais em ambos os sexos. Mulheres que têm um estilo de vida saudável costumam sofrer menos sintomas da menopausa – ondas de calor, alterações de humor, insônia, baixa libido e ressecamento vaginal. Desequilíbrios hormonais em homens ocorrem em decorrência da baixa de testosterona promovida por resistência à insulina, estresse e falta de exercícios, especialmente treino de força. Os sintomas são perda muscular, fadiga, baixa motivação, baixa libido e disfunção erétil.

Antes de tudo, é preciso investigar e tratar as causas. Se os sintomas persistirem, você pode avaliar a terapia hormonal. As regras básicas para a terapia de reposição são:

1. **Use apenas hormônios bioidênticos** (hormônios semelhantes aos produzidos no organismo).
2. **Use a menor dose possível.**
3. **Use pelo menor tempo possível.**
4. **Faça uso tópico ou injetável.**
5. **Procure uma médica ou médico especializado em medicina funcional** com experiência em hormonoterapia.

Otimização hormonal feminina

A ciência da terapia hormonal para mulheres passou por altos e baixos consideráveis. As terapias de reposição comuns usam Premarin (estrogênio obtido da égua prenhe) e Provera (uma progesterona sintética). O Premarin tem efeitos colaterais significativos, entre eles maior risco de ataque cardíaco, inflamação, AVC e cânceres femininos. O Provera pode causar ganho de peso, pelos faciais e depressão. No entanto, a terapia com hormônios bioidênticos pode não acarretar os mesmos riscos, pois são hormônios humanos ou bioidênticos, em geral mais bem tolerados, e com menos riscos e efeitos colaterais.

Em geral, recorro à terapia de curto prazo para os sintomas da menopausa, que diminuem depois de algum tempo. A maioria das mulheres de 80 anos não tem ondas de calor! A terapia de baixa dose a longo prazo para sintomas contínuos pode ser feita com segurança sob monitoramento cuidadoso da saúde das mamas, do útero, do colo do útero e dos ovários. É importante consultar um ginecologista para realizar exames de mama, mamografia, preventivo (Papanicolau) e ultrassom transvaginal antes de iniciar qualquer terapia, e também para uma avaliação anual. Se for necessário realizar algum tratamento, estas são as melhores opções:

1. **Estradiol e progesterona bioidênticos tópicos** (cremes, géis, gotas, adesivos).
2. **Estradiol vaginal** (cremes ou comprimidos como Vagifem) para tratar o ressecamento vaginal.
3. **Baixa dose de testosterona** para baixa libido, que pode ser adicionado a cremes, géis ou gotas manipulados.
4. **Aplicação local de testosterona em gotas,** 5 mg/ml, 2 gotas por noite – de farmácias de manipulação. Quando utilizada de forma consistente, pode ser muito eficaz para baixa libido.
5. **Terapia com peptídeos.** O PT-141, conhecido também como bremelanotida, é eficaz para melhorar a libido e a função sexual em homens e mulheres.

Otimização hormonal masculina

A testosterona pode ser usada como uma terapia provisória para ajudar homens obesos com testosterona muito baixa (<500 ng/dl) a construir músculos, emagrecer e otimizar os benefícios dos exercícios físicos. Homens idosos com baixa libido e dificuldade de ereção ou sarcopenia também podem se beneficiar da terapia com testosterona.

Para aumentar a testosterona naturalmente, a melhor maneira é comer gorduras benéficas, inclusive gordura saturada (todos os hormônios sexuais são feitos de colesterol); buscar práticas de redução do estresse, como meditação; e fazer treino de força.

Entre os riscos da terapia com testosterona estão: aumento do colesterol, aumento da viscose sanguínea e estimulação do câncer de próstata latente. Uma avaliação cuidadosa e a orientação médica são importantes para definir o que é seguro para você. Se for necessário realizar algum tratamento, estas são as melhores opções:

1. **Injeções intramusculares,** geralmente 80-100 mg por semana até atingir níveis entre 500 e 1.000 ng/dl.
2. **Géis ou cremes tópicos** como AndroGel.

3. **Implantes subcutâneos.**
4. **Terapia com peptídeos.** O PT-141, também conhecido como bremelanotida, é eficaz para aumento da libido e das ereções em homens e pode ser usado em combinação com medicamentos como Viagra e Cialis.

Reposição do hormônio da tireoide

Uma em cada cinco mulheres e um em cada dez homens sofrem de baixa função tireoidiana, o que pode levar ao aumento do risco de doenças cardiovasculares, perda de memória, depressão, fadiga, perda muscular, baixa libido, queda de cabelo, constipação e pele e cabelo ressecados. O glúten e as toxinas ambientais são causas comuns de disfunção tireoidiana. Muitas pessoas que recebem o diagnóstico de hipotireoidismo não são adequadamente tratadas porque a maioria dos médicos usa a forma inativa do hormônio da tireoide, T4 ou levotiroxina, que não funciona para todos. É importante fazer os exames corretos (que vimos no Capítulo 13), porque a maioria dos médicos verifica apenas os níveis de TSH, o que deixa passar muitos casos de disfunção tireoidiana. Escrevi um e-book, *The Ultra Thyroid Solution*, que explica detalhadamente como avaliar a disfunção da tireoide, identificar as causas e tratar da melhor forma. Se quiser saber mais, visite drhyman.com/ty-thyroid. Se precisar de reposição, estas são minhas recomendações:

1. Reposição bioidêntica.
2. Uma combinação de levotiroxina (T4), o hormônio inativo, e liotironina (T3), o hormônio ativo. A dosagem deve ser personalizada e ajustada pelo médico.
3. O ideal é usar o extrato de tireoide porcina dessecada, que contém todos os compostos no equilíbrio adequado para conduzir à função tireoidiana ideal, e inclui T4, T3 e T2. As marcas que recomendo: Armour Thyroid e Nature-Throid.

Suporte adrenal

Quanto mais envelhecemos, menos resistentes ao estresse nos tornamos. Açúcar, amido, álcool, estresse, falta de sono adequado, cafeína e comer tarde da noite sobrecarregam nossas glândulas adrenais. São elas que nos ajudam a responder ao estresse, liberando cortisol e adrenalina. No entanto, o estresse crônico prolongado inicialmente superestimula essas glândulas, elevando o cortisol e a adrenalina. Com o tempo, as adrenais não conseguem mais acompanhar e deixam de produzir cortisol em resposta ao estresse. Isso provoca esgotamento adrenal. O segredo para restaurar a função adrenal é procurar ter um estilo de vida saudável. Suplementos nutricionais e de ervas podem ser úteis e, em raros casos, talvez seja necessário recorrer ao suporte hormonal adrenal. Aqui estão as principais estratégias para evitar o esgotamento e otimizar a função adrenal:

1. **Acorde e deite-se na mesma hora todos os dias.**
2. **Exponha-se à luz solar matinal** durante 20 minutos por dia.
3. **Não se exponha à luz azul à noite.** Para isso, você pode recorrer a óculos bloqueadores de luz azul e lâmpadas de luz vermelha.
4. **Exercite-se,** mas não exagere (a prática de atividade física não costuma ser um problema, a menos que você corra maratonas ou algo do tipo).
5. **Evite açúcar e amido,** que elevam o cortisol e a adrenalina.
6. **Pratique diariamente uma estratégia de redução do estresse,** como técnicas de respiração, yoga, meditação, massagem, banho quente ou sauna.
7. **Siga o plano básico de suplementos Young Forever.** Vitamina C, vitaminas do complexo B e magnésio ajudam na função adrenal.
8. **Cogite usar ervas,** inclusive cogumelos adaptógenos como cordyceps e reishi, e ervas como rhodiola, ginseng siberiano, ginseng e ashwagandha.
9. **Baixas doses de DHEA** (um hormônio adrenal) podem aumentar a energia e promover o bem-estar geral. As mulheres podem começar com 10 mg e chegar a 50 mg e os homens podem começar com 25 mg e chegar a 50 mg. A suplementação de DHEA pode ter alguns efeitos androgênicos – nas mulheres, pode aumentar os pelos faciais; nos homens, pode causar queda de cabelo.

> ### Hormônio do crescimento
>
> O hormônio do crescimento (GH) é essencial para o crescimento físico e a massa corporal adequada. É secretado na hipófise anterior e encontrado no cérebro; controla o crescimento em crianças e ajuda a manter a estatura em adultos. Ele é importante para estimular a quebra de triglicerídeos e impedir o armazenamento do excesso de gordura, ajuda a construir músculos e sintetizar proteínas e colabora para manter os níveis normais de açúcar no sangue. Os níveis de GH diminuem à medida que envelhecemos, provocando diminuição da massa muscular, queda da libido e da energia e aumento do armazenamento de gordura. Certas mudanças no estilo de vida, como equilibrar os níveis de glicose no sangue, fazer exercícios e praticar jejum longo, podem ajudar a melhorar a produção desse hormônio.
>
> Durante muitos anos os médicos antienvelhecimento promoveram o uso de GH para longevidade e desempenho. Embora exista uma queda na produção desse hormônio à medida que envelhecemos cronologicamente, é possível elevar seus níveis naturalmente por meio de suporte à função adrenal, boa qualidade do sono, treino de força e até mesmo terapia peptídica. A administração direta do hormônio do crescimento pode aumentar o risco de diabetes e de câncer. Dadas todas as outras opções de que dispomos para aumentar a expectativa de vida e a expectativa de vida saudável, a reposição do GH não integra a minha lista de terapias seguras e eficazes.

FUNÇÃO 6: TRANSPORTE

Manter o fluxo dos elementos é essencial para a comunicação intercelular e a desintoxicação. Manter seus sistemas sanguíneo e linfático em bom funcionamento é a base da boa saúde e do envelhecimento normal.

1. **Siga o plano alimentar Young Forever,** composto de muitos ali-

mentos que ajudam a melhorar a saúde dos vasos sanguíneos e do sistema linfático.
2. **Movimente-se.** Qualquer tipo de exercício físico auxilia na saúde dos sistemas circulatório e linfático.
3. **Comece a praticar yoga regularmente.** Associar a respiração profunda ao alongamento é uma das práticas desintoxicantes mais poderosas; contribui para o fluxo linfático e estimula o bom funcionamento do intestino, do fígado e dos rins. A modalidade hot yoga oferece o benefício adicional da transpiração. Além disso, cogite praticar diariamente a respiração Wim Hof, descrita no Capítulo 16, que movimenta (ou exercita) o diafragma, o principal músculo responsável por levar o fluxo linfático de volta ao coração.
4. **Faça sauna ou tome banhos quentes regularmente** para estimular a circulação e ajudar a resetar o sistema nervoso, melhorando a saúde geral e a longevidade.
5. **Dê um mergulho em água gelada depois da terapia de calor.** O frio ajuda a estimular a circulação linfática.[4]
6. **Faça massagens regularmente, se puder,** principalmente drenagem linfática, que ajuda a liberar os músculos e auxilia no fluxo linfático.
7. **Experimente dispositivos de recuperação muscular** que aumentem passivamente o fluxo linfático por meio da compressão pneumática dos membros inferiores, como as botas massageadoras da Hyperice.

FUNÇÃO 7: ESTRUTURA

O envelhecimento tem, sim, seus impactos no corpo que podem levar a dores crônicas e limitação de movimentos. Quanto mais dor sentimos, menos nos movimentamos. E quanto menos nos movimentamos, mais rápido envelhecemos. Os avanços em terapias para melhorar a função e aliviar a dor revolucionaram os cuidados com o sistema musculoesquelético. É o que se conhece como *medicina regenerativa*.

Precisei passar por um programa de reabilitação para superar as dores crônicas que me afligiram por décadas. Associando yoga, terapias corporais, a prática do método TB12 e um programa de treino físico, com o acompanhamento de um profissional especializado em medicina regenerativa, me fortaleci, entrei em forma e me livrei das dores. Hoje estou melhor do que jamais estive nos últimos 30 anos.

Veja a seguir as principais maneiras de manter sua estrutura física em bom funcionamento e repará-la e curá-la quando precisar de ajuda.

1. **Pratique exercícios físicos regularmente,** incluindo condicionamento aeróbico, treino de força e treino de flexibilidade. Sou fã do método TB12, desenvolvido por Tom Brady para se manter ativo, sem dor, forte e vitorioso com mais de 40. O programa usa faixas elásticas, exercícios especiais e rolos de espuma vibratórios para aumentar a maleabilidade muscular e reduzir lesões e dores. Não abro mão do programa de treino de força com faixas elásticas do TB12.
2. **A yoga** é uma prática poderosa para ajudar o corpo a aliviar dores e diminuir o estresse. Não há restrições de idade.
3. **Os suplementos** podem ajudar na construção de músculos, no reparo de tecidos e articulações e na redução da inflamação. Experimente suplementar gorduras ômega com o Dutch Harbor Omega, que contém altos níveis de resolvinas (moléculas derivadas das gorduras ômega-3 que ajudam na resolução dos processos inflamatórios); o Zyflamend, da New Chapter, uma combinação de ervas anti-inflamatórias; peptídeos de colágeno; caldo de ossos; e glucosamina.
4. **A terapia peptídica** com BPC-157, fragmentos de timosina beta-4 e GHK pode ajudar a reduzir a dor e reparar tecidos e articulações lesionados. Consulte um profissional para saber como usar peptídeos.
5. **Procure um fisioterapeuta ou um personal especializado** se tiver problemas crônicos. Depois da minha última cirurgia de coluna, recorri ao pessoal da TB12 Sports, profissionais treinados em uma forma especial de fisioterapia que ajuda a chegar à raiz dos problemas e curar lesões crônicas.
6. **Experimente a terapia com Prolozone** (ainda não disponível no Brasil) se tiver dor articular crônica ou artrite. Pequenas quantidades de ozônio e oxigênio são injetadas nas articulações ou tecidos, promovendo a cicatrização e regeneração dos tecidos.[5] É mais efi-

caz que a maioria dos tratamentos atuais para articulações. Ajudou pacientes meus que estavam prestes a realizar cirurgias de joelho e voltaram a andar sem dor. Também me curou de capsulite adesiva ou "ombro congelado" em cinco minutos.

7. **Experimente aparelhos de massagem** como os da Theragun ou da Hypervolt.
8. **Consulte um profissional especializado em medicina regenerativa.** Cogite uma combinação de terapias regenerativas (peptídeos, exossomos, células-tronco, matriz placentária e hidrodissecção de fáscia, nervos e músculos) para promover a cura e a regeneração. Para mim, a medicina regenerativa tem sido simplesmente milagrosa. Essas terapias ainda não estão amplamente disponíveis, mas aos poucos serão disponibilizadas em mais locais. E serão essenciais no campo da ortopedia e do controle da dor.

OTIMIZANDO O ESTADO NUTRICIONAL

Quem pontuou mais de 10% em qualquer um dos testes de deficiência de nutrientes talvez precise de suporte adicional. O plano básico de suplementação inclui a maior parte das necessidades, com vitaminas do complexo B, vitamina D, magnésio, ômega-3 e zinco. Se você tiver um problema significativo relacionado à metilação, talvez necessite tomar doses mais altas e de formas especializadas de vitaminas B_{12}, B_6 e folato.

1. **Siga o plano básico de suplementação para a longevidade.**
2. **Acrescente o suplemento Homocysteine Supreme,** da Designs for Health, se seus níveis de homocisteína estiverem altos ou se tiver pontuado acima de 50% no questionário sobre metilação.

OTIMIZANDO A CURA MENTE-CORPO-ESPÍRITO

Talvez a mais difícil de todas as curas seja a da mente, do coração e do espírito. Xamãs e curandeiros espirituais se dedicam a esse trabalho há milênios. Existem várias abordagens novas que vêm se provando revolucionárias. Talvez você esteja familiarizado com algumas delas; outras podem lhe parecer estranhas, mas pesquisas realizadas na última década trouxeram à tona abordagens disruptivas.

Confira alguns caminhos a serem explorados para curar condicionamentos enraizados, traumas, ansiedade e depressão, e até mesmo para ajudar você a encontrar seu objetivo e propósito na vida.

1. **Busque ajuda.** Experimente terapia ou coaching. Descobri que um coach pode ser extremamente útil para avaliar sua vida, seus comportamentos e padrões e levar você a implementar as mudanças que deseja fazer em sua vida.
2. **Experimente o retreinamento neural dinâmico,** um programa on-line que pode ajudar a curar o estresse crônico e traumas que todos nós vivenciamos e que nos mantêm em estado de luta, fuga ou paralisia. O programa tem como objetivo regular a resposta ao estresse e ensina a reprogramar o sistema límbico (centro emocional do cérebro) e alterar a estrutura e a função cerebral. Isso permite que o corpo passe do estado de sobrevivência para o de crescimento e reparo, no qual a verdadeira cura pode ocorrer (consulte Dynamic Neural Retraining System, retrainingthebrain.com; em inglês).
3. **Fique atento às pesquisas sobre tratamentos com psicodélicos** para a saúde mental, emocional e espiritual.[6] Milhões de dólares estão sendo investidos em pesquisas nessa área e surgiram empresas bilionárias para aproveitar essa revolução nas práticas voltadas para a saúde mental. A Multidisciplinary Association of Psychedelic Studies vem avançando nas pesquisas sobre o uso de psilocibina (cogumelos mágicos), LSD, MDMA (conhecido também como ecstasy) e ayahuasca como tratamentos para depressão, ansiedade e TEPT, bem como em cuidados paliativos, acompanhados de psicoterapia. Saiba mais sobre a pesquisa no site maps.org. Os psicodélicos têm um longo histórico de uso em culturas ancestrais – peiote por indígenas; bufo ou 5 MeO-DMT, veneno do sapo bufo do deserto de Sonora, ayahuasca e cacto San Pedro (mescalina) pelos xamãs da América do Sul; e a ibogaína, usada por curandeiros do Gabão, na África Oci-

dental. Para saber um pouco mais sobre o assunto, assista à série da Netflix *Como mudar sua mente*, baseada no livro homônimo de Michael Pollan, ou leia o livro. No Brasil, esses tratamentos estão em fase experimental, e o uso de umas poucas substâncias é permitido exclusivamente nos hospitais ou clínicas especializadas.

Parabéns! Você chegou ao fim do conteúdo sobre os aspectos científicos do envelhecimento e aprendeu a implementar as práticas fundamentais do programa Young Forever. Aprendeu também a personalizar seu programa de acordo com os resultados dos seus exames laboratoriais e suas respostas aos questionários.

Comece por onde puder; escolha aquilo que o inspira. Não é fácil se livrar de hábitos arraigados. Organize sua casa, sua cozinha e seu quarto para facilitar as coisas. Procure ajuda. Encontre alguém disposto a embarcar nas mudanças junto com você. Forme um grupo Young Forever – o apoio mútuo é fundamental. Sabemos que nosso ambiente social determina vários aspectos da nossa saúde e que nossa família e nossos amigos moldam nosso comportamento nessa arena.

Pense no programa Young Forever como um roteiro para sua jornada rumo à saúde e à longevidade. Lembre-se do provérbio chinês que diz: "Uma longa jornada começa com um passo." Dê o primeiro passo.

A seguir apresento minhas práticas pessoais, mostrando como incorporo a ciência da saúde e longevidade à minha vida.

CAPÍTULO 18

Programa Young Forever do Dr. Hyman: resumo geral

Levanto-me pela manhã dividido entre o desejo de melhorar o mundo e o desejo de desfrutar do mundo. Isso dificulta o planejamento do dia.
– E. B. White

Muitos se perguntam como consegui chegar aos 63 anos forte, saudável e jovial, quando muitos dos meus colegas estão acabados. Estou melhorando significativamente no tênis, construindo mais músculos e superando meus amigos de 30 anos pedalando por montanhas e levantando mais peso. Meu objetivo não é apenas manter a idade biológica em 43 anos, mas continuar a voltar o relógio para chegar aos 25! A seguir compartilho as práticas semanais que estão me mantendo biologicamente mais jovem à medida que envelheço cronologicamente.

PROGRAMA DE LONGEVIDADE DO DR. HYMAN

Conhecer todas as possibilidades para retardar ou reverter o envelhecimento pode ser emocionante ou avassalador. Como escolher as melhores opções? É preciso escolher o que faz sentido para você, o que é possível incorporar ao seu dia a dia. Não tem como fazer tudo de uma vez, mas com o tempo você vai poder explorar diferentes caminhos para melhorar a saúde e o bem-estar e contribuir para uma vida longa, vibrante e ativa. Apresento aqui o que faço no meu cotidiano em prol da longevidade.

Alimentação
- Sigo a Dieta Pegan, que se concentra em altos níveis de fitonutrientes, em especial aqueles que comprovadamente auxiliam nas vias de longevidade e atuam nos marcadores do envelhecimento.
- Tomo meu shake do envelhecimento saudável (página 250) todos os dias, até uma hora antes de praticar exercícios de construção de músculos.

Atividade física
- Quatro a seis dias de exercícios aeróbicos com treinamento intervalado, incluindo ciclismo e mountain bike, tênis, caminhadas e natação, com sessões de duração variando de 30 a 60 minutos.
- Treino de força com faixas elásticas usando o método TB12 e o aplicativo de treino TB12 Sports, três a quatro vezes por semana, em sessões de 30 minutos.
- Hot yoga ou vinyasa flow yoga duas vezes por semana e sessões diárias mais curtas de yoga/alongamento.

Sono
- Sete a oito horas por noite. Geralmente durmo às 22 ou 23 horas e acordo às seis ou sete.
- Suplementação de glicinato de magnésio à noite, 200 a 400 mg.
- Máscara para os olhos e tampão de ouvido para criar um ambiente à prova de luz e som.
- Dispositivos de monitoramento do sono e biomarcadores (Oura Ring e colchão Eight Sleep).

Gerenciamento do estresse
- Vinte minutos de meditação com mantras uma ou duas vezes por dia.
- Exercícios de respiração (o ideal é praticá-los diariamente).
- Priorizo passar tempo junto à natureza e no deserto; restaura meu sistema nervoso e me inspira.
- Sempre que posso, estou com amigos e familiares, em brincadeiras e aventuras (é uma prioridade na minha vida).
- Recebo massagens pelo menos uma vez por mês (se possível, mais!).

Hormese

- Pratico alimentação com restrição de tempo com uma janela de 14 a 16 horas, três ou quatro vezes por semana.
- Consumo regularmente na minha alimentação os mais potentes compostos vegetais que promovem a hormese.
- Quando tenho acesso a saunas e equipamentos de imersão em água gelada, faço isso diariamente. Em casa, tomo banho de vapor e encho uma banheira grande com água gelada, alternando entre 10 minutos no vapor e depois 3 minutos na banheira gelada. Três a quatro vezes por semana, passo meia hora na minha sauna, quando estou em casa, ou pratico hot yoga quando viajo.
- Uso um equipamento para terapia com luz vermelha sempre que posso quando estou em casa, durante 10 minutos por dia.
- Uso óculos bloqueadores de luz azul à noite.
- Uso a ozonoterapia semanalmente quando estou em casa ou sempre que tenho acesso. Trata-se de uma ótima prática de hormese, mesmo que praticada apenas uma vez por mês.
- Uso a oxigenoterapia hiperbárica para dar um reset no meu sistema uma vez por ano, mas não como terapia regular (por enquanto).
- Uso o aparelho da Cellgym para treinamento de hipóxia sempre que tenho acesso (em centros de tratamento ou biohacking) e uso uma máscara de simulação de baixa oxigenação enquanto trabalho.

Regime de suplementação básica

- Supreme, da Designs for Health (vitamina D_3, 5.000 UI por dia, com vitamina K_2, incluindo a forma MK-7).
- Dutch Harbor Omega, da Big Bold Health (EPA/DHA, 1 a 2 g por dia).
- Multi t/d, da Pure Encapsulations, 2 cápsulas por dia (multivitamínico e mineral).
- Homocysteine Supreme, da Designs for Health, 2 cápsulas por dia (suporte à metilação com B_6, B_{12} e folato, porque meus genes de metilação precisam de uma ajudinha a mais).
- Glicinato de magnésio da Pure Encapsulations, 400 mg por dia.
- Gut Food, da Farmacy, para o intestino.

Suplementos para longevidade
- NMN, 1.000 mg por dia.
- Fisetina, 500 mg por dia.
- HTB Rejuvenate, da Big Bold Health, com quercetina e outros flavonóis, duas vezes ao dia.
- Pterostilbeno, 100 mg, uma ou duas vezes ao dia.
- Curcumina com Bioprene, 500 mg por dia.
- Galato de epigalocatequina do chá verde, 500 mg por dia.
- OncoPLEX, da Xymogen (sulforafano, do extrato de sementes de brócolis), 30 mg duas vezes ao dia.
- Mitopure (urolitina A), 500 mg por dia, 1 sachê ou 2 cápsulas por dia.

Prevenção e tratamento da sarcopenia
- Complexo de aminoácidos da Thorne Research, 1 dosador por dia após o treino.
- Creatina, 5 g por dia no meu shake do envelhecimento saudável.

TERAPIAS AVANÇADAS PARA LONGEVIDADE

Tenho explorado muitas terapias em desenvolvimento, me usando como cobaia. Considero-as muito úteis para melhorar a saúde e o bem-estar geral e para lidar com lesões crônicas. Tive diversos problemas de saúde e as usei para me sentir melhor. Essas terapias fazem parte do campo que se conhece como medicina regenerativa. Todas elas precisam de mais pesquisas, mas posso afirmar que em geral são seguras e eficazes. Enumero a seguir as que considero mais úteis. Os pioneiros da longevidade e exploradores talvez queiram explorá-las. O custo delas ainda é muito alto, mas com o tempo se tornarão mais acessíveis.

A seguir listo as terapias avançadas que experimentei no meu plano geral de longevidade e saúde. Lembre-se: optei por experimentá-las sabendo dos possíveis riscos e da necessidade de realizar mais pesquisas. Cada um de nós tem desejos e condições financeiras diferentes. Você pode optar por explorar todas ou nenhuma delas.

- Terapia peptídica
- Exossomos
- Células-tronco
- Infusões de células *natural killer*
- Troca plasmática terapêutica (TPT), técnica de limpeza do sangue mais palatável que a parabiose

Significado, propósito e saúde mental

- Sou abençoado por ter encontrado um trabalho significativo que me permite servir aos outros como médico, autor e apresentador do podcast *The Doctor's Farmacy*. Tenho também uma ONG, a Food Fix Campaign (foodfix.org), que vem atuando na melhora de políticas alimentares e agrícolas de modo a criar um sistema alimentar mais saudável e equitativo para todos.
- Cuido com bastante dedicação da minha saúde mental e conto com o apoio do meu coach e de amigos. Explorar tradições espirituais também tem sido útil para mim.

Comunidade e conexão

- Toda semana me reúno no Zoom com seis amigos próximos de longa data. Formamos um grupo de apoio no qual reconhecemos o que cada um de nós tem a oferecer e nos incentivamos mutuamente a crescer e progredir na vida profissional e pessoal.
- Faço questão de cultivar uma comunidade maravilhosa de amigos e colegas que me conhecem bem e me proporcionam uma profunda sensação de amor e pertencimento.

POSFÁCIO
Os perigos e as promessas do nosso tempo

Aquele foi o melhor dos tempos, foi o pior dos tempos; aquela foi a idade da sabedoria, foi a idade da insensatez, foi a época da crença, foi a época da descrença, foi a estação da Luz, a estação das Trevas, a primavera da esperança, o inverno do desespero; tínhamos tudo diante de nós, tínhamos nada diante de nós, íamos todos direto para o paraíso, íamos todos direto no sentido contrário.
– Charles Dickens, Um conto de duas cidades

Vivemos uma época marcante da história da humanidade. O que um dia foi ficção científica é hoje *fato* científico: automóveis, aviões, viagens espaciais, supercomputadores na palma da nossa mão. Da mesma forma, o que hoje parece ficção científica se tornará comum em breve. A mente humana, linear que é, tem dificuldade de compreender o que está por vir. Vimos neste livro a promessa da ciência da longevidade de reprogramar nossa biologia, levando-a de volta ao estado de juventude; são avanços que trazem em si o potencial da imortalidade, algo que buscamos desde o Santo Graal. Ao longo da maior parte da história ancestral humana, a mudança foi lenta, arrastada. Hoje, é exponencial. E com essa mudança vimos milagres, como transplantes de órgãos e a chegada do homem à Lua.

Mas também vimos a enorme destruição causada pelas consequências não intencionais de nosso progresso e nossa engenhosidade. Extinguimos 60% das espécies em decorrência de nossas atividades, criamos enormes desertos, destruímos florestas tropicais, esgotamos e envenenamos os suprimentos de água doce, poluímos o planeta e desregulamos o clima, ameaçando a sobrevivência da nossa própria espécie. Sim, estamos prestes a viver tanto quanto Matusalém, mas também estamos diante da nossa extinção em um futuro próximo.

É fácil ser pessimista em relação ao mundo hoje. A ascensão das autocracias, o declínio das democracias, as crescentes desigualdades econômicas e de condições de saúde, o acelerado aquecimento global que ameaça desestabilizar governos e populações, a polarização ideológica das sociedades, a intensificação do ódio e da discriminação, a erosão dos direitos humanos, o drástico aumento da obesidade e das doenças crônicas por toda parte, o sistema alimentar destrutivo, a usurpação do livre-arbítrio por meio da economia de persuasão digital que controla nossas escolhas, crenças e comportamentos por meio de algoritmos manipuladores – tudo isso é mais do que suficiente para tornar difícil se levantar da cama pela manhã. Porém, ao mesmo tempo que enfrentamos esses grandes e complexos problemas, estamos descobrindo como resolver nossos desafios mais audaciosos por meio da inovação, da criatividade e da genialidade da mente humana.

Não sabemos ao certo se sobreviveremos. Muitos antes de nós – de Thomas Malthus a Paul Ehrlich no livro *The Population Bomb* [A bomba populacional] – pressagiaram o fim da nossa espécie e previram um futuro em que o crescimento populacional superaria a capacidade da Terra de nos sustentar. Essas previsões não se concretizaram, porque sempre tiramos um proverbial coelho da cartola. Talvez consigamos repetir o feito desta vez, talvez não; como médico, vejo o potencial para curar o corpo e a mente, reparar sociedades e curar um planeta deteriorado.

Abraham Lincoln implorou que buscássemos o nosso melhor, superássemos os momentos da história repletos de perigos, sublimando nossos instintos e desejos mais básicos em favor de uma perspectiva mais iluminada, centrada em tirar uns aos outros das trevas. Estamos vivendo este momento agora.

O foco na longevidade e na extensão da vida por si só pode parecer uma busca narcisista dos ricos ou uma maneira de transcendermos o medo da morte. Mas para mim a promessa de cura, de aliviar o sofrimento desnecessário de bilhões de pessoas dos estragos causados pela doença, da deficiência e da fragilidade, a promessa de ajudar os seres humanos a se tornarem as melhores versões de si mesmos, curando o corpo, nossos traumas individuais e coletivos, reimaginando a sociedade e modos de ser que nos proporcionem mais alegria, criatividade, arte, música, amor, maravilha e magia no mundo, tudo isso é meu chamado maior. Libertar a humanidade de nossos instintos obscuros por meio de nossa engenhosidade, criatividade, ciência e imaginação. Repensar como viver em harmonia uns com os outros e com o planeta.

A revolução na medicina promete transformar tudo o que sabemos sobre saúde, doença e envelhecimento, relegando as condições comuns hoje, como doenças cardiovasculares, câncer, diabetes e demência, à lata de lixo da história, da mesma maneira que vencemos a varíola. Os avanços tecnológicos em breve permitirão uma abundância de energia sem combustíveis fósseis. Formas regenerativas de cultivar nossos alimentos e de viver estão surgindo a um ritmo exponencial. Bilhões de dólares são aplicados em pesquisa e filantropia na tentativa de se encontrar uma solução para os problemas que mais nos assolam. Ainda não sabemos o que vem pela frente, mas acredito que, se começarmos pela nossa própria cura, do corpo e da mente, recuperaremos o que nossa sociedade estressada e inflamatória tirou de nós, nossa natureza cooperativa, nossa capacidade de trabalhar juntos e viver em equilíbrio uns com os outros e com a Terra.

Espero que as lições aprendidas neste livro, as ferramentas capazes de aliviar o sofrimento, acabar com doenças e aumentar o tempo que cada um de nós pode viver com saúde e contribuir para nossa família e para a sociedade, criem um mundo onde a gentileza e a compaixão tenham vez. Meu objetivo pessoal, de viver até os 120 ou 180 anos, nasce não de uma busca hedonista, mas do fato de que finalmente, aos 63 anos, sinto que tenho sabedoria e capacidade de agregar muito mais valor ao mundo, à minha família e à minha comunidade, de ajudar a resolver alguns dos nossos problemas mais desafiadores. Não vejo nada mais importante a fazermos hoje.

Mark Hyman
Outubro de 2022

Agradecimentos

Um livro é uma obra coletiva, e este só foi possível graças ao trabalho heroico e incansável de pesquisadores que, ao longo de décadas, fizeram perguntas difíceis e exploraram o mistério e o potencial da vida humana. É a eles que dirijo minha maior gratidão e meus mais sinceros agradecimentos. Meu trabalho é basicamente o de tradutor e médico, traduzindo a ciência contida nos periódicos, o trabalho realizado em laboratórios obscuros e os insights obtidos nas minhas décadas de dedicação a pacientes em recomendações e ferramentas simples e práticas, destinadas a melhorar a parte que nos cabe como seres humanos. Para mim, é uma honra realizar esse trabalho.

Aprendi com muitas pessoas, entre elas gigantes da área da longevidade, especialmente meus amigos David Sinclair e Valter Longo. Dan Buettner tem sido um grande amigo e fonte de inspiração na divulgação dos segredos das Zonas Azuis ao mundo. Foi ele quem me ajudou a planejar minhas viagens à Sardenha e a Icária, me colocou em contato com Eleonora Catta e Paola Demurtas, que, com sua agência de viagens, me guiaram em uma jornada às profundezas da Zona Azul da Sardenha. E a Eleni Mazari, de Icária, que me apresentou ao estilo de vida de antigamente. Sou grato pela amizade e o apoio de Tony Robbins e Peter Diamandis, que escreveram *A energia da vida*. Eles têm uma visão de um futuro repleto de abundância que me mantém inspirado, e me convidaram a ajudá-los a criar esse futuro.

Como sempre, pude contar com o apoio de uma equipe extraordinária: Dhru Purohit, meu sócio e CEO de todos os negócios Hyman, que leva seu coração, integridade e genialidade a tudo e a todos. Kaya Purohit, responsável pelo conteúdo, que transforma meus insights e projetos malucos em ideias e ferramentas digeríveis e aplicáveis, ajudando milhões de pessoas. Meus agradecimentos especiais a Darci Gross, que me ajudou a refinar os originais, tornando o livro acessível e de fácil compreensão. Farrell Feighan, Lauren Feighan, Alex Gallegos, Ben Tseitlin, Harshal Purohit-Patel, Ailsa Cowell, Gerry Doherty, Patrick Edwards, Melanie Haraldson, Kay Lemus, Courtney McNary, Ayelet Menashe, Jennifer Sanders, Susan Verity, Linda Cardillo, Harrison King, Taylor Groff, Hannah Ordos, Amber Cox, Carol Syversen, Dianna Towns, Loren Gould, Mara Floyd e Mary Workman integram a melhor equipe do mundo.

Grande parte da minha vida seria impossível sem Meredith Jones. É ela quem torna tudo mais fácil para mim, me ajuda a saber o que fazer e quando fazer, me liberando das preocupações para que eu possa cumprir a missão que me cabe. Muito obrigado!

Gostaria de agradecer aos meus pacientes, que, ao longo dos últimos 30 anos, tanto me ensinaram sobre o verdadeiro significado de ser médico e sobre como o corpo humano realmente funciona. Muito obrigado. Minhas equipes no UltraWellness Center e no Centro de Medicina Funcional da Cleveland Clinic seguram a onda enquanto eu continuo aprendendo e explorando o futuro da ciência e da medicina. Sem o Dr. Jeffrey Bland, mentor e amigo, herói desconhecido e o maior visionário da medicina do século XXI, eu não estaria vivo e certamente não teria o conhecimento e as habilidades para me curar e curar muitas outras pessoas.

Meu agente literário de longa data, Richard Pine, e minha editora, Tracy Behar, na Little, Brown Spark, me apoiaram e acolheram minhas ideias malucas nos últimos 20 anos. Se não fossem vocês e sua confiança em mim, nada do que consegui mostrar ao mundo teria se tornado realidade. E, como sempre, Andrea Vinley Converse me ajudou a transformar os originais em algo acessível a todos e enfrentou minha resistência a cortar palavras (que precisavam mesmo ser cortadas).

Minha comunidade de amigos e familiares, que me mantiveram centrado e cercado de amor e apoio, eu não conseguiria viver sem vocês. Minha filha, Rachel, cursando a faculdade de Medicina, e meu filho, Misha, chef de cozinha, junto com meu sobrinho, Ben, e minha sobrinha, Sarah, vocês são a razão pela qual insisto em me curar e levar a cura ao mundo.

A Brianna Welsh, minha parceira e amor da minha vida, que me inspira com sua visão de um mundo melhor e me ajuda a estar presente para o que realmente importa. Obrigado por renovar minha vida.

Glossário

Aminoácidos: Os tijolos com que o corpo constrói as proteínas. Os 20 aminoácidos essenciais necessários ao organismo para construir músculos são encontrados nos alimentos, principalmente em proteína animal.

AMP: Adenosina monofosfato. O ATP compartilha sua energia doando uma ou duas de suas moléculas de fosfato às células produtoras de combustível, transformando-se assim em adenosina di- ou monofosfato (ADP ou AMP).

AMPK: Proteína quinase ativada por AMP, sistema de detecção de nutrientes que identifica quedas de energia e que se ativa ou desativa dependendo da quantidade de energia necessária ao corpo. É um interruptor importantíssimo para a longevidade.

ATP: Adenosina trifosfato, o combustível usado pelas células para executar suas funções. O corpo cria ATP a partir da queima de calorias e oxigênio.

Autofagia: Processo de reciclagem e renovação celular, fundamental para a extensão da vida (e da saúde). Consiste em quebrar proteínas e moléculas antigas, decompondo-as em seus tijolinhos básicos, o que permite gerar novas proteínas e novas partes.

Célula: A menor unidade estrutural da vida. As células desempenham todas as funções fundamentais de que nosso corpo precisa para viver.

Células senescentes (células-zumbis): Células que pararam de se dividir, mas começam a liberar moléculas inflamatórias em vez de morrer. Resultam de encurtamento dos telômeros, danos ao DNA e alterações epigenéticas.

Células-tronco: Células com potencial para se transformar em uma célula especializada, dividir-se em mais células-tronco ou levar compostos de cura e reparo a células e tecidos danificados. A maioria das células do corpo já tem papéis específicos, não podendo se transformar em outros tipos.

Citocinas: Mensageiros do sistema imune, ou moléculas imunológicas.

CRISPR: Ferramenta de edição genética conhecida formalmente em inglês como *clustered regularly interspaced short palindromic repeats* (repetições palindrômicas curtas agrupadas e regularmente interespaçadas).

Cromossomos: Estruturas que contêm o DNA, sustentadas por proteínas. Existem 46 cromossomos no núcleo das células humanas, 23 herdados da mãe e 23 do pai.

Disbiose: Crescimento excessivo de bactérias inflamatórias e depleção de bactérias anti-inflamatórias, gerando aumento da permeabilidade intestinal.

DNA: Ácido desoxirribonucleico, molécula que codifica as informações para que as células funcionem e se repliquem.

Enzimas: Proteínas compostas por cadeias de aminoácidos que catalisam todas as reações químicas do corpo.

Epigenética: Termo que significa "acima da genética". É o estudo de como os comportamentos e o ambiente levam à produção de marcadores nos genes das pessoas, determinando quais deles são ativados ou desativados.

Epigenoma: Soma de todas as etiquetas que modificam a expressão e função do genoma. Regula quais genes são ativados ou desativados. Pense no epigenoma como as teclas pressionadas no teclado do computador, ou as teclas de um piano, que determinam quais instruções você dá ao computador ou qual música você toca no piano.

Exossomos: Pacotinhos de fatores cicatrizantes, anti-inflamatórios, de reparo e crescimento encontrados dentro das células-tronco e de todas as células vivas.

Expossoma: Conjunto de todas as exposições (alimentação, estilo de vida, toxinas, estresse, etc.) que influenciam a expressão gênica (principalmente através da epigenética) e determinam 90% das doenças e do envelhecimento.

Fotobiomodulação: Uso da terapia de luzes vermelha e infravermelha com comprimento de onda mais longo para melhorar a visão, a capacidade cognitiva, a mobilidade e o envelhecimento da pele.

Gene: Sequência específica de DNA que codifica uma proteína específica.

Genoma: Todo o nosso esquema genético ou DNA.

Hormese: Estresse benéfico; nível baixo de adversidade biológica que estimula os mecanismos de reparo no corpo e melhora a saúde e sobrevivência das células.

Imunoma: Conjunto de genes e proteínas que formam o sistema imune.

***Inflammaging*:** Inflamação crônica sistêmica que provoca o surgimento de doenças relacionadas à idade.

Medicina regenerativa: Terapias emergentes para melhorar a função do sistema musculoesquelético, aliviar a dor sem medicação e regenerar a saúde e promover a longevidade com células-tronco, exossomos, peptídeos, ozônio, células NK e plasmaférese.

Metabólito: Produto intermediário ou final do metabolismo que tem várias funções, entre elas servir como combustível, estrutura, sinalização e efeitos estimulatórios e inibitórios sobre enzimas.

Metaboloma: Conjunto completo de produtos químicos do organismo. Muitas moléculas do metaboloma provêm do microbioma.

Metilação: Processo de adição ou remoção de grupos metil (CH_3) que regula a produção de energia, a expressão genética, os neurotransmissores, a desintoxicação e muito mais. É controlada por muitas enzimas dependentes das vitaminas B_{12}, B_6 e folato.

Microbioma: Ecossistema de trilhões de bactérias que vivem no trato digestivo e na pele e estão intimamente ligados a todos os aspectos de nossa saúde.

Mitocôndrias: Organelas onde a energia (ATP, AMP) é produzida nas células. Combinam calorias dos alimentos com oxigênio e as transformam na energia necessária para a realização de todas as funções corporais.

MTOR: Proteína-alvo da rapamicina em mamíferos. Atua na produção de novas proteínas (incluindo a construção de músculos durante o exercício) e reciclagem de proteínas velhas por meio da autofagia. O gene mTOR fornece instruções para a produção da proteína mTOR, que é encontrada em vários tipos de células, entre elas os neurônios. A mTOR regula a produção de proteínas, o que influencia o crescimento, a divisão e a sobrevivência das células. É especialmente importante para o crescimento e o desenvolvimento do cérebro.

NAD+: Nicotinamida adenina dinucleotídeo, produto químico usado em mais de 500 reações químicas no corpo, entre elas a produção de energia e a regulagem da atividade da sirtuína. Uma alimentação saudável e a prática de exercícios elevam os níveis de NAD+.

Plasmaférese: Troca plasmática para fins terapêuticos, uma maneira de limpar o sangue. O processo envolve separar os glóbulos brancos e vermelhos e as plaquetas do plasma e substituir o plasma por outra forma de proteína, como a albumina. É usada no tratamento de doenças autoimunes e está sendo explorada como estratégia em prol da longevidade.

Proteína: Cadeia de aminoácidos dobrada em uma estrutura tridimensional. Cada proteína desempenha um papel específico para ajudar as células a crescerem, se dividirem e funcionarem bem. Todos os seres vivos são compostos de proteínas, além de carboidratos, lipídios (gorduras) e ácidos nucleicos.

Proteínas de choque térmico (HSPs): Proteínas de cura que ajudam ou reciclam proteínas danificadas e ativam sistemas antioxidantes e de reparo.

Proteoma: Todo o conjunto de proteínas que é ou pode ser expresso por uma célula, tecido ou organismo.

Quelação: Uso de um agente quelante para eliminar metais pesados das células e tecidos para que possam ser excretados na urina ou nas fezes.

Rapamicina: Composto com funções imunomoduladoras em humanos que pode prolongar o tempo de vida e melhorar a saúde, inibindo a mTOR.

Senolíticos: Compostos naturais e farmacêuticos capazes de eliminar células-zumbis, deter a progressão da inflamação e permitir o reparo, o rejuvenescimento e a remodelação de tecidos.

Sirtuínas: Família de proteínas sinalizadoras que regulam o envelhecimento e a transcrição de genes (produção de novas proteínas), diminuem a inflamação e o estresse oxidativo e melhoram o metabolismo e a produção de energia celular. São peças-chave na saúde e no funcionamento das mitocôndrias, que constituem o motor central do nosso metabolismo.

Substâncias fitoquímicas (fitonutrientes): Moléculas medicinais benéficas encontradas em plantas.

Telômeros: Extremidades que atuam como "capas" protetoras dos cromossomos; encurtam à medida que envelhecemos. Se encurtarem muito, as células param de se dividir (criar novas células) e podem se transformar em células-zumbis.

Transcriptoma: Gama completa de moléculas de RNA mensageiro (mRNA) expressas por um organismo. Mecanismo por meio do qual nossos genes são "transcritos", ou lidos, pelo RNA. Após a transcrição ocorre a tradução, que usa o RNA mensageiro para formar proteínas.

Vias: Sequências de eventos biológicos que levam a um resultado ou produto final. Pode ser, por exemplo, uma sequência de reações químicas. Têm caráter direcional, isto é, todos os eventos de uma via contribuem para um mesmo resultado ou produto.

Recursos

Sites do Dr. Mark Hyman
drhyman.com
functionhealth.com
gutfood.com
youngforeverbook.com/resources
store.drhyman.com (programas e suplementos)

The UltraWellness Center
55 Pittsfield Road, Suite 9
Lenox Commons, Lenox, MA 01240
Para agendar uma consulta virtual ou presencial na minha clínica, visite: ultrawellnesscenter.com.

Centro de Medicina Funcional da Cleveland Clinic
9500 Euclid Avenue/Q-2
Cleveland, OH 44195
Para agendar uma consulta virtual ou presencial na minha clínica, visite my.clevelandclinic.org/departments/functional-medicine.

Medicina funcional
Encontre um profissional de medicina funcional para orientá-lo na avaliação, no diagnóstico e no tratamento de seus desequilíbrios em www.abmfuncionalintegrativa.com.br.

Alimentação

Periodic Table of Food (foodperiodictable.org): tabela periódica das dezenas de milhares de moléculas medicinais potencialmente benéficas chamadas substâncias fitoquímicas, encontradas no reino vegetal.

Gut Food (gutfood.com): um multivitamínico para suporte diário à função intestinal.

Environmental Working Group (ewg.org): fonte de informação sobre os níveis tóxicos de pesticidas nos hortifrutigranjeiros e de toxinas nos produtos de higiene pessoal.

Clean Fish (cleanfish.com): ótima fonte para encontrar peixes que são pescados ou criados de forma sustentável.

A2 Milk (a2milk.com): as melhores fontes de um tipo de leite que possui caseína A2, mais bem tolerada que a caseína A1, encontrada em vacas criadas industrialmente.

Butcher Box (butcherbox.com): carne alimentada no pasto a preço acessível e peixe seguro para consumo.

Vital Choice (vitalchoice.com): excelente fonte de peixes silvestres congelados e armazenados de forma sustentável e com baixos níveis de toxinas.

Thrive Market (thrivemarket.com): mercado on-line; ótima fonte de alimentos saudáveis e produtos de higiene pessoal e limpeza doméstica disponíveis com 25% a 50% de desconto em preços típicos do varejo.

Grass Roots Meat and Poultry (grassrootscoop.com): carne alimentada no pasto e aves criadas soltas.

Big Bold Health (bigboldhealth.com): ótima fonte de farinha de trigo-sarraceno do Himalaia e de suplementos importantes, como HTB Rejuvenate e Dutch Harbor Omega.

Terapias horméticas

Terapia a frio
Tanque/banheira para imersão em água gelada Renu Therapy (renutherapy.com).
The Plunge (thecoldplunge.com).

Saunas
Saunas Sunlighten (sunlighten.com).
Manta térmica Higher Dose (higherdose.com).

Terapia com luz infravermelha e luz vermelha
Joovv (joovv.com).

Medicina regenerativa

BioReset Medical (bioresetmedical.com): o Dr. Matt Cook montou centros de medicina regenerativa que tratam uma ampla gama de problemas ortopédicos, dor crônica e doenças crônicas.

Hudson Medical and Wellness (hudsonmedical.com): o Dr. Jonathan Kuo e sua equipe também montaram centros de medicina regenerativa que tratam uma ampla gama de problemas ortopédicos, dor crônica e doenças crônicas.

Hyperice (hyperice.com): ferramentas de massagem restauradora, incluindo compressão pneumática dos membros inferiores para aumentar o fluxo linfático.

Sono

Lâmpadas inteligentes (bestreviews.com/home/light-bulbs/best-smart-light-bulb).
Óculos bloqueadores de luz azul (truedark.com ou boncharge.com).

Condicionamento físico

TB12 Sports (tb12sports.com): programa de treino e flexibilidade do ex-jogador da NFL Tom Brady.

Suplementos

Para ver uma lista completa de suplementos de longevidade e marcas que recomendo, visite youngforeverbook.com/resources.
Eletrólitos Lyte Show (lyteline.com).
Urolitina A, da Mitopure (mitopure.com).
Gut Food (gutfood.com).

Trauma, estresse e relacionamentos

Handel Group (handelgroup.com): coaching pessoal. Eles também oferecem um programa autoguiado chamado Inner.U.

Dynamic Neural Retraining System (retrainingthebrain.com): o Dynamic Neural Retraining System ajuda a regular as respostas ao estresse envolvidas em muitas doenças crônicas, como covid longa, síndrome da fadiga crônica, sensibilidade múltipla a produtos químicos, fibromialgia, doença de Lyme crônica, sensibilidades alimentares, ansiedade, dor crônica, síndrome da taquicardia postural ortostática e outras.

Stella (stellacenter.com): bloqueios do gânglio estrelado (BGEs) para tratar a dor gerada pela resposta simpática ou de estresse no sistema nervoso, como estresse, ansiedade, TEPT e depressão.

MAPS (Multidisciplinary Association for Psychedelic Studies; maps.org): saindo na frente em pesquisas de drogas psicodélicas para uso em saúde mental.

Métricas autoquantificadoras

Oura Ring (ouraring.com).
Whoop (whoop.com).
Fitbit (fitbit.com).
Smartwatches Garmin (garmin.com).
Apple Watch (apple.com).
Eight Sleep (eightsleep.com).
Levels Health para monitoramento contínuo da glicose (inscreva-se em levelshealth.com/hyman).

Exames

Function Health (functionhealth.com): empresa que oferece uma maneira simples de ter acesso a um conjunto completo de mais de 100 exames laboratoriais a um custo baixo, que dá direito à realização de exames periódicos a cada 6 a 12 meses para medir o progresso do paciente. Entre os outros exames disponíveis estão metilação do DNA e telômeros da True Diagnostic, iAge, teste Galleri para rastreamento de câncer e muito mais. Use o código promocional YOUNG FOREVER.

Fountain Life (fountainlife.com): empresa que oferece exames de ressonância magnética de corpo inteiro, exames cardíacos Cleerly e outros diagnósticos avançados e medicina funcional e regenerativa.

Prenovo (prenovo.com): empresa que oferece exames de ressonância magnética de corpo inteiro.

Laboratórios de diagnóstico em medicina funcional

Genova Labs (gdx.net).
Cyrex (cyrexlabs.com).
Doctor's Data (doctorsdata.com).
Nordic Labs para testes de DNA (nordiclabs.com).
Infectolab Americas (infectolab-americas.com).
Quicksilver Scientific (quicksilverscientific.com).
MyMycoLab (mymycolab.com).
3X4 Genetics (3X4genetics.com).

Notas

INTRODUÇÃO

1. Healthy Aging Team. "The Top 10 Most Common Chronic Conditions in Older Adults". National Council on Aging. 23 de abril de 2021. www.ncoa.org/article/the-top-10-most-common-chronic-conditions-in-older-adults.
2. ICD-11 for Mortality and Morbidity Statistics. "XT9T Ageing-Related". https://icd.who.int/browse11/l-m/en, versão 02/2022.
3. Steele, A. *Ageless: The New Science of Getting Older without Getting Old*. Nova York: Anchor, 2021.
4. Goldman, D. "The Economic Promise of Delayed Aging". *Cold Spring Harb Perspect Med*. 2015; 6(2):a025072.

1. EM BUSCA DA FONTE DA JUVENTUDE: A IMORTALIDADE É POSSÍVEL?

1. Fries, J.F. "Aging, Natural Death, and the Compression of Morbidity". *N Engl J Med*. 17 de julho de 1980; 303(3):130-35.
2. Hubert, H.B.; Bloch, D.A.; Oehlert, J.W.; Fries, J.F. "Lifestyle Habits and Compression of Morbidity". *J Gerontol A Biol Sci Med Sci*. Junho de 2002; 57(6):M347-51.
3. Knoops, K.T. et al. "Mediterranean Diet, Lifestyle Factors, and 10-Year Mortality in Elderly European Men and Women: The HALE Project". *JAMA*. 22 de setembro de 2004; 292(12):1433-39.
4. Scott, A.J.; Ellison, M.; Sinclair, D.A. "The Economic Value of Targeting Aging". *Nat Aging*. 2021; 1:616-23.
5. "Health and Economic Costs of Chronic Diseases". National Center for Chronic Disease Prevention and Health Promotion, Centers for Disease Control and Prevention. Última revisão em 10 de agosto de 2022. www.cdc.gov/chronicdisease/about/costs/index.htm.
6. Araújo, J.; Cai, J.; Stevens, J. "Prevalence of Optimal Metabolic Health in American Adults: National Health and Nutrition Examination Survey 2009-2016". *Metab Syndr Relat Disord*. Fevereiro de 2019; 17(1):46-52.
7. O'Hearn, M.; Lauren, B.N.; Wong, J.B.; Kim, D.D.; Mozaffarian, D. "Trends and Disparities in Cardiometabolic Health among U.S. Adults, 1999-2018". *Coll Cardiol*. 12 de julho de 2022; 80(2):138-51.
8. O'Hearn, M.; Liu, J.; Cudhea, F.; Micha, R.; Mozaffarian, D. "Coronavirus Disease 2019 Hospitalizations Attributable to Cardiometabolic Conditions in the United States: A Comparative Risk Assessment Analysis". *J Am Heart Assoc*. Fevereiro de 2021; 10(5):e019259.
9. Zolman, O.N. "Longevity Escape Velocity Medicine: A New Medical Specialty for Longevity?". *Rejuvenation Res*. Fevereiro de 2018; 21(1):1-2.
10. Davidsohn, N. et al. "A Single Combination Gene Therapy Treats Multiple Age-Related Diseases". *Proc Natl Acad Sci U S A*. 19 de novembro de 2019; 116(47):23505-11; Lu, Y. et al. "Reprogramming to Recover Youthful Epigenetic Information and Restore Vision". *Nature*. Dezembro de 2020; 588(7836):124-29; Jaijyan, D.K. et al. "New Intranasal

and Injectable Gene Therapy for Healthy Life Extension". *Proc Natl Acad Sci U S A*. 17 de maio de 2022; 119(20):e2121499119.
11. Takahashi, K.; Yamanaka, S. "Induction of Pluripotent Stem Cells from Mouse Embryonic and Adult Fibroblast Cultures by Defined Factors". *Cell*. 26 de agosto de 2006; 126(4):663-76.

2. AS RAÍZES DO ENVELHECIMENTO

1. "Percent of U.S. Adults 55 and over with Chronic Conditions". National Center for Health Statistics, Centers for Disease Control and Prevention. 6 de novembro de 2015. Acessado em 28 de julho de 2022. www.cdc.gov/nchs/health_policy/adult_chronic_conditions.htm.
2. Brasil, Ministério da Saúde. "Estudo Longitudinal da Saúde dos Idosos Brasileiros". 2015-2016. Acessado em 17 de novembro de 2023. http://elsi.cpqrr.fiocruz.br.
3. Wiertsema, S.P.; Van Bergenhenegouwen, J.; Garssen, J.; Knippels, L.M. "The Interplay between the Gut Microbiome and the Immune System in the Context of Infectious Diseases throughout Life and the Role of Nutrition in Optimizing Treatment Strategies". *Nutrients*. 2021; 13(3):886. doi:10.3390/nu13030886.

3. IDADE BIOLÓGICA E IDADE CRONOLÓGICA

1. Horvath, S.; Raj, K. "DNA Methylation-Based Biomarkers and the Epigenetic Clock Theory of Ageing". *Nat Rev Genet*. Junho de 2018; 19(6):371-84.
2. Fitzgerald, K.N.; Hodges, R.; Hanes, D. et al. "Potential Reversal of Epigenetic Age Using a Diet and Lifestyle Intervention: A Pilot Randomized Clinical Trial". *Aging (Albany NY)*. 12 de abril de 2021; 13(7):9419-32.
3. Moore, S. et al. "Epigenetic Correlates of Neonatal Contact in Humans". *Dev Psychopathol*. 2017; 29(5):1517-38.
4. Fujisawa, T.X.; Nishitani, S.; Takiguchi, S.; Shimada, K.; Smith, A.K.; Tomoda, A. "Oxytocin Receptor DNA Methylation and Alterations of Brain Volumes in Maltreated Children". *Neuropsychopharmacol*. Novembro de 2019; 44(12):2045-53.
5. Bernal, A.J; Jirtle, R.L. "Epigenomic Disruption: The Effects of Early Developmental Exposures". *Birth Defects Res A Clin Mol Teratol*. 2010; 88(10):938-44.
6. Waterland, R.; Jirtle, R. "Transposable Elements: Targets for Early Nutritional Effects on Epigenetic Gene Regulation". *Mol Cell Biol*. 2003; 23(15):5293-300; Dolinoy, D.C.; Wiedman, J.; Waterland, R.; Jirtle, R.L. "Maternal Genistein Alters Coat Color and Protects Avy Mouse Offspring from Obesity by Modifying the Fetal Epigenome". *Environ Health Perspect*. 2006; 114(4):567-72.
7. Rappaport, S.M. "Implications of the Exposome for Exposure Science". *J Expo Sci Environ Epidemiol*. Janeiro-fevereiro de 2011; 21(1):5-9.
8. Youssef, N.A.; Lockwood, L.; Su, S.; Hao, G.; Rutten, B.P.F. "The Effects of Trauma, with or without PTSD, on the Transgenerational DNA Methylation Alterations in Human Offsprings". *Brain Sci*. 2018; 8:83.
9. Van Cauwenbergh, O.; Di Serafino, A.; Tytgat, J.; Soubry, A. "Transgenerational Epigenetic Effects from Male Exposure to Endocrine-Disrupting Compounds: A Systematic Review on Research in Mammals". *Clin Epigenetics*. 12 de maio de 2020; 12(1):65.
10. Fahy, G.M.; Brooke, R.T.; Watson, J.P. et al. "Reversal of Epigenetic Aging and Immunosenescent Trends in Humans". *Aging Cell*. Dezembro de 2019; 18(6).

11 Chen, L.; Dong, Y.; Bhagatwala, J.; Raed, A.; Huang, Y.; Zhu, H. "Effects of Vitamin D3 Supplementation on Epigenetic Aging in Overweight and Obese African Americans with Suboptimal Vitamin D Status: A Randomized Clinical Trial". *J Gerontol A Biol Sci Med Sci.* 2019; 74(1):91-98.

12 Berendsen, A.A.M.; Van de Rest, O.; Feskens, E.J.M. et al. "Changes in Dietary Intake and Adherence to the NO-AGE Diet Following a One-Year Dietary Intervention among European Older Adults – Results of the NO-AGE Randomized Trial". *Nutrients.* 4 de dezembro de 2018; 10(12):1905.

13 Fitzgerald, K.N.; Hodges, R.; Hanes, D. et al. "Potential Reversal of Epigenetic Age Using a Diet and Lifestyle Intervention: A Pilot Randomized Clinical Trial". *Aging* (Albany, NY). 12 de abril de 2021; 13(7):9419-32.

4. OS 10 MARCADORES DO ENVELHECIMENTO

1 Konner, M.; Eaton, S.B. "Paleolithic Nutrition: Twenty-Five Years Later". *Nutr Clin Pract.* Dezembro de 2010; 25(6):594-602; Carrera-Bastos, P.; Fontes-Villalba, M.; O'Keefe, J.H.; Lindeberg, S.; Cordain, L. "The Western Diet and Lifestyle and Diseases of Civilization". *Res Rep Clin Cardiol.* 2011; 2:15-35.

2 "Pesquisa de Orçamentos Familiares" (POF) 2017-2018, Instituto Brasileiro de Geografia e Estatística – IBGE. Acessado em 17 de novembro de 2023. www.ibge.gov.br/estatisticas/sociais/saude/24786-pesquisa-de-orcamentos-familiares-2.html?=&t=sobre.

3 Zou, Z.; Tao, T.; Li, H.; Zhu, X. "mTOR Signaling Pathway and mTOR Inhibitors in Cancer: Progress and Challenges". *Cell Biosci.* 10 de março de 2020; 10:31.

4 Salminen, A.; Kaarniranta, K. "AMP-Activated Protein Kinase (AMPK) Controls the Aging Process via an Integrated Signaling Network". *Ageing Res Rev.* 11 de abril de 2012; 11(2):230-41.

5 Kulkarni, A.S.; Gubbi, S.; Barzilai, N. "Benefits of Metformin in Attenuating the Hallmarks of Aging". *Cell Metab.* 7 de julho de 2020; 32(1):15-30.

6 Diabetes Prevention Program (DPP) Research Group. "The Diabetes Prevention Program (DPP): Description of Lifestyle Intervention". *Diabetes Care.* 2002; 25(12):2165-71.

7 Ludwig, D.S. et al. "The Carbohydrate-Insulin Model: A Physiological Perspective on the Obesity Pandemic". *Am J Clin Nutr.* 13 de setembro de 2021; 114(6):1873-85.

8 McKenzie, A.L. et al. "Type 2 Diabetes Prevention Focused on Normalization of Glycemia: A Two-Year Pilot Study". *Nutrients.* 2021; 13(3):749.

9 McKenzie, A.L. et al. "Type 2 Diabetes Prevention Focused on Normalization of Glycemia: A Two-Year Pilot Study". *Nutrients.* 2021; 13(3):749.

10 Chung, M.Y.; Choi, H.K.; Hwang, J.T. "AMPK Activity: A Primary Target for Diabetes Prevention with Therapeutic Phytochemicals". *Nutrients.* 12 de novembro de 2021; 13(11):4050.

11 Imai, S.; Guarente, L. "NAD+ and Sirtuins in Aging and Disease". *Trends Cell Biol.* 2014; 24(8):464-71.

12 Grabowska, W.; Sikora, E.; Bielak-Zmijewska, A. "Sirtuins, a Promising Target in Slowing Down the Ageing Process". *Biogerontology.* 2017; 18(4):447-76.

13 Chen, C.; Zhou, M.; Ge, Y.; Wang, X. "SIRT1 and Aging Related Signaling Pathways". *Mech Ageing Dev.* Abril de 2020; 187:111215.

14 Lennerz, B.; Lennerz, J.K. "Food Addiction, High-Glycemic-Index Carbohydrates, and Obesity". *Clin Chem.* Janeiro de 2018; 64(1):64-71.
15 The Periodic Table of Food Initiative, foodperiodictable.org.
16 Watroba, M.; Dudek, I.; Skoda, M.; Stangret, A.; Rzodkiewicz, P.; Szukiewicz, D. "Sirtuins, Epigenetics and Longevity". *Ageing Res Rev.* Novembro de 2017; 40:11-19.
17 Bertoldo, M.J.; Listijono, D.R.; Ho, W.J. et al. "NAD+ Repletion Rescues Female Fertility during Reproductive Aging". *Cell Rep.* 11 de fevereiro de 2020; 30(6):1670-81.e7.
18 Yoshino, J.; Baur, J.A.; Imai, S.I. "NAD+ Intermediates: The Biology and Therapeutic Potential of NMN and NR". *Cell Metab.* 6 de março de 2018; 27(3):513-28.
19 Zhu, Y.; Tchkonia, T.; Pirtskhalava, T. et al. "The Achilles' Heel of Senescent Cells: From Transcriptome to Senolytic Drugs". *Aging Cell.* 2015; 14(4):644-58.
20 Brasil, Ministério da Saúde. "Vigitel Brasil 2006-2021", 2022. Acessado em 21 de novembro de 2023. http://bit.ly/3G9ZgTr.
21 Araújo, J.; Cai, J.; Stevens, J. "Prevalence of Optimal Metabolic Health in American Adults: National Health and Nutrition Examination Survey 2009-2016". *Metab Syndr Relat Disord.* Fevereiro de 2019; 17(1):46-52.
22 Burkitt, D.P. "Are Our Commonest Diseases Preventable?" *Prev Med.* 1977; 6:556-59.
23 Quagliani, D.; Felt-Gunderson, P. "Closing America's Fiber Intake Gap: Communication Strategies from a Food and Fiber Summit". *Am J Lifestyle Med.* 2016; 11(1):80-85.
24 Coffin, C.S.; Shaffer, E.A. "The Hot Air and Cold Facts of Dietary Fibre". *Can J Gastroenterol.* 2006; 20(4):255-56.
25 Mowat, AM. "Historical Perspective: Metchnikoff and the Intestinal Microbiome". *J Leukoc Biol.* Março de 2021; 109(3):513-17.
26 Wikoff, W.R.; Anfora, A.T.; Liu, J. et al. "Metabolomics Analysis Reveals Large Effects of Gut Microflora on Mammalian Blood Metabolites". *Proc Natl Acad Sci U S A.* 10 de março de 2009; 106(10):3698-703.
27 Wiciński, M.; Sawicka, E.; Gębalski, J.; Kubiak, K.; Malinowski, B. "Human Milk Oligosaccharides: Health Benefits, Potential Applications in Infant Formulas, and Pharmacology". *Nutrients.* 2020; 12(1):266.
28 Duranti, S.; Lugli, G.A.; Mancabelli, L. et al. "Prevalence of Antibiotic Resistance Genes among Human Gut-Derived Bifidobacteria". *Appl Environ Microbiol.* 2017; 83:e02894-16.
29 Coman, V.; Vodnar, D.C. "Gut Microbiota and Old Age: Modulating Factors and Interventions for Healthy Longevity". *Exp Gerontol.* 14 de novembro de 2020; 141:111095.
30 Fulop, T.; Larbi, A.; Pawelec, G. et al. "Immunology of Aging: The Birth of Inflammaging". *Clin Rev Allergy Immunol.* Abril de 2023; 64(2):109-22.
31 "84,000 Chemicals on the Market, Only 1% Have Been Tested for Safety". EcoWatch. 6 de julho de 2015. https://bitly.ws/33ah3.

5. NEM TANTO AO CÉU, NEM TANTO À TERRA: A IMPORTÂNCIA DO EQUILÍBRIO

1 Cordain, L. et al. "Plant-Animal Subsistence Ratios and Macronutrient Energy Estimations in Worldwide Hunter-Gatherer Diets". *Am J Clin Nutr.* 2000; 71:682-92.
2 Galland, L. "Diet and Inflammation". *Nutr Clin Pract.* Dezembro de 2010; 25(6):634-40.
3 Malesza, I.J.; Malesza, M.; Walkowiak, J. et al. "High-Fat, Western-Style Diet, Systemic Inflammation, and Gut Microbiota: A Narrative Review". *Cells.* 14 de novembro de 2021; 10(11):3164.

4 GBD 2017 Diet Collaborators. "Health Effects of Dietary Risks in 195 Countries, 1990-2017: A Systematic Analysis for the Global Burden of Disease Study 2017". *Lancet.* 2019; 393:1958-72.
5 "Noncommunicable Diseases". Organização Mundial da Saúde. 13 de abril de 2021. www.who.int/news-room/fact-sheets/detail/noncommunicable-diseases.
6 Taubes, G. *The Case Against Sugar.* Nova York: Knopf, 2016.
7 Schnabel, L. et al. "Association between Ultraprocessed Food Consumption and Risk of Mortality among Middle-Aged Adults in France". *JAMA Intern Med.* 2019; 179:490-98.
8 Martínez Steele, E. et al. "Ultra-Processed Foods and Added Sugars in the US Diet: Evidence from a Nationally Representative Cross-Sectional Study". *BMJ Open.* 2016; 6:e009892.
9 "Only 1 in 10 Adults Get Enough Fruits or Vegetables". Division of Nutrition, Physical Activity, and Obesity, Centers for Disease Control and Prevention. Última revisão em 16 de fevereiro de 2021. www.cdc.gov/nccdphp/dnpao/division-information/media-tools/adults-fruits-vegetables.html
10 Franceschi, C.; Garagnani, P.; Vitale, G.; Capri, M.; Salvioli, S. "Inflammaging and 'Garb-aging'". *Trends Endocrinol Metab.* 2017; 28:199-212.
11 Serhan, C.N.; Levy, B.D. "Resolvins in Inflammation: Emergence of the Pro-Resolving Superfamily of Mediators". *J Clin Invest.* 2018; 128:2657-69.
12 Muller, D.N.; Wilck, N.; Haase, S.; Kleinewietfeld, M.; Linker, R.A. "Sodium in the Microenvironment Regulates Immune Responses and Tissue Homeostasis". *Nat Rev Immunol.* 2019; 19:243-54.
13 Slavich, G.M.; Cole, S.W. "The Emerging Field of Human Social Genomics". *Clin Psychol Sci.* 2013; 1:331-48.
14 De la Iglesia, H.O. et al. "Ancestral Sleep". *Curr Biol.* 2016; 26:R271-72.
15 Raichlen, D.A. et al. "Physical Activity Patterns and Biomarkers of Cardiovascular Disease Risk in Hunter-Gatherers". *Am J Hum Biol.* 2017; 29:e22919.
16 Blackwell, D.L.; Clarke, T.C. "State Variation in Meeting the 2008 Federal Guidelines for Both Aerobic and Muscle-Strengthening Activities through Leisure-Time Physical Activity among Adults Aged 18-64: United States, 2010-2015". *Natl Health Stat Report.* Junho de 2018; 112:1-22.
17 Ludwig, D.S.; Ebbeling, C.B. "The Carbohydrate-Insulin Model of Obesity: Beyond 'Calories In, Calories Out'". *JAMA Intern Med.* 2018; 178(8):1098-103.
18 Garatachea, N.; Pareja-Galeano, H.; Sanchis-Gomar, F. et al. "Exercise Attenuates the Major Hallmarks of Aging". *Rejuvenation Res.* 2015; 18(1):57-89.
19 Santos-Lozano, A. et al. "Physical Activity and Alzheimer Disease: A Protective Association". *Mayo Clin Proc.* 2016; 91:999-1020.
20 Hollar, D.W. "Biomarkers of Chondriome Topology and Function: Implications for the Extension of Healthy Aging". *Biogerontology.* Abril de 2017; 18(2):201-15.
21 Ding, D.; Van Buskirk, J.; Nguyen, B. et al. "Physical Activity, Diet Quality and All-Cause Cardiovascular Disease and Cancer Mortality: A Prospective Study of 346 627 UK Biobank Participants". *Br J Sports Med.* 10 de julho de 2022:bjsports-2021-105195.
22 Leigh-Hunt, N.; Bagguley, D.; Bash, K. et al. "An Overview of Systematic Reviews on the Public Health Consequences of Social Isolation and Loneliness". *Public Health.* Novembro de 2017; 152:157-71.

23 Flegal, K.M.; Kit, B.K.; Orpana, H.; Graubard, B.L "Association of All-Cause Mortality with Overweight and Obesity Using Standard Body Mass Index Categories: A Systematic Review and Meta-Analysis". *JAMA*. 2 de janeiro de 2013; 309(1):71-82.

24 Lin, J.; Epel, E. "Stress and Telomere Shortening: Insights from Cellular Mechanisms". *Ageing Res Rev.* Janeiro de 2022; 73:101507.

25 Slavich, G.M.; Cole, S.W. "The Emerging Field of Human Social Genomics". *Clin Psychol Sci.* 2013; 1(3):331-48.

26 Steptoe, A.; Shankar, A.; Demakakos, P.; Wardle, J. "Social Isolation, Loneliness, and All-Cause Mortality in Older Men and Women". *Proc Natl Acad Sci U S A.* 2013; 110:5797-801.

27 Rariden, C.; SmithBattle, L.; Yoo, J.H.; Cibulka, N.; Loman, D. "Screening for Adverse Childhood Experiences: Literature Review and Practice Implications". *J Nurse Pract.* 2021; 17(1):98-104.

28 Hatori, M. et al. "Global Rise of Potential Health Hazards Caused by Blue Light-Induced Circadian Disruption in Modern Aging Societies". *NPJ Aging Mech Dis.* 2017; 3:9.

29 Irwin, M.R.; Olmstead, R.; Carroll, J.E. "Sleep Disturbance, Sleep Duration, and Inflammation: A Systematic Review and Meta-Analysis of Cohort Studies and Experimental Sleep Deprivation". *Biol Psychiatry.* 1º de julho de 2016; 80(1):40-52.

30 Sengupta, A.; Weljie, A.M. "Metabolism of Sleep and Aging: Bridging the Gap Using Metabolomics". *Nutr Healthy Aging.* 19 de dezembro de 2019; 5(3):167-84.

31 Hatori, M. et al. "Global Rise of Potential Health Hazards Caused by Blue Light-Induced Circadian Disruption in Modern Aging Societies". *NPJ Aging Mech Dis.* 2017; 3:9.

32 Franceschi, C.; Garagnani, P.; Parini, P.; Giuliani, C.; Santoro, A. "Inflammaging: A New Immune-Metabolic Viewpoint for Age-Related Diseases". *Nat Rev Endocrinol.* 2018; 159:1-15.

33 DeJong, E.N.; Surette, M.G.; Bowdish, D.M.E. "The Gut Microbiota and Unhealthy Aging: Disentangling Cause from Consequence". *Cell Host Microbe.* 12 de agosto de 2020; 28(2):180-89.

34 Rook, G.; Bäckhed, F.; Levin, B.R.; McFall-Ngai, M.J.; McLean, A.R. "Evolution, Human-Microbe Interactions, and Life History Plasticity". *Lancet.* 2017; 390:521-30.

35 Sturgeon, C.; Fasano, A. "Zonulin, a Regulator of Epithelial and Endothelial Barrier Functions, and Its Involvement in Chronic Inflammatory Diseases". *Tissue Barriers.* 2016; 4(4):e1251384.

36 Qi, Y. et al. "Intestinal Permeability Biomarker Zonulin Is Elevated in Healthy Aging". *J Am Med Direc Assoc.* 2017; 18:810.el-810.e4.

37 Sturgeon, C.; Fasano, A. "Zonulin, a Regulator of Epithelial and Endothelial Barrier Functions, and Its Involvement in Chronic Inflammatory Diseases". *Tissue Barriers.* 2016; 4(4):e1251384.

38 Pawelec, G. et al. "Human Immunosenescence: Is It Infectious?" *Immunol Rev.* 2005; 205:257-68.

39 Rook, G.; Bäckhed, F.; Levin, B.R.; McFall-Ngai, M.J.; McLean, A.R. "Evolution, Human-Microbe Interactions, and Life History Plasticity". *Lancet.* 2017; 390:521-30.

40 Sly, P.D. et al. "Health Consequences of Environmental Exposures: Causal Thinking in Global Environmental Epidemiology". *Ann Glob Health.* 2016; 82:3-9.

41 "Body Burden: The Pollution in Newborns". Environmental Working Group. 14 de julho de 2005. www.ewg.org/research/body-burden-pollution-newborns.

6. O ALICERCE DA LONGEVIDADE: EQUILIBRANDO NOSSAS SETE FUNÇÕES BIOLÓGICAS FUNDAMENTAIS

1. Parker, A. et al. "Fecal Microbiota Transfer between Young and Aged Mice Reverses Hallmarks of the Aging Gut, Eye, and Brain". *Microbiome*. 29 de abril de 2022; 10(1):68.
2. Gomaa, E.Z. "Human Gut Microbiota/Microbiome in Health and Diseases: A Review". *Antonie Van Leeuwenhoek*. Dezembro de 2020; 113(12):2019-40.
3. Evangelou, E.; Ntritsos, G.; Chondrogiorgi, M. et al. "Exposure to Pesticides and Diabetes: A Systematic Review and Meta-Analysis". *Environ Int*. 2016; 91:60-68.
4. Navas-Acien, A.; Guallar, E.; Silbergeld, E.K.; Rothenberg, S.J. "Lead Exposure and Cardiovascular Disease – A Systematic Review". *Environ Health Perspect*. 2007; 115(3):472-82.
5. Araújo, J.; Cai, J.; Stevens, J. "Prevalence of Optimal Metabolic Health in American Adults: National Health and Nutrition Examination Survey 2009-2016". *Metab Syndr Relat Disord*. Fevereiro de 2019; 17(1):46-52.
6. Yusuf, S. et al. "INTERHEART Study Investigators. Effect of Potentially Modifiable Risk Factors Associated with Myocardial Infarction in 52 Countries (the INTERHEART Study): Case-Control Study". *Lancet*. 11 de setembro de 2004; 364(9438):937-52.
7. Berrazaga, I.; Micard, V.; Gueugneau, M.; Walrand, S. "The Role of the Anabolic Properties of Plant- versus Animal-Based Protein Sources in Supporting Muscle Mass Maintenance: A Critical Review". *Nutrients*. 2019; 11(8):1825.
8. Van Vliet, S.; Burd, N.A.; Van Loon, L.J. "The Skeletal Muscle Anabolic Response to Plant- versus Animal-Based Protein Consumption". *J Nutr*. 2015; 145(9):1981-91.

7. ALIMENTAÇÃO E LONGEVIDADE

1. Barnett, J.A.; Gibson, D.L. "Separating the Empirical Wheat from the Pseudoscientific Chaff: A Critical Review of the Literature Surrounding Glyphosate, Dysbiosis and Wheat-Sensitivity". *Front Microbiol*. 25 de setembro de 2020; 11:556729.
2. "National Health and Nutrition Examination Survey: 2013-2014 Data Documentation, Codebook, and Frequencies: Glyphosate (GLYP)-Urine (SSGLYP_H)". Junho de 2022. wwwn.cdc.gov/Nchs/Nhanes/2013-2014/SSGLYP_H.htm.
3. Singer-Englar, T.; Barlow, G.; Mathur, R. "Obesity, Diabetes, and the Gut Microbiome: An Updated Review". *Expert Rev Gastroenterol Hepatol*. 2019; 13(1):3-15.
4. Lerner, A.; Matthias, T. "Changes in Intestinal Tight Junction Permeability Associated with Industrial Food Additives Explain the Rising Incidence of Autoimmune Disease". *Autoimmun Rev*. 2015; 14(6):479-89.
5. Routy, B. et al. "Gut Microbiome Influences Efficacy of PD-1-Based Immunotherapy Against Epithelial Tumors". *Science*. 5 de janeiro de 2018; 359(6371):91-97.
6. Innes, J.K.; Calder, P.C. "Omega-6 Fatty Acids and Inflammation". *Prostaglandins Leukot Essent Fatty Acids*. 2018; 132:41-48.
7. Li, Z.; Henning, S.M.; Zhang, Y. et al. "Antioxidant-Rich Spice Added to Hamburger Meat during Cooking Results in Reduced Meat, Plasma, and Urine Malondialdehyde Concentrations". *Am J Clin Nutr*. 2010; 91(5):1180-84.
8. Ames, B.N. "A Role for Supplements in Optimizing Health: The Metabolic Tune-Up". *Arch Biochem Biophys*. 2004; 423(1):227-34.

9. Ames, B.N. "The Metabolic Tune-Up: Metabolic Harmony and Disease Prevention". *J Nutr.* 2003; 133(5 Supl. 1):1544S-8S.
10. "Chemical Cuisine Ratings". Center for Science in the Public Interest. www.cspinet.org/page/chemical-cuisine-ratings.
11. Joe, B.; Vijaykumar, M.; Lokesh, B.R. "Biological Properties of Curcumin – Cellular and Molecular Mechanisms of Action". *Crit Rev Food Sci Nutr.* 2004; 44(2):97-111.
12. Rosenberg, A.; Mangialasche, F.; Ngandu, T.; Solomon, A.; Kivipelto, M. "Multidomain Interventions to Prevent Cognitive Impairment, Alzheimer's Disease, and Dementia: From FINGER to World-Wide FINGERS". *J Prev Alzheimers Dis.* 2020; 7(1):29-36; Isaacson R.S., et al. "Individualized Clinical Management of Patients at Risk for Alzheimer's Dementia". *Alzheimers Dement.* Dezembro de 2019; 15(12):1588-602.
13. Broom, G.M.; Shaw, I.C.; Rucklidge, J.J. "The Ketogenic Diet as a Potential Treatment and Prevention Strategy for Alzheimer's Disease". *Nutrition.* Abril de 2019; 60:118-21.
14. Norwitz, N.G.; Dalai, S.S.; Palmer, C.M. "Ketogenic Diet as a Metabolic Treatment for Mental Illness". *Curr Opin Endocrinol Diabetes Obes.* Outubro de 2020; 27(5):269-74.
15. Dean, O.M.; Hodge, A.M.; Berk, M. "A Randomised Controlled Trial of Dietary Improvement for Adults with Major Depression (the 'SMILES' trial)". *BMC Med.* 30 de janeiro de 2017; 15(1):23. doi:10.1186/s12916-017-0791-y. Errata em *BMC Med.* 28 de dezembro de 2018; 16(1):236.
16. Roberts, C.K.; Barnard, R.J.; Sindhu, R.K.; Jurczak, M.; Ehdaie, A; Vaziri, N.D. "A High--Fat, Refined-Carbohydrate Diet Induces Endothelial Dysfunction and Oxidant/Antioxidant Imbalance and Depresses NOS Protein Expression". *J Appl Physiol (1985).* 2005; 98(1):203-10.
17. Barringer, T.A.; Hacher, L.; Sasser, H.C. "Potential Benefits on Impairment of Endothelial Function after a High-Fat Meal of 4 Weeks of Flavonoid Supplementation". *Evid Based Complement Alternat Med.* 2011; 2011:796958.
18. Neri, S.; Signorelli, S.S.; Torrisi, B. et al. "Effects of Antioxidant Supplementation on Postprandial Oxidative Stress and Endothelial Dysfunction: A Single-Blind, 15-Day Clinical Trial in Patients with Untreated Type 2 Diabetes, Subjects with Impaired Glucose Tolerance, and Healthy Controls". *Clin Ther.* 2005; 27(11):1764-73.
19. Van Bussel, B.C.; Henry, R.M.; Ferreira, I. et al. "A Healthy Diet Is Associated with Less Endothelial Dysfunction and Less Low-Grade Inflammation over a 7-Year Period in Adults at Risk of Cardiovascular Disease". *J Nutr.* 2015; 145(3):532-40.
20. Zehr, K.R.; Walker, M.K. "Omega-3 Polyunsaturated Fatty Acids Improve Endothelial Function in Humans at Risk for Atherosclerosis: A Review". *Prostaglandins Other Lipid Mediat.* 2018; 134:131-40.
21. Schwingshackl, L.; Christoph, M.; Hoffmann, G. "Effects of Olive Oil on Markers of Inflammation and Endothelial Function – A Systematic Review and Meta-Analysis". *Nutrients.* 11 de setembro de 2015; 7(9):7651-75. doi:10.3390/nu7095356.
22. Uwitonze, A.M.; Razzaque, M.S. "Role of Magnesium in Vitamin D Activation and Function". *J Am Osteopath Assoc.* 2018; 118(3):181-89.
23. Berrazaga, I.; Micard, V.; Gueugneau, M.; Walrand, S. "The Role of the Anabolic Properties of Plant- versus Animal-Based Protein Sources in Supporting Muscle Mass Maintenance: A Critical Review". *Nutrients.* 2019; 11(8):1825.
24. Van Vliet, S.; Burd, N.A.; Van Loon, L.J. "The Skeletal Muscle Anabolic Response to Plant- versus Animal-Based Protein Consumption". *J Nutr.* 2015; 145(9):1981-91.

25 Brandt, K.; Molgaard, J.P. "Organic Agriculture: Does It Enhance or Reduce the Nutritional Value of Plant Foods?" *J Sci Food Agric*. 2001; 81:924-31.
26 Martel, J.; Ojcius, D.M.; Ko, Y.F. et al. "Hormetic Effects of Phytochemicals on Health and Longevity". *Trends Endocrinol Metab*. Junho de 2019; 30(6):335-46.
27 Ping, Z. et al. "Sulforaphane Protects Brains against Hypoxic-Ischemic Injury through Induction of Nrf2-Dependent Phase 2 Enzyme". *Brain Res*. 2010; 1343:178-85.
28 Han, J. et al. "Epigallocatechin Gallate Protects against Cerebral Ischemia-Induced Oxidative Stress via Nrf2/ARE Signaling". *Neurochem Res*. 2014; 39:1292-99.
29 Eisenberg, T. et al. "Cardioprotection and Lifespan Extension by the Natural Polyamine Spermidine". *Nat Med*. 2016; 22:1428-38.
30 Malerba, S. et al. "A Meta-Analysis of Prospective Studies of Coffee Consumption and Mortality for All Causes, Cancers and Cardiovascular Diseases". *Eur J Epidemiol*. 2013; 28:527-39.
31 Martucci, M. et al. "Mediterranean Diet and Inflammaging within the Hormesis Paradigm". *Nutr Rev*. 2017; 75:442-55.
32 Luthar, Z.; Golob, A.; Germ, M.; Vombergar, B.; Kreft, I. "Tartary Buckwheat in Human Nutrition". *Plants (Basel)*. 5 de abril de 2021; 10(4):700.
33 Mayorov, V.; Uchakin, P.; Amarnath, V. et al. "Targeting of Reactive Isolevuglandins in Mitochondrial Dysfunction and Inflammation". *Redox Biol*. Setembro de 2019; 26:101300.
34 Anhe, F.F. et al. "A Polyphenol-Rich Cranberry Extract Protects from Diet-Induced Obesity, Insulin Resistance and Intestinal Inflammation in Association with Increased *Akkermansia* spp. Population in the Gut Microbiota of Mice". *Gut*. 2015; 64:872-83.
35 Singh, A.; D'Amico, D.; Andreux, P.A. et al. "Urolithin A Improves Muscle Strength, Exercise Performance, and Biomarkers of Mitochondrial Health in a Randomized Trial in Middle-Aged Adults". *Cell Rep Med*. 17 de maio de 2022; 3(5):100633.
36 Strasser, B.; Volaklis, K.; Fuchs, D.; Burtscher, M. "Role of Dietary Protein and Muscular Fitness on Longevity and Aging". *Aging Dis*. 1º de fevereiro de 2018; 9(1):119-32.
37 Bauer, J. et al. "Evidence-Based Recommendations for Optimal Dietary Protein Intake in Older People: A Position Paper from the PROT-AGE Study Group". *J Am Med Dir Assoc*. Agosto de 2013; 14(8):542-59.

8. ATIVIDADE FÍSICA E LONGEVIDADE

1 Gremeaux, V.; Gayda, M.; Lepers, R.; Sosner, P.; Juneau, M.; Nigam, A. "Exercise and Longevity". *Maturitas*. Dezembro de 2012; 73(4):312-17.
2 Piercy, K.L.; Troiano, R.P.; Ballard, R.M. et al. "The Physical Activity Guidelines for Americans". *JAMA*. 20 de novembro de 2018; 320(19):2020-28.
3 Saint-Maurice, P.F.; Graubard, B.I.; Troiano, R.P. et al. "Estimated Number of Deaths Prevented through Increased Physical Activity among US Adults". *JAMA Intern Med*. 2022; 182(3):349-52.
4 Mailing, L.J.; Allen, J.M.; Buford, T.W.; Fields, C.J.; Woods, J.A. "Exercise and the Gut Microbiome". *Exerc Sport Sci Rev*. 2019; 47(2):75-85. doi:10.1249/jes.0000000000000183; Ticinesi, A.; Lauretani, F.; Tana, C.; Nouvenne, A.; Ridolo, E.; Meschi, T. "Exercise and Immune System as Modulators of Intestinal Microbiome: Implications for the Gut--Muscle Axis Hypothesis". *Exerc Immunol Rev*. 2019; 25:84-95.
5 Suzuki, K. "Chronic Inflammation as an Immunological Abnormality and Effectiveness of Exercise". *Biomolecules*. 2019; 9(6):223. doi:10.3390/biom9060223.

6. Huertas, J.R.; Casuso, R.A.; Agustín, P.H.; Cogliati, S. "Stay Fit, Stay Young: Mitochondria in Movement: The Role of Exercise in the New Mitochondrial Paradigm". *Oxid Med Cell Longev*. 2019; 2019:1-18. doi:10.1155/2019/7058350; Hood, D.A.; Memme, J.M.; Oliveira, A.N.; Triolo, M. "Maintenance of Skeletal Muscle Mitochondria in Health, Exercise, and Aging". *Annu Rev Physiol*. 2019; 81(1):19-41. doi:10.1146/annurev-physiol-020518-114310.

7. Hackney, A.C.; Davis, H.C.; Lane, A.R. "Growth-Hormone-Insulin-Like Growth Factor Axis, Thyroid Axis, Prolactin, and Exercise". *Front Horm Res*. 2016; 47:1-11. doi:10.1159/000445147; Hackney, A.C.; Lane, A.R. "Exercise and the Regulation of Endocrine Hormones". *Molecular and Cellular Regulation of Adaptation to Exercise. Progress in Molecular Biology and Translational Science*. Waltham, MA: Academic Press, 2015: 293-311.

8. Aguirre, L.E.; Villareal, D.T. "Physical Exercise as Therapy for Frailty". *Nestle Nutr Inst Workshop Ser*. 2015: 83:83-92. doi:10.1159/000382065; Mendonça, G.V.; Pezarat-Correia, P.; Vaz, J.R.; Silva, L.; Almeida, I.D.; Heffernan, K.S. "Impact of Exercise Training on Physiological Measures of Physical Fitness in the Elderly". *Curr Aging Sci*. 2016; 9(4):240-59.

9. Khazaee-Pool, M.; Sadeghi, R.; Majlessi, F.; Foroushani, A.R. "Effects of Physical Exercise Programme on Happiness among Older People". *J Psychiatr Ment Health Nurs*. 2014; 22(1):47-57; Forbes, H.; Fichera, E.; Rogers, A.; Sutton, M. "The Effects of Exercise and Relaxation on Health and Wellbeing". *Health Econ*. 2017; 26(12). doi:10.1002/hec.3477; Ruegsegger, G.N.; Booth, F.W. "Health Benefits of Exercise". *Cold Spring Harbor Perspectives in Medicine*. 2018. Acessado em 22 de julho de 2020. http://perspectivesinmedicine.cshlp.org/content/8/7/a029694.long.

10. Nomikos, N.N.; Nikolaidis, P.T.; Sousa, C.V.; Papalois, A.E.; Rosemann, T.; Knechtle, B. "Exercise, Telomeres, and Cancer: 'The Exercise-Telomere Hypothesis'". *Front Physiol*. 2018; 9. doi:10.3389/fphys.2018.01798; Arsenis, N.C.; You, T.; Ogawa, E.F.; Tinsley, G.M.; Zuo, L. "Physical Activity and Telomere Length: Impact of Aging and Potential Mechanisms of Action". *Oncotarget*. 4 de julho de 2017; 8(27):45008-19; Lin, X.; Zhou, J.; Dong, B. "Effect of Different Levels of Exercise on Telomere Length: A Systematic Review and Meta-Analysis". *J Rehabil Med*. 2019; 51(7):473-78.

11. Miyamoto, L. "AMPK as a Metabolic Intersection between Diet and Physical Exercise". *Yakugaku Zasshi*. 2018; 138(10):1291-96. doi:10.1248/yakushi.18-00091-6; Hoffman, N.J.; Parker, B.L.; Chaudhuri, R. et al. "Global Phosphoproteomic Analysis of Human Skeletal Muscle Reveals a Network of Exercise-Regulated Kinases and AMPK Substrates". *Cell Metab*. 2015; 22(5):922-35.

12. Vargas-Ortiz, K.; Pérez-Vázquez, V.; Macías-Cervantes, M.H. "Exercise and Sirtuins: A Way to Mitochondrial Health in Skeletal Muscle". *Int J Mol Sci*. 2019; 20(11):2717.

13. Mazucanti, C.; Cabral-Costa, J.; Vasconcelos, A.; Andreotti, D.; Scavone, C.; Kawamoto, E. "Longevity Pathways (mTOR, SIRT, Insulin/IGF-1) as Key Modulatory Targets on Aging and Neurodegeneration". *Curr Top Med Chem*. 2015; 15(21):2116-38. doi:10.2174/1568026615666150610125711; Gremeaux, V.; Gayda, M.; Lepers, R.; Sosner, P.; Juneau, M.; Nigam, A. "Exercise and Longevity". *Maturitas*. 2012; 73(4):312-17. doi:10.1016/j.maturitas.2012.09.012; Zhao, M.; Veeranki, S.P.; Magnussen, C.G.; Xi, B. "Recommended Physical Activity and All-Cause and Cause Specific Mortality in US Adults: Prospective Cohort Study". *BMJ*. 1º de julho de 2020; 370:m2031. doi:10.1136/bmj.m2031.

14 Gielen, S.; Laughlin, M.H.; O'Conner, C.; Duncker, D.J. "Exercise Training in Patients with Heart Disease: Review of Beneficial Effects and Clinical Recommendations". *Prog Cardiovasc Dis.* 2015; 57(4):347-55; Bove, A.A. "Exercise and Heart Disease". *Methodist DeBakey Cardiovasc J.* 2016; 12(2):74-75. Moraes-Silva, I.C.; Rodrigues, B.; Coelho-Júnior, H.J.; Feriani, D.J.; Irigoyen, M.C. "Myocardial Infarction and Exercise Training: Evidence from Basic Science". *Exercise for Cardiovascular Disease Prevention and Treatment.* Advances in Experimental Medicine and Biology. Singapura: Springer, 2017: 139-53.

15 Stout, N.L.; Baima, J.; Swisher, A.K.; Winters-Stone, K.M.; Welsh, J. "A Systematic Review of Exercise Systematic Reviews in the Cancer Literature (2005-2017)". *PM R.* 2017; 9. doi:10.1016/j.pmrj.2017.07.074; Idorn, M.; Straten, P.T. "Exercise and Cancer: From 'Healthy' to 'Therapeutic'?". *Cancer Immunol Immunother.* 2017; 66(5):667-71. doi:10.1007/s00262-017-1985-z.

16 Kirwan, J.P.; Sacks, J.; Nieuwoudt, S. "The Essential Role of Exercise in the Management of Type 2 Diabetes". *Cleve Clin J Med.* 2017; 84(7 supl. 1). doi:10.3949/ccjm.84.s1.03; Balducci, S.; Sacchetti, M.; Haxhi, J. et al. "Physical Exercise as Therapy for Type 2 Diabetes Mellitus". *Diabetes Metab Res Rev.* 2014; 30(S1):13-23. doi:10.1002/dmrr.2514; Karstoft, K.; Pedersen, B.K. "Exercise and Type 2 Diabetes: Focus on Metabolism and Inflammation". *Immunol Cell Biol.* 2015; 94(2):146-50. doi:10.1038/icb.2015.101; Hamasaki, H. "Interval Exercise Therapy for Type 2 Diabetes". *Curr Diabetes Rev.* 2018; 14(2):129-37. doi:10.2174 /1573399812666161101103655; Borghouts, L.B.; Keizer, H.A. "Exercise and Insulin Sensitivity: A Review". *Int J Sports Med.* 2000; 21(1):1-12. doi:10.1055/s-2000-8847.

17 Marshall, R.N.; Smeuninx, B.; Morgan, P.T.; Breen, L. "Nutritional Strategies to Offset Disuse-Induced Skeletal Muscle Atrophy and Anabolic Resistance in Older Adults: From Whole-Foods to Isolated Ingredients". *Nutrients.* 2020; 12(5):1533.

9. ESTILO DE VIDA E LONGEVIDADE: MUITO ALÉM DA ALIMENTAÇÃO E DA ATIVIDADE FÍSICA

1 Biber, D.D.; Ellis, R. "The Effect of Self-Compassion on the Self-Regulation of Health Behaviors: A Systematic Review". *J Health Psychol.* 2017; 24(14):2060-71. doi:10.1177/1359105317713361; Brown, L.; Bryant, C.; Brown, V.; Bei, B.; Judd. F. "Self-Compassion, Attitudes to Ageing and Indicators of Health and Well-Being among Midlife Women". *Aging Ment Health.* 2015; 20(10):1035-43. doi:10.1080/13607863.2015.1060946.

2 Dunne, S.; Sheffield, D.; Chilcot, J. "Brief Report: Self-Compassion, Physical Health and the Mediating Role of Health-Promoting Behaviours". *J Health Psychol.* 2016; 23(7):993-99. doi:10.1177/1359105316643377.

3 Friis, A.M.; Consedine, N.S.; Johnson, M.H. "Does Kindness Matter? Diabetes, Depression, and Self-Compassion: A Selective Review and Research Agenda". *Diabetes Spectr.* 2015; 28(4):252-57. doi:10.2337/diaspect.28.4.252; Ferrari, M.; Cin, M.D.; Steele, M. "Self-Compassion Is Associated with Optimum Self-Care Behaviour, Medical Outcomes and Psychological Well-Being in a Cross-Sectional Sample of Adults with Diabetes". *Diabet Med.* 2017; 34(11):1546-53. doi:10.1111/dme.13451.

4 Alizadeh, S.; Khanahmadi, S.; Vedadhir, A.; Barjasteh, S. "The Relationship between Resilience with Self-Compassion, Social Support and Sense of Belonging in Women with Breast Cancer". *Asian Pac J Cancer Prev.* 2018; 19(9):2469-74. doi:10.22034/APJCP.2018.19.9.2469.

5 Yang, Y.C.; Boen, C.; Gerken, K.; Li, T.; Schorpp, K.; Harris, K.M. "Social Relationships

and Physiological Determinants of Longevity across the Human Life Span". *Proc Natl Acad Sci U S A.* 2016; 113(3):578-83. doi:10.1073/pnas.1511085112.
6   Penzel, I.B.; Persich, M.R.; Boyd, R.L.; Robinson, M.D. "Linguistic Evidence for the Failure Mindset as a Predictor of Life Span Longevity". *Ann Behav Med.* 2017; 51(3):348-55. doi:10.1007/s12160-016-9857-x; Watkins, E.R. "Constructive and Unconstructive Repetitive Thought". *Psychol Bull.* 2008; 134(2):163-206. doi:10.1037/0033-2909.134.2.163.
7   Gabrian, M.; Dutt, A.J.; Wahl, H.W. "Subjective Time Perceptions and Aging Well: A Review of Concepts and Empirical Research – A Mini-Review". *Gerontology.* 2017; 63(4):350-58. doi:10.1159/000470906.
8   Windsor, T.D.; Curtis, R.G.; Luszcz, M.A. "Sense of Purpose as a Psychological Resource for Aging Well". *Dev Psychol.* 2015; 51(7):975-86. doi:10.1037/dev0000023.
9   Boccardi, M.; Boccardi, V. "Psychological Wellbeing and Healthy Aging: Focus on Telomeres". *Geriatrics.* 2019; 4(1):25. doi:10.3390/geriatrics4010025.
10 Epel, E.S.; Blackburn, E.H.; Lin, J. et al. "Accelerated Telomere Shortening in Response to Life Stress". *Proc Natl Acad Sci U S A.* 2004; 101(49):17312-15. doi:10.1073/pnas.0407162101.
11 Dunne, S.; Sheffield, D.; Chilcot, J. "Brief Report: Self-Compassion, Physical Health and the Mediating Role of Health-Promoting Behaviours". *J Health Psychol.* 2016; 23(7):993-99. doi:10.1177/1359105316643377.
12 Institute of Medicine – Committee on Sleep Medicine and Research. *Sleep Disorders and Sleep Deprivation: An Unmet Public Health Problem.* Colten, H.R.; Altevogt, B.M. (orgs.). Washington, D.C: National Academies Press, 2006.
13 Brasil, Ministério da Saúde. "Você já teve insônia? Saiba que 72% dos brasileiros sofrem com alterações no sono", 17 de março de 2023. https://bitly.ws/34Hiu.
14 Mazzotti, D.R.; Guindalini, C.; Moraes, W.A. et al. "Human Longevity Is Associated with Regular Sleep Patterns, Maintenance of Slow Wave Sleep, and Favorable Lipid Profile". *Front Aging Neurosci.* 2014; 6:134.
15 Alimujiang, A.; Wiensch, A.; Boss, J. et al. "Association Between Life Purpose and Mortality among US Adults Older Than 50 Years". *JAMA Netw Open.* 2019; 2(5):e194270.

10. HORMESE: MECANISMOS DE CURA E REPARO

1   Das, S.K.; Balasubramanian, P.; Weerasekara, Y.K. "Nutrition Modulation of Human Aging: The Calorie Restriction Paradigm". *Mol Cell Endocrinol.* 5 de novembro de 2017; 455:148-57.
2   Rattan, S.I. "Hormetic Modulation of Aging and Longevity by Mild Heat Stress". *Dose Response.* 22 de maio de 2006; 3(4):533-46.
3   Laukkanen, T.; Khan, H.; Zaccardi, F.; Laukkanen, J.A. "Association between Sauna Bathing and Fatal Cardiovascular and All-Cause Mortality Events". *JAMA Intern Med.* 2015; 175(4):542-48.
4   Laukkanen, T.; Kunutsor, S.; Kauhanen, J.; Laukkanen, J.A. "Sauna Bathing Is Inversely Associated with Dementia and Alzheimer's Disease in Middle-Aged Finnish Men". *Age Ageing.* 2017; 46:245-49.
5   Knechtle, B.; Waskiewicz, Z.; Sousa, C.V; Hill, L.; Nikolaidis, P.T. "Cold Water Swimming-Benefits and Risks: A Narrative Review". *Int J Environ Res Public Health.* 2 de dezembro de 2020; 17(23):8984.

6 Warburton, D.E.R.; Bredin, S.S.D. "Health Benefits of Physical Activity". *Curr Opin Cardiol.* Setembro de 2017; 32(5):541-56.
7 Mandsager, K.; Harb, S.; Cremer, P.; Phelan, D.; Nissen, S.E.; Jaber, W. "Association of Cardiorespiratory Fitness with Long-Term Mortality among Adults Undergoing Exercise Treadmill Testing". *JAMA Netw Open.* 2018; 1(6):e183605.
8 Shen, J.; Tower, J. "Effects of Light on Aging and Longevity". *Ageing Res Rev.* 2019; 53:100913.
9 Stevens, R.G.; Brainard, G.C.; Blask, D.E. et al. "Adverse Health Effects of Night-time Lighting: Comments on American Medical Association Policy Statement". *Am J Prev Med.* 201345(3):343-46.
10 Hamblin, M.R. "Mechanisms and Applications of the Anti-Inflammatory Effects of Photobiomodulation". *AIMS Biophys.* 2017; 4(3):337-61; Weinrich, T.W.; Coyne, A.; Salt, T.E. et al. "Improving Mitochondrial Function Significantly Reduces Metabolic, Visual, Motor and Cognitive Decline in Aged Drosophila melanogaster". *Neurobiol Aging.* 2017; 60:34-43.
11 Glass, G.E. "Photobiomodulation: The Clinical Applications of Low-Level Light Therapy". *Aesthet Surg J.* 17 de maio de 2021; 41(6):723-38.
12 Li, Y.; Wang, M.S.; Otecko, N.O. et al. "Hypoxia Potentially Promotes Tibetan Longevity". *Cell Res.* 2017; 27(2):302-5. doi:10.1038/cr.2016.105.
13 Keane, M. et al. "Insights into the Evolution of Longevity from the Bowhead Whale Genome". *Cell Rep.* 6 de janeiro de 2015; 10(1):112-22.
14 Yeo, E.J. "Hypoxia and Aging". *Exp Mol Med.* 2019; 51:1-15.
15 Serebrovska, T.V. et al. "Intermittent Hypoxia Training in Prediabetes Patients: Beneficial Effects on Glucose Homeostasis, Hypoxia Tolerance and Gene Expression". *Exp Biol Med (Maywood).* Setembro de 2017; 242(15):1542-52.
16 Serebrovska, Z.O. et al. "Intermittent Hypoxia-Hyperoxia Training Improves Cognitive Function and Decreases Circulating Biomarkers of Alzheimer's Disease in Patients with Mild Cognitive Impairment: A Pilot Study". *Int J Mol Sci.* 30 de outubro de 2019; 20(21):5405.
17 Brown, R.P.; Gerbarg, P.L. "Yoga Breathing, Meditation, and Longevity". *Ann NY Acad Sci.* Agosto de 2009; 1172:54-62.

11. INOVAÇÕES AVANÇADAS EM LONGEVIDADE

1 Scott, A.J.; Ellison, M.; Sinclair, D.A. "The Economic Value of Targeting Aging". *Nat Aging.* 2021; 1:616-23.
2 Simpson, D.J.; Olova, N.N.; Chandra, T. "Cellular Reprogramming and Epigenetic Rejuvenation". *Clin Epigenetics.* 6 de setembro de 2021; 13(1):170.
3 Zhu, Y.; Ge, J.; Huang, C.; Liu, H.; Jiang, H. "Application of Mesenchymal Stem Cell Therapy for Aging Frailty: From Mechanisms to Therapeutics". *Theranostics.* 31 de março de 2021; 11(12):5675-85. doi:10.7150/thno.46436.
4 Schulman, I.H.; Balkan, W.; Hare, J.M. "Mesenchymal Stem Cell Therapy for Aging Frailty". *Front Nutr.* 15 de novembro de 2018; 5:108.
5 Malek, A.; Bersinger, N.A. "Human Placental Stem Cells: Biomedical Potential and Clinical Relevance". *J Stem Cells.* 2011; 6(2):75-92.
6 Hamdan, Y.; Mazini, L.; Malka, G. "Exosomes and Micro-RNAs in Aging Process". *Biomedicines.* 2021; 9(8):968.

7   Gurunathan, S.; Kang, M.H.; Kim, J.H. "A Comprehensive Review on Factors Influences Biogenesis, Functions, Therapeutic and Clinical Implications of Exosomes". *Int J Nanomedicine*. 2021; 16:1281-312.
8   Gurunathan, S. et al. "Review of the Isolation, Characterization, Biological Function, and Multifarious Therapeutic Approaches of Exosomes". *Cells*. 2019; 8(4):307.
9   Apostolopoulos, V. et al. "A Global Review on Short Peptides: Frontiers and Perspectives". *Molecules (Basel, Switzerland)*. 15 de janeiro de 2021; 26(2):430.
10 Lau, J.L.; Dunn, M.K. "Therapeutic Peptides: Historical Perspectives, Current Development Trends, and Future Directions". *Bioorg Med Chem*. 1º de junho de 2018; 26(10):2700-07.
11 Thorner, M.O.; Chapman, I.M.; Gaylinn, B.D.; Pezzoli, S.S.; Hartman, M.L. "Growth Hormone-Releasing Hormone and Growth Hormone-Releasing Peptide as Therapeutic Agents to Enhance Growth Hormone Secretion in Disease and Aging". *Recent Prog Horn Res*. 1997; 52:215-44; discussão 244-46.
12 Lau, J.L.; Dunn, M.K. "Therapeutic Peptides: Historical Perspectives, Current Development Trends, and Future Directions". *Bioorg Med Chem*. 1º de junho de 2018; 26(10):2700-07.
13 Becker, P.S.A. et al. "Selection and Expansion of Natural Killer Cells for NK Cell-Based Immunotherapy". *Cancer Immunol Immunother*. 2016; 65(4):477-84.
14 Du, N.; Guo, F.; Wang, Y.; Cui, J. "NK Cell Therapy: A Rising Star in Cancer Treatment". *Cancers (Basel)*. 17 de agosto de 2021; 13(16):4129.
15 Tarazona, R.; Lopez-Sejas, N.; Guerrero, B. et al. "Current Progress in NK Cell Biology and NK Cell-Based Cancer Immunotherapy". *Cancer Immunol Immunother*. Maio de 2020; 69(5):879-99.
16 Pfeffer, M. et al. "A Randomized, Controlled Clinical Trial of Plasma Exchange with Albumin Replacement for Alzheimer's Disease: Primary Results of the AMBAR Study". *Alzheimers Dement*. Outubro de 2020; 16(10):1412-25.
17 Kiprov, D.D. et al. "Case Report: Therapeutic and Immunomodulatory Effects of Plasmapheresis in Long-Haul COVID". *F1000Res*. 25 de novembro de 2021; 10:1189.
18 Mehdipour, M. et al. "Rejuvenation of Three Germ Layers Tissues by Exchanging Old Blood Plasma with Saline-Albumin". *Aging (Albany NY)*. 30 de maio de 2020; 12(10):8790-819.
19 Roy, A.; Mantay, M.; Brannan, C.; Griffiths, S. "Placental Tissues as Biomaterials in Regenerative Medicine". *BioMed Research International*. 2022; 2022:1-26. doi:10.1155/2022/6751456.
20 Courseault, J.; Kessler, E.; Moran, A.; Labbe, A. "Fascial Hydrodissection for Chronic Hamstring Injury". *Curr Sports Med Rep*. Novembro de 2019; 18(11):416-20.
21 Yamada, S.; Behfar, A.; Terzic, A. "Regenerative Medicine Clinical Readiness". *Regen Med*. 2021; 16(3):309-22.
22 Shallenberger, F. "Prolozone" – Regenerating Joints and Eliminating Pain". *J Prolotherapy*. 2011; 3(2):630-38. https://journalofprolotherapy.com/prolozone-regenerating-joints-and-eliminating-pain.

13. PROGRAMA YOUNG FOREVER: EXAMES

1   Nakhleh, M.K.; et al. "Diagnosis and Classification of 17 Diseases from 1404 Subjects via Pattern Analysis of Exhaled Molecules." *ACS Nano*. 24 de janeiro de 2017; 11(1):112-25.

2. Navas-Acien, A.; Guallar, E.; Silbergeld, E.K.; Rothenberg, S.J. "Lead Exposure and Cardiovascular Disease – A Systematic Review". *Environ Health Perspect*. 2007; 115(3):472-82.
3. Arshad, T.; Golabi, P.; Henry, L.; Younossi, Z.M. "Epidemiology of Non-Alcoholic Fatty Liver Disease in North America". *Curr Pharm Des*. 2020; 26(10):993-97.
4. "Escala de Percepção do Estresse". Programa de Assistência ao Trabalhador do Estado de New Hampshire. www.das.nh.gov/wellness/docs/percieved%20stress%20scale.pdf.
5. Sayed, N.; Huang, Y.; Nguyen, K. et al. "An Inflammatory Aging Clock (iAge) Based on Deep Learning Tracks Multimorbidity, Immunosenescence, Frailty and Cardiovascular Aging". *Nat Aging*. Julho de 2021; 1:598-615.
6. Hackshaw, A.; Clarke, C.A.; Hartman, A.R. "New Genomic Technologies for Multi-Cancer Early Detection: Rethinking the Scope of Cancer Screening". *Cancer Cell*. 14 de fevereiro de 2022; 40(2):109-13.

14. O PLANO ALIMENTAR YOUNG FOREVER: ALIMENTO É REMÉDIO

1. Khaw, K.T.; Sharp, S.J.; Finikarides, L. et al. "Randomised Trial of Coconut Oil, Olive Oil or Butter on Blood Lipids and Other Cardiovascular Risk Factors in Healthy Men and Women". *BMJ Open*. 2018; 8(3). doi:10.1136/bmjopen-2017-020167.
2. Higdon, J. "Carotenoids". Linus Pauling Institute. 1º de janeiro de 2020. Acessado em 22 de julho de 2020. https://lpi.oregonstate.edu/mic/dietary-factors/phytochemicals/carotenoids.
3. Yang, P.M.; Wu, Z.Z.; Zhang, Y.Q.; Wung, B.S. "Lycopene Inhibits ICAM-1 Expression and NF-κB Activation by Nrf2-Regulated Cell Redox State in Human Retinal Pigment Epithelial Cells". *Life Sciences*. 2016; 155:94-101. doi:10.1016/j.lfs.2016.05.006.
4. Higdon, J. "Carotenoids". Linus Pauling Institute. 1º de janeiro de 2020. Acessado em 22 de julho de 2020. https://lpi.oregonstate.edu/mic/dietary-factors/phytochemicals/carotenoids.
5. Amalraj, A.; Pius, A.; Gopi, S.; Gopi, S. "Biological Activities of Curcuminoids, Other Biomolecules from Turmeric and Their Derivatives – A Review". *J Tradit Complement Med*. 2017;7(2):205-33. doi:10.1016/j.jtcme.2016.05.005.
6. Higdon J. "Isothiocyanates". Linus Pauling Institute. 1º de janeiro de 2020. Acessado em 22 de julho de 2020. https://lpi.oregonstate.edu/mic/dietary-factors/phytochemicals/isothiocyanates; Higdon, J. "Indole-3-Carbinol". Linus Pauling Institute. 1º de janeiro de 2020. Acessado em 22 de julho de 2020. https://lpi.oregonstate.edu/mic/dietary-factors/phytochemicals/indole-3-carbinol; Marcus, J.B. *Aging, Nutrition and Taste: Nutrition, Food Science and Culinary Perspectives for Aging Tastefully*. Londres: Academic Press, 2019.
7. Kim, J.K.; Park, S.U. "Current Potential Health Benefits of Sulforaphane". *EXCLI Journal*. 2016;15:571-77. doi:10.17179/excli2016-485.
8. Khoo, H.E.; Azlan, A.; Tang, S.T.; Lim, S.M. "Anthocyanidins and Anthocyanins: Colored Pigments as Food, Pharmaceutical Ingredients, and the Potential Health Benefits". *Food Nutr Res*. 2017; 61(1):1361779. doi:10.1080/16546628.2017.1361779.
9. Magrone, T.; Russo, M.A.; Jirillo, E. "Cocoa and Dark Chocolate Polyphenols: From Biology to Clinical Applications". *Front Immunol*. 2017; 8:677. doi:10.3389/fimmu.2017.00677.
10. Khan, N.; Syed, D.N.; Ahmad, N.; Mukhtar, H. "Fisetin: A Dietary Antioxidant for Health Promotion". *Antioxid Redox Signal*. 2013; 19(2):151-62. doi:10.1089/ars.2012.4901; Xu,

D.; Hu, M.J.; Wang, Y.Q.; Cui, Y.L. "Antioxidant Activities of Quercetin and Its Complexes for Medicinal Application". *Molecules.* 2019; 24(6):1123. doi:10.3390/molecules24061123.
11. Salehi, B.; Venditti, A.; Sharifi-Rad, M. et al. "The Therapeutic Potential of Apigenin". *Int J Mol Sci.* 2019; 20(6):1305. doi:10.3390/ijms20061305.
12. Muhammad, T.; Ikram, M.; Ullah, R.; Rehman, S.; Kim, M. "Hesperetin, a Citrus Flavonoid, Attenuates LPS-Induced Neuroinflammation, Apoptosis and Memory Impairments by Modulating TLR4/NF-KappaB Signaling". *Nutrients.* 2019; 11(3):648. doi:10.3390/nu11030648.
13. Spagnuolo, C.; Russo, G.L.; Orhan, I.E. et al. "Genistein and Cancer: Current Status, Challenges, and Future Directions". *Adv Nutr.* 2015; 6(4):408-19. doi:10.3945/an.114.008052.
14. van Lith, R.; Ameer, G.A. "Antioxidant Polymers as Biomaterial". In Dziubla, T.; Butterfield, D.A. (eds.). *Oxidative Stress and Biomaterials.* Waltham, MA: Academic Press, 2016: 251-96.
15. Kozarski, M.; Klaus, A.; Jakovljevic, D. et al. "Antioxidants of Edible Mushrooms". *Molecules.* 2015;20(10):19489-525. doi:10.3390/molecules201019489; Lu, C.C.; Hsu, Y.J.; Chang, C.J. et al. "Immunomodulatory Properties of Medicinal Mushrooms: Differential Effects of Water and Ethanol Extracts on NK Cell-Mediated Cytotoxicity". *Innate Immun.* 2016; 22(7):522-33. doi:10.1177/1753425916661402.
16. Sun, W.; Frost, B.; Liu, J. "Oleuropein, Unexpected Benefits!" *Oncotarget.* 2017; 8(11):17409. doi:10.18632/oncotarget.15538; Shamshoum, H.; Vlavcheski, F.; Tsiani, E. "Anticancer Effects of Oleuropein". *BioFactors.* 2017; 43(4):517-28. doi:10.1002/biof.1366; Ahamad, J.; Toufeeq, I.; Khan, M.A. et al. "Oleuropein: A Natural Antioxidant Molecule in the Treatment of Metabolic Syndrome". *Phytother Res.* 2019; 33(12):3112-28. doi:10.1002/ptr.6511.
17. Nishimura, Y.; Moriyama, M.; Kawabe, K. et al. "Lauric Acid Alleviates Neuroinflammatory Responses by Activated Microglia: Involvement of the GPR40-Dependent Pathway". *Neurochem Res.* 2018; 43(9):1723-35. doi:10.1007/s11064-018-2587-7; Nonaka, Y.; Takagi, T.; Inai, M. et al. "Lauric Acid Stimulates Ketone Body Production in the KT-5 Astrocyte Cell Line". *J Oleo Sci.* 2016; 65(8):693-99. doi:10.5650/jos.ess16069; Matsue, M.; Mori, Y.; Nagase, S. et al. "Measuring the Antimicrobial Activity of Lauric Acid against Various Bacteria in Human Gut Microbiota Using a New Method". *Cell Transplant.* 2019; 28(12):1528-41. doi:10.1177/0963689719881366.
18. Yang, H.; Shan, W.; Zhu, F.; Wu, J.; Wang, Q. "Ketone Bodies in Neurological Diseases: Focus on Neuroprotection and Underlying Mechanisms". *Front Neurol.* 2019; 10. doi:10.3389/fneur.2019.00585; Belluzzi, A.; Boschi, S.; Brignola, C.; Munarini, A.; Cariani, G.; Miglio, F. "Polyunsaturated Fatty Acids and Inflammatory Bowel Disease". *Am J Clin Nutr.* 2000; 71(1 Suppl):339S-42S; Chowdhury, R.; Warnakula, S.; Kunutsor, S. et al. "Association of Dietary, Circulating, and Supplement Fatty Acids with Coronary Risk: A Systematic Review and Meta-Analysis". *Ann Intern Med.* 2014; 160(6):398-406.
19. Dorling, J.L.; Martin, C.K.; Redman, L.M. "Calorie Restriction for Enhanced Longevity: The Role of Novel Dietary Strategies in the Present Obesogenic Environment". *Ageing Res Rev.* 2020; 64:101038.
20. Brandhorst, S.; Longo, V.D. "Protein Quantity and Source, Fasting-Mimicking Diets, and Longevity". *Adv Nutr.* 1º de novembro de 2019; 10(Suppl 4):S340-50.

21 Testa, G.; Biasi, F.; Poli, G.; Chiarpotto, E. "Calorie Restriction and Dietary Restriction Mimetics: A Strategy for Improving Healthy Aging and Longevity". *Curr Pham Des.* 2014; 20(18):2950-77.

15. SUPLEMENTOS PARA LONGEVIDADE DO PROGRAMA YOUNG FOREVER

1. Heaney, R. "Long Latency Deficiency Diseases: Insights from Calcium and Vitamin D". *Am J Clin Nutr.* 2003; 78:912-19.
2. "National Health and Nutrition Examination Survey", National Center for Health Statistics, Centers for Disease Control and Prevention. www.cdc.gov/nchs/nhanes/.
3. Pencina, K. et al. "MIB-626, an Oral Formulation of a Microcrystalline Unique Polymorph of β-Nicotinamide Mononucleotide, Increases Circulating Nicotinamide Adenine Dinucleotide and Its Metabolome in Middle-aged and Older Adults". *J Gerontol A Biol Sci Med Sci.* 26 de janeiro de 2023; 78(1):90-96.
4. Yousefzadeh, M.J. et al. "Fisetin Is a Senotherapeutic That Extends Health and Lifespan". *EBioMedicine.* Outubro de 2018; 36:18-28.
5. McCormack, D.; McFadden, D. "A Review of Pterostilbene Antioxidant Activity and Disease Modification". *Oxid Med Cell Longev.* 2013; 2013:575482.
6. Plotkin, D.L.; Delcastillo, K.; Van Every, D.W.; Tipton, K.D.; Aragon, A.A.; Schoenfeld, B.J. "Isolated Leucine and Branched-Chain Amino Acid Supplementation for Enhancing Muscular Strength and Hypertrophy: A Narrative Review". *Int J Sport Nutr Exerc Metab.* 1º de maio de 2021; 31(3):292-301.
7. Dolan, E.; Artioli, G.G.; Pereira, R.M.R.; Gualano, B. "Muscular Atrophy and Sarcopenia in the Elderly: Is There a Role for Creatine Supplementation?". *Biomolecules.* 23 de outubro de 2019; 9(11):642.
8. Padmavathi, G.; Roy, N.K.; Bordoloi, D. et al. "Butein in Health and Disease: A Comprehensive Review". *Phytomedicine.* 15 de fevereiro de 2017; 25:118-27.

16. ESTILO DE VIDA YOUNG FOREVER: COMO SE EXERCITAR, DESESTRESSAR, DORMIR, ENCONTRAR SEU PROPÓSITO E ATIVAR A HORMESE

1. Van der Ploeg, H.P.; Chey, T.; Ding, D.; Chau, J.Y.; Stamatakis, E.; Bauman, A.E. "Standing Time and All-Cause Mortality in a Large Cohort of Australian Adults". *Prev Med.* Dezembro de 2014; 69:187-91.
2. Allen, J.; Morelli, V. "Aging and Exercise". *Clin Geriatr Med.* Novembro de 2011; 27(4):661-71.
3. Madhivanan, P.; Krupp, K.; Waechter, R.; Shidhaye, R. "Yoga for Healthy Aging: Science or Hype?". *Adv Geriatr Med Res.* 2021; 3(3):e210016.
4. Smyth, J.M.; Stone, A.A.; Hurewitz, A.; Kaell, A. "Effects of Writing about Stressful Experiences on Symptom Reduction in Patients with Asthma or Rheumatoid Arthritis: A Randomized Trial". *JAMA.* 1999; 281(14):1304-09.
5. Deslandes, A.; Moraes, H.; Ferreira, C. et al. "Exercise and Mental Health: Many Reasons to Move". *Neuropsychobiology.* 2009; 59(4):191-98. doi:10.1159/000223730.
6. Vingren, J.L.; Kraemer, W.J.; Ratamess, N.A.; Anderson, J.M.; Volek, J.S.; Maresh, C.M. "Testosterone Physiology in Resistance Exercise and Training". *Sports Med.* 2010; 40(12):1037-53. doi:10.2165/11536910-000000000-00000.

7 Lee, M.B.; Hill, C.M.; Bitto, A.; Kaeberlein, M. "Antiaging Diets: Separating Fact from Fiction". *Science*. 19 de novembro de 2021; 374(6570):eabe7365.
8 Strasser, B.; Burtscher, M. "Survival of the Fittest: VO_2 max, a Key Predictor of Longevity?". *Front Biosci (Landmark Ed)*. 1º de março de 2018; 23(8):1505-16.

17. O PROGRAMA YOUNG FOREVER PARA OTIMIZAÇÃO DAS SETE FUNÇÕES BIOLÓGICAS FUNDAMENTAIS

1 Cattel, F.; Giordano, S.; Bertiond, C. et al. "Ozone Therapy in COVID-19: A Narrative Review". *Virus Res*. 2 de janeiro de 2021; 291:198207.
2 Ibelli, T.; Templeton, S.; Levi-Polyachenko, N. "Progress on Utilizing Hyperthermia for Mitigating Bacterial Infections". *Int J Hyperthermia*. Março de 2018; 34(2):144-56.
3 Gurunathan, S.; Kang, M.H.; Kim, J.H. "A Comprehensive Review on Factors Influences Biogenesis, Functions, Therapeutic and Clinical Implications of Exosomes". *Int J Nanomedicine*. 2021; 16:1281-312.
4 Meeusen, R.; Van der Veen, P.; Joos, E.; Roeykens, J.; Bossuyt, A.; De Meirleir, K. "The Influence of Cold and Compression on Lymph Flow at the Ankle". *Clin J Sport Med*. Outubro de 1998; 8(4):266-71.
5 Shallenberger, F. "Prolozone" – Regenerating Joints and Eliminating Pain". *J Prolotherapy*. 2011; 3(2):630-38. https://journalofprolotherapy.com/prolozone-regenerating-joints-and-eliminating-pain.
6 Luoma, J.B.; Chwyl, C.; Bathje, G.J.; Davis, A.K.; Lancelotta, R. "A Meta-Analysis of Placebo-Controlled Trials of Psychedelic-Assisted Therapy". *J Psychoactive Drugs*. Set-out de 2020; 52(4):289-99.

CONHEÇA ALGUNS DESTAQUES DE NOSSO CATÁLOGO

- Augusto Cury: Você é insubstituível (2,8 milhões de livros vendidos), Nunca desista de seus sonhos (2,7 milhões de livros vendidos) e O médico da emoção

- Dale Carnegie: Como fazer amigos e influenciar pessoas (16 milhões de livros vendidos) e Como evitar preocupações e começar a viver

- Brené Brown: A coragem de ser imperfeito – Como aceitar a própria vulnerabilidade e vencer a vergonha (600 mil livros vendidos)

- T. Harv Eker: Os segredos da mente milionária (2 milhões de livros vendidos)

- Gustavo Cerbasi: Casais inteligentes enriquecem juntos (1,2 milhão de livros vendidos) e Como organizar sua vida financeira

- Greg McKeown: Essencialismo – A disciplinada busca por menos (400 mil livros vendidos) e Sem esforço – Torne mais fácil o que é mais importante

- Haemin Sunim: As coisas que você só vê quando desacelera (450 mil livros vendidos) e Amor pelas coisas imperfeitas

- Ana Claudia Quintana Arantes: A morte é um dia que vale a pena viver (400 mil livros vendidos) e Pra vida toda valer a pena viver

- Ichiro Kishimi e Fumitake Koga: A coragem de não agradar – Como se libertar da opinião dos outros (200 mil livros vendidos)

- Simon Sinek: Comece pelo porquê (200 mil livros vendidos) e O jogo infinito

- Robert B. Cialdini: As armas da persuasão (350 mil livros vendidos)

- Eckhart Tolle: O poder do agora (1,2 milhão de livros vendidos)

- Edith Eva Eger: A bailarina de Auschwitz (600 mil livros vendidos)

- Cristina Núñez Pereira e Rafael R. Valcárcel: Emocionário – Um guia lúdico para lidar com as emoções (800 mil livros vendidos)

- Nizan Guanaes e Arthur Guerra: Você aguenta ser feliz? – Como cuidar da saúde mental e física para ter qualidade de vida

- Suhas Kshirsagar: Mude seus horários, mude sua vida – Como usar o relógio biológico para perder peso, reduzir o estresse e ter mais saúde e energia

sextante.com.br